供助产学专业用

助产学导论

主　编　崔丽君　龙　霖

副主编　万　里　丁亚媛　谭　敏　唐晨曦　杨丽君

编　者（按姓氏笔画排序）

丁亚媛（南京中医药大学）　　　　万　里（四川大学华西第二医院）

王　敏（川北医学院）　　　　　　毛进容（遵义医科大学附属医院）

龙　霖（川北医学院）　　　　　　母永芳（遵义医科大学附属医院）

伊焕英（海南医科大学）　　　　　李　莉（川北医学院）

李奉玲（川北医学院附属医院）（兼秘书）

李素华（川北医学院附属医院）　　杨　菊（昆明医科大学海源学院）

杨丽君（川北医学院附属医院）　　吴　曼（昆明医科大学海源学院）

吴　雷（昆明医科大学）　　　　　张艳媛（昆明医科大学海源学院）

陈　茜（昆明医科大学海源学院）　陈朝霞（川北医学院附属医院）

夏艳秋（川北医学院附属医院）（兼秘书）

唐晨曦（南充市中心医院·川北医学院第二临床医学院)

崔丽君（川北医学院附属医院）　　谭　敏（川北医学院附属医院）

魏雪梅（川北医学院附属医院）

科　学　出　版　社

北　京

内 容 简 介

　　本教材的主要内容包括绪论、助产学的概念及范畴、助产学理论、助产相关护理理论与知识、生命历程中的身心发展、健康管理与健康教育、护理伦理学与助产伦理、助产专业中的法律问题、助产职业生涯规划共 9 章。每章章首加入了"开卷有益"，以提高学生学习本章内容的兴趣，在每章开始前列出学习目标，使学生能从正文中找到相应的学习内容；并加入了"知识拓展"内容，以拓展学生的思维；在大部分章节结尾设有思考题，对本章内容进行简要归纳总结，以强化学生的学习。

　　本教材可供本科助产学专业学生学习参考。

图书在版编目（CIP）数据

助产学导论/崔丽君，龙霖主编. —北京：科学出版社，2024.6
ISBN 978-7-03 -077902-1

Ⅰ. ①助… Ⅱ. ①崔… ②龙… Ⅲ. ①助产学-教材 Ⅳ. ①R717

中国国家版本馆 CIP 数据核字（2024）第 025021 号

责任编辑：朱 华 李 植 / 责任校对：宁辉彩
责任印制：赵 博 / 封面设计：陈 敬

科 学 出 版 社 出版
北京东黄城根北街 16 号
邮政编码：100717
http://www.sciencep.com

北京富资园科技发展有限公司印刷
科学出版社发行　各地新华书店经销

*

2024 年 6 月第 一 版　　开本：787×1092　1/16
2024 年 8 月第二次印刷　　印张：10
字数：272 000

定价：46.00 元
（如有印装质量问题，我社负责调换）

前　　言

　　助产学导论是引导学生明确助产学基础理论及学科框架,了解专业核心价值观及其发展趋势的一门重要专业基础课程。本课程设置目的是让学生在助产专业学习的入门阶段,全面了解助产学的专业内涵及特点、专业核心价值体系、主要学科知识及课程体系、专业与社会经济发展的关系等内容,为全面培养学生的基本专业素质、提高学生的独立思考、独立解决助产专业问题及创造性思维能力奠定良好的基础。本课程的知识概念、基本理论原理、科学思维和工作方法等也将为后续课程的学习提供必要支撑。

　　本教材的主要内容包括绪论、助产学的概念及范畴、助产学理论、助产相关护理理论与知识、生命历程中的身心发展、健康管理与健康教育、护理伦理学与助产伦理、助产专业中的法律问题、助产职业生涯规划共9章。在篇幅的选择上,考虑到多数院校助产学导论课时相对较少,在编写过程中,力求从实际出发,内容及文字简明、详略得当,安排合理,重点突出。

　　首先,每章章首加入了"开卷有益",以提高学生学习本章内容的兴趣,在每章开始前列出学习目标,使学生能从正文中找到相应的学习内容;其次,加入了"知识拓展"内容,以拓展学生的思维;再次,在大部分章节结尾设有思考题,对本章内容进行简要归纳总结,以强化学生的学习。

　　本教材编写过程中,得到了各位编者及所在单位的鼎力支持、真诚合作,凝聚了各位编者的经验和智慧,倾注了他们的艰辛和汗水,在此表示衷心的感谢!

　　由于编者水平及能力有限,本教材难免会有疏漏之处,敬请使用本教材的各位老师、同学及助产、护理界同仁批评指正,以使本教材能够日臻完善。

崔丽君　龙　霖

2023 年 5 月

目　　录

第一章 绪 论

学 习 目 标

认识与记忆

1. 阐述助产学发展的历史。
2. 简述助产学的发展、演变过程及每个阶段的发展特点。

理解与分析

1. 能说明助产学概念的演变过程及每个过程的特征。
2. 分析近、现代助产发展的各个重要阶段，比较每个阶段助产发展的主要特点。
3. 能说出国内、外助产专业教育的发展过程。

综合与运用

通过查阅文献，说明未来国内外助产的发展问题及主要发展目标。

开卷有益（导学）

你是否听到过新生儿的啼哭，你是否觉得这啼哭的声音让人心烦意乱？但是对产床上的产妇和产床前的助产士来说，她们听到新生儿的第一声啼哭，会认为这是人世间最美妙的音乐！助产学既是一门科学，也是一门艺术。它既崇高又神秘，既古老又年轻，与人类健康密切相关，是一个被世人称为白衣天使的专业。你一定想知道，这个专业学什么？怎么学？毕业后做什么？专业发展前景如何？带着这些问题，让我们一起踏入助产专业学习的大门。

助产学是一门研究助产理论知识、发展规律及其相关技能的学科，是经过妇产科学的发展，结合护理学相关知识逐渐形成的一门交叉学科。助产是为使胎儿顺利娩出母体产道，而在产前和产时采取的一系列措施，主要包括照顾产妇、认真观察产程、指导其正确配合产程进展及接生。本章将以发展的眼光，概述助产学的发展历史、相关概念以及助产行业机遇与挑战等内容，目的是使学生对助产专业有全面的了解。

第一节 助产学的形成与发展

一、国外助产学的形成及发展过程

（一）西方助产学的形成与发展

中世纪，欧洲大部分妇女都是在助产士帮助下分娩的，她们比医生更了解女性，为妇女接产时比医生使用的办法更多，她们虽然有接产的经验，但缺少理论知识。

16 世纪创立于巴黎的"迪奥旅馆"是最早一批助产士学校之一。到 17 世纪中期，它已闻名于全欧洲，由于丰富的教学经验和注重训练，使这些助产士获得了远高于同行的技能。

17 世纪出现了妇科医院，但医院病房的卫生条件差，细菌传染和蔓延还没有被认识，不知道接产时要消毒，导致妇女分娩后感染而导致产褥热，造成产妇死亡。此时妇产科的权威著作也开始大量涌现，并逐渐成为一门学科。大多数关于怀孕和分娩的历史资料都是由那些富有或者有影响力的人记录下来，记录者的身份或是父亲、丈夫、医生，或是牧师。

18 世纪，西方出现了以新的产科知识与助产术为标志的"产科革命"。产科领域不仅获得了独立地位，而且由于其与人口问题紧密关联，从而成为公共卫生的重要组成部分。当时的助产士虽然缺乏正规训练，但仍有很多方法来缩短分娩所用时间，她们会用暖和的衣服盖在产妇身上，这样一方面能够减轻疼痛，另一方面也能为出生的婴儿擦干身体。助产士采用了很多助产措施，虽然不一定对分娩本身起作用，但她们对产妇所起的慰藉作用是不可低估的。随着医学和解剖知识的不断丰富，社会越来越多地关注健康问题，人们在历史上第一次开始关注产妇的健康问题。

18 世纪中叶以后，产钳得到普遍应用，使得产科从妇科中独立出来。助产士也不再是女性统领的领域，产科执业资格的要求更加严格，一些没有医学背景的助产士逐渐被淘汰，而接受过系统医学教育的男医生更快参与到产科领域，促进了产科的发展。19 世纪，医学终于可以为那些需要护理的人们提供实质性的帮助，其中包括对孕妇和产妇的健康关照。

20 世纪早期，产科学在西方取得了重大成果，如对分娩生理及分娩机制的认识逐渐深入，一些产科医生认识到产褥热的感染特性，倡导产科消毒法，迅速降低了分娩死亡率。

（二）助产士与助产医学

助产士是一个古老的女性职业。据文献可知，古希腊哲学家苏格拉底的母亲就是一个"接生婆"。到了欧洲中世纪，由于女性地位的下降以及男性职业医生的冲击，加之罗马教廷教义的影响，助产士常被谴责为"女巫"。在 13 世纪中期之后，英国语言学家巴肖罗缪（Bartholomew）在拉丁文百科全书中对助产士下了定义："助产士指的是一位妇女，拥有辅助妇女生育的技能，使得母亲能更容易地生育，胎儿不至于处于危险中……她必须在胎儿出现在子宫口的时候接触他。"从这个定义中可以看出助产士是接受过训练，可以照料妇女生育问题的女性专业人士。助产士接生时应用的手段和技能被称作助产术，它是一项技艺也是一门职业，可以凭借此技艺赚取一定的收入。在古代，希波克拉底、盖伦、索兰纳斯等的医学著作中都介绍了大量的助产医学知识，用于指导培训助产士。在接生期间助产士不仅会使用转胎术、剖宫产术，还会用护身符、草药秘方等安抚孕妇的精神，直到中世纪后期政府制定规章制度，规范助产医学的医疗实践，从此助产医学趋于规范与专业化。

（三）中世纪西欧助产医学中的知识来源与传承

1. 古代医学文本中的助产医学理论　在古代，索兰纳斯、盖伦、希波克拉底的医学著作都涉及助产医学，著作中的理论知识指导了助产士的医疗实践。公元 2 世纪，古罗马医生索兰纳斯，在其著作中描述了助产士需要具备的素质，认为一个好的助产士，应当受过良好的教育，聪明，记忆力好，热爱工作，还要谨慎。索兰纳斯建议助产士应该有 3 个助手，两个助手在接生凳的一侧，在接生过程中成为母亲的朋友并安抚母亲的精神，另一个在母亲的身后。他在著作中列举了很多有关接生的必备用品，如油、热水和海绵，这些都是用来清洗婴儿的；接生时必须准备好盐和羊毛，盐可以恢复母亲的精神，羊毛用来覆盖母亲的私处。罗马名医盖伦在著作中告知助产士要注意观察怀孕妇女的月经情况，及时处理好流产问题。如果子宫颈是闭合的，而且感觉柔软，那就证明是怀孕了。希波克拉底的著作《妇科疾病》探讨了怀孕妇女可能产生的疾病，他认为，一旦出现胎位不正的情况，身旁的助产士必须采取方法帮助母亲，转胎位术便应运而生。

11 世纪在意大利萨勒诺医学院中出现了一批享有盛誉的具备医学素养的妇女群体，其中有一位享誉盛名的妇产科专家——特罗图拉，她在著作中详细论述了妇女疾病，探讨了妇女分娩以及产后护理时期应该注意的问题。

2. 助产士学徒制的培养　在中世纪欧洲的家庭中，母亲拥有自己的草药园，种植和收集草药，她们不仅充当家中的药剂师，还担任助产士的角色，为女儿或者邻里接生。她们的接生经验会通过母女关系代代相传。1381 年，纽伦堡出现了第一份有关助产士规章的市政条例，市中第一位拿薪水的助产士被记录在案。随着规章制度的出现，助产士有了自己的学徒，出现了关于如何培养学徒的规章制度,助产医学的传承走向正规化。15 世纪后,在纽伦堡出现了一套复杂的学徒训练系统或者可以称作"助产士学徒制",而且这个制度还产生了相关的法律,这是第一份有关助产士训练学徒的资料。因为当时大学医学院排挤女性行医者,故助产士从其他有经验的医生那里模仿学习,再凭借自身掌握的助产经验,以能够独立完成接生任务。

中古时期母女代代相传助产技术的传承方式,使得助产技能能够延续下去,但是这种传承方式局限在一定范围内,而且这种方式缺乏正规的训练系统,使得助产技能无法专业化与规范化,而中世纪末学徒训练制度的出现,弥补了代代相传模式的不足,让助产医学的传承更加专业化和职业化,适应当时社会发展的需求。

在 20 世纪末,"女性与医学"的课题便已逐步受到西方医学界的重视。18 世纪,欧洲启蒙时代"医学科学"的一项重大改变是分娩行为与技术的改变。18 世纪妇科医学的最重要发展是助产士开业、医生阶层的兴起以及妇幼疾病被纳入正规医学范畴。

二、国内助产学的发展概况

(一)中国古代助产医学

远古时候,中国女性多靠自己来完成分娩过程,这被视作母性的本能。认为祸福生死全靠天意与命运决定,人类本身束手无策。随着人类社会的发展,一部分有生育经验的妇女开始协助其他妇女处理分娩过程,且逐渐形成一种职业需求。"稳婆"即"产婆",最早是为宫廷或官府服役的接生婆,为古代妇人常见的职业之一。她们在中国的起源甚早,自汉代以来,已有"乳医"或女性医疗照顾者来履行看产之职;宋代称为"乳母"、"产媪"、"坐婆";明代则多称为"稳婆"、"老娘";江淮民间亦有称为"收生婆"、"接生婆"者;北京又称为"姥姥";绥远地区则唤为"老娘婆"等,其名称不一,不可谓不多。元初赵素将稳婆列于"三姑六婆"之列。

在我国,助产专业化最初形成于东汉时期。"稳婆"就是最早从事助产行业的妇人,是古代助产士的典型代表。唐宋时期,稳婆作为一种职业已非常盛行。

"稳婆"大都没有专业医学知识,没有正确的理论基础和理论指导,只是利用民间智慧帮助产妇分娩,依靠经验从业,故对妇婴来说危险性相对较大,孕产妇因感染或操作不当而致死的人较多,同时婴幼儿的致畸率、致残率和死亡率也较高。但作为一种有广泛社会需求的、趋向职业化的群体,其稳重和大胆、谨慎与精明的职业素质已初见端倪,至此有了助产学的萌芽。

当中国古代的医学已经发展到一定的程度时,在妇科和儿科医学中,有了许多妇婴保健的知识,在民间也积累了许多这方面的经验。汉代以来陆续出现了《黄帝内经》、《妇人婴儿方》、《妇人大全良方》等产科专著,对妇女的某些生理现象已有相当精确的描述。唐代名医孙思邈的《备急千金要方》把妇产科放在临床各科之首,宋代的《十产论》、《妇人大全良方》已是两部系统的妇产科专著,针对接生时经常出现的问题,提出了具体解决方法,其中肩产式转胎手法、脐带绕颈处理手法等与后来西医的处理手法有近似之处,以兔脑入药的"催生丹",与西医注射催产素的思路相近,中医特有的治疗手段针灸,也被运用到了产科。清代名医叶天士在《叶天士女科医案》中记载了当时我国产科的水平,不仅限于产婆接生的程度,还包括产前保胎、安胎、妊娠恶阻(呕吐)、胎漏(妊娠出血)及分娩时的难产、胎衣不下,产后出血、产褥热,以及乳汁分泌异常等的处理,已经是一项相当复杂的专业学科了。

清朝巫斋居士所著的《达生篇》在 1715 年刊行,内容有原生、临产、真诀条辨等 14 篇及格言、药方等,多为经验之谈。作者主张临产时沉着镇静,掌握"睡、忍痛、慢临盆"六字诀,尽可能不服药或少服药,符合产科卫生和临产规律。

(二)中国近代助产医学

1. 西方助产医学的传入及影响 在传统中国社会,医生职业一直由男子占据,或坐堂开店应诊，或为游方郎中。学医的女子大多都是父兄教授医术，但是从业的女医生或者女郎中少之又少。在"男女授受不亲"的封建思想影响下，女子即使生病了也不会让男性医生诊治，因此很多人延误治疗。1879 年，李鸿章夫人患病几乎死去，宴请 17 名中医也没能治好，后来请了英国伦敦传教士马根济和女传教医生赫慧德等人，在马氏等西医的治疗下，李鸿章夫人的病迅速好转并痊愈。这种切身的经历给李鸿章带来很大的冲击，中医和西医功效的强烈反差使他的观念发生了很大变化。

19 世纪初，匈牙利医生沈默卫致力于产房革命，使许多妇女的生命获得解救。1884 年，他在维也纳综合医院的产科部门采取了一些简单的无菌措施，使得院中产科的死亡率大为下降。他回到佩斯的圣罗契医院，消除产房中的产褥热，使产妇的死亡率大幅降低，他被称为"母亲的救护人"。19 世纪上半期，外科医生开始借助麻醉剂来减轻妇女的疼痛。1841 年 1 月，苏格兰人辛普生利用乙醚进行了无痛分娩。后来他继续找寻适合产科使用的麻醉剂，而后终于发现了氯仿，成功实现了无痛分娩。

19 世纪下半叶，氯仿和乙醚在产科临床中的广泛应用，使产钳适应方法研究成功，出现了机械性扩张子宫引产术，并且内外手法的胎儿倒转术也进一步完善，剖宫产死亡率大幅降低。西医产科出现了革命性变革。近代西方产科医生和护士的职责有了明确区分，医生进行接生和外科手术，而助产士则进行清洁、消毒、脐带切除、产妇看护和婴儿护理等工作，建立了产科机构组织。西方妇产科学的进步，大大减轻了妇女生产时的痛苦，提高了西方妇女的卫生保健水平。

西方产科学和新法接生术通过传教士传入中国，是一件造福广大中国妇女的好事。尽管西方教会和传教士的这些作为带有宗教目的，但是在推广近代妇产科科学方面，确实产生了积极的影响。

2. 中国近代助产的发展　在 20 世纪初的清末，一些政府官员及社会精英认识到西方产科的先进之处，认为强国必先强"种"，而中国的接生都交于"无知且粗鲁"的稳婆（近代后也称"产婆"），这是造成中国人体质孱弱、国力不强的根本原因，并因此提议在天津广仁堂之内建立女婴学堂遴选广仁堂之内的节妇学习接生技术。1892 年，J.M.Swan 在我国广东省施行第 1 例剖宫产术，但产妇因感染而死亡。1896 年以博爱、慈善为怀的基督教英籍医师 L.Tent 和他的学徒林叨安、余景陀来到福建莆田开诊所，次年，租用民房作为门诊，开设男科，设床位 40 张；旧门诊改为女科，设床位 20 余张。1898 年开始修建新院舍和医学校舍，医院起名称"兴化圣教医院"（现在的莆田学院附属医院）。首任院长英籍医师 L.Tent 募资建立"双凤医学校"（现在的莆田学院护理学院），并开始招生授课，学制五年，L.Tent 兼任校长。

1906 年，英国医师 M.C.Poulter 开始创办产科训练班，教授分娩机制等基本知识，于 1911 年建立我国最早的产科病房。1908 年 7 月中国第一位留美女医生金雅梅创办了北洋女医学堂，设有助产和护理两个班，为国人培养了最早的助产士。1912 年福建莆田"兴化圣教医院"改称"莆田圣路加医院"，并设置产科。1915 年，为培养护士、助产人才，院校合一。医院先后附设了圣路加护士、助产学校，学制 3 年，男女兼收。男性称为"医佐"，女性称为"师姐"。医师兼教师，教学计划按照中国护士会规定的要求执行。1918 年，学校向中华护士会申请备案，增设"圣路加医院产科学校"，后称"助产特科"，专收护士毕业女生，学制 1 年，为助产特科生，学生毕业后可以持证开业或到南洋谋生。

1921 年杨崇瑞医师在北平开设了中国第一所孕妇检查所。基于当时我国婴幼儿死亡率远远高于国际发达国家的情况，以及当时普遍存在的"保种强国"思潮。1928 年 7 月 9 日南京国民政府内政部公布《助产士条例》十四条，条例规定了颁发助产士执照的核准机关、助产士的任职资格、领取执照的程序、助产士在执业中应尽的责任和义务，以及执业行为不当所应受的惩罚。

20 世纪以前，在我国几乎没有助产教育，1928 年杨崇瑞在中华医学会第七次大会上报告有关创办助产教育的论文，提出助产学为医学下的一门专业，阐述其必要性及产科教育计划，拟每省设立国立产科学校及附属医院以供实习。1928 年南京国民政府公布的《助产学校立案规则》和《修正助产学制及课程暂定标准》，规定了助产士学校成立的条件、申请成立所需要的资料以及助产学校的课程设置、人员配备、经费来源等。南京国民政府于1929年1月合组中央助产教育委员会，于1929年11月成立北平国立第一助产学校及附属产院，杨崇瑞被任命为校长，她以"牺牲精神，造福人群"作为该校校训、该校招提：定收高中毕业生，学制2年，培养高水平的助产士。学校同时开办经6个月培训的助产士培训班、助产士实习班、护士助产特科等，分别进行不同层次的助产教育。

1930年，杨崇瑞拟订《助产士管理法》呼吁新旧助产士一律需登记注册。在她的带动下，全国范围内相继开办了不少助产学校。

1934年，莆田圣路加护士、助产两校合并，经教育部及省教育厅批准备案，改名"莆田私立圣路加高级护士助产职业学校"，学制3年，毕业生经全国统考，合格者由中国护士会颁发毕业证书，自谋职业，学生可以在海外开业行医。

1943年9月30日南京国民政府遂正式公布《助产士法》三十二条，作为管理和规范助产士活动的基本法律。《助产士法》由资格、开业、义务、惩处、公会、附则六章组成；1948年12月28日《助产士法》最后一次被修正并公布。同年以弘扬助产教育、促进健康为宗旨的《助产学报》在北京创刊。

虽然，这一时期我国的现代助产专业刚刚起步，但是助产教育是独立的教育模式，并且多以高等教育为主；助产行业规范完整清晰，对于助产士考试的要求、助产士证的获得、助产士身份的登记以及助产行为的法律法规都很明晰完备。据调查，到1947年，我国公立、私立助产学校总计86所，学生约1712名，全国持助产士证者总计5268名。1948年，以弘扬助产教育、促进健康教育为宗旨的《助产学报》在北京创刊。1949年，全国已有助产士139 000名，但大多数集中在大城市，广大农村依旧是"产婆"接生。产妇死亡率仍高达7‰，婴儿死亡率达11.16%。根据当时英国中央助产委员会规定的标准，中国约需11万名助产士方能保证在全国普遍开展妇婴卫生工作。虽然培养的助产士和登记注册的助产士人数不多，但从法律上确立了助产行业的社会地位与作用，随后开始进行助产士执业登记制度，助产士专业团体和专业刊物的诞生也表明中国的助产行业有了一个良好的开端。

3. 中国现代助产医学 中华人民共和国成立后，现代助产专业得到了国家和政府的重视，从人员数量和教育上都得到了极大的发展，在此时期我国政府发布了涉及助产专业的一系列法律法规。民国时期的助产政策和高等助产教育也一并被废除，此期各个地方颁布了当地的助产管理和教育政策，以适应当时的情况，例如，1950年天津公共卫生局制定了《天津市人民政府公共卫生局助产士管理暂行办法》和《天津市人民政府公共卫生局训练姥姥办法》（天津市政）。福建省人民政府卫生厅颁布《福建省护士助产士教育学制及课程试行办法》，规定助产学校2年毕业，入学程度为初中学校毕业或同等学力。卫生部（现国家卫生健康委员会）1950年8月20～23日召开全国第一次妇幼卫生座谈会，会议确定"推行新法接生，改造旧式接产"为妇幼卫生的中心任务，具体方法上采取团结改造旧产婆和大量培训新法接生员，迅速普及新法接生，降低产妇产褥热和新生儿破伤风的发病率及死亡率。此时，教育界和学术界也开始了相关的理论研究，先后出版了《初级助产学》（中央卫生部妇幼卫生局编，1951年）、《助产学校教本·产科学及产科技术》（周尊芬著，1954年）、《简易助产学》（奚翠岚，1960年）等著作和教材。一种具有中国特色的助产管理、教育、培训机制及相关执业法规、制度已初步形成。助产士的培养以20世纪50年代最多，此后，新中国开始建立健全新的司法体系，在医疗卫生方面，中共中央于1951年颁布了《医士、药剂士、助产士、护士、牙科技士暂行条例》（政务院于1952年发布，因各种原因而停止施行），该条例明确将助产士与护士、医师区分开来。护士被认定不得单独执行诊疗业务，而产科医师则是运用产科技术对异常孕妇进行救治的身份。虽然因为各种原因，该条例没有被真正施行，但是就此条例可看出在新中国成立初期，医师、助产士和护士三者的职责范围不相重复，分工明确，助产士具有独立助产资格。

但20世纪60年代，全国助产学校均停办，助产士队伍的发展受到极大影响。20世纪70年代末，恢复的卫生行政机构抓的第一件大事就是普及新法接生，各地中级卫生学校也相继开办助产士班和医士助产班，为我国妇幼保健队伍提供中级技术人员。随着20世纪70年代围生医学的兴起与发展，以及人们对优生优育的倡导与需求，助产工作已逐步向科学化与现代化方向发展。1993年8月，黄祝玲撰写的我国第一部助产学科方面的专著《助产学》的出版，标志着助产作为一门相对独立的学科在中国已经形成，并首次对助产学给出一个明确的定义。2006年，北京大学与新西兰怀卡托理工学院护理学院合作开发了国内改革开放后第一个助产学中外合作项目。2007年，莆田学院开始招收第一届护理学（助产方向）本科学生，标志着中国高等助产教育进入一个新阶段。2015年5月，中国妇幼保健协会助产士分会成立。2017年，经中华人民共和国教育部批准，在全国高等院校专业目录中首次将助产专业列入医学类本科专业，对我国助产专业的发展和规范化教育具有里程碑意义，预示着中国助产专业学科建设迈上一个新台阶。

第二节　助产专业教育与工作模式

国际助产理念崇尚自然分娩、重视人文关怀、倡导助产士主导的助产模式，强调助产士是孕产妇的主要照顾者，能减少分娩时的药物镇痛概率；有效提高自然分娩率；增加产妇分娩满意度等。

一、国外助产专业教育与工作模式

（一）国外助产专业教育

目前国际助产专业已经发展为独立的高等教育体系，国际助产士联盟（International Confederation of Midwives，ICM）最新颁布的助产士教育标准为：①入门学生必须完成中等教育；②直接进入助产教育计划的培训时间最短3年；③护理课程学习后提供助产培训时间最短1年半；④助产课程应包括理论和实践，理论课程不少于40%，实践课程不少于50%。在一些发达国家，助产士必须完成本科以上专业教育方能从业。如英国、法国、澳大利亚等国要求助产士至少达到本科学历，美国则要求必须达到硕士及硕士以上学历。

（二）国外助产工作模式

大多数国家采用助产士为主导的工作模式。遵循"以孕产妇为中心"的理念，医生在分娩异常时提供帮助和支持。以助产士为主导的模式，能够通过对孕产妇提供连续性照顾，减少对正常孕产妇不必要的医疗干预，从而提高自然分娩率、减少硬膜外麻醉的使用、降低会阴切开及阴道助产的概率。

瑞典助产士主要职能是给予围产期护理、实施计划生育、提供妇科保健、进行青少年性健康教育等。美国监管标准规定，注册助产士可以在美国全境执业，可以独立提供在家庭或生育中心对孕妇分娩、新生儿和产妇产后照护，但没有处方权。

英国的助产服务模式分为两种，一种是以孕产妇为中心的服务模式。孕产妇可以选择产前检查和分娩地点，产前检查可选择在医院、社区诊所或自己家中进行。分娩地点可选择家中分娩，由助产士在家中协助完成，低危孕产妇也可以选择在由助产士主导的分娩中心进行。高危孕产妇在医院产房分娩，由医生和助产士团队共同负责管理。另一种是以助产小组制为主导的连续性助产服务模式。每组助产士4~5名，为一定区域内孕产妇提供服务，社区助产士小组为孕产妇提供全程连续性或部分连续性服务。

二、国内助产专业教育与工作模式

（一）国内助产专业教育

我国助产专业教育发展较迟缓，基础专业教育相对不足，不同程度制约了助产专业人才的培养。

我国助产教育经历了中等卫生教育、高职高专教育、助产高等教育等阶段。20 世纪 90 年代开始出现大专层次助产教育。2015 年全国有 8 所试点高等院校开设助产方向护理本科教育，学制四年，隶属于护理学专业；从业岗位需求必须先取得护士资格证书，所以课程安排在完成护理学专业必修课程的基础上开设助产专业核心课程，从而限制了助产专业教育的规范化，助产专业知识、技能、教学时间和内容都远不能满足培养需要。2016 年教育部在专业目录外设置助产学专业，全国各大院校相继开设助产学专业，从招生计划、学生培养、课程设置均趋于规范化和标准化。

助产继续教育进一步完善，为了满足临床工作需要，毕业后的继续教育显得尤为重要。近年来，部分医院在助产士继续教育方面进行了一定的探索，对助产士进行专业技能、专业知识及助产新理念、新方法的培训促进了助产专业的发展。

（二）国内助产工作模式

我国助产士主要在产房与医生一起完成产妇的监护与管理工作。1999 年我国颁布了《中华人民共和国执业医师法》，法律中要求助产士的一些工作需在医生指导下进行，助产士独立工作的范围和权限逐渐缩小，这种产科医生主导的助产工作模式，使助产士独立工作的决策能力下降。随着医学模式的改变，特别是改革开放以来，我国健康领域改革发展取得显著成就，医疗卫生服务体系日益健全，人民健康水平和身体素质持续提升；全生命周期健康管理需求不断增加，助产士工作范围和服务对象从单一的接产，发展到对育龄妇女开展围孕期、孕产期保健服务，从而对助产士的核心能力和专业水平提出了更高的要求。

知 识 拓 展

中国现代助产教育的奠基者杨崇瑞先生

杨崇瑞先生（1891—1983）是中国妇幼卫生工作的创始人，也是我国现代助产教育的奠基者。她出生于北京通州一个知识分子家庭，1917 年毕业于由英美传教会举办的华北协和女子医科大学，获得医学博士学位。1925～1927 年，杨崇瑞先后到美国、英国、德国、法国、丹麦、奥地利等地考察和学习欧美助产士教育。回国后，她萌生了创办一所中国助产高等学校的计划。1929 年 1 月 23 日，经过她多方呼吁和不懈努力，中央助产教育委员会成立，并举行了第一次会议，会议决定在北平设立第一助产学校。1929 年北平国立第一助产学校成立，杨崇瑞被任命为校长。第一助产学校成立后，确定校训为"牺牲精神，造福人群"，以"造就助产人才、保障产妇婴儿之安全"为宗旨。第一助产学校从创立到 1951 年与北京医科大学合并，1954 年停办，前后历时 25 年，培养本科学生 32 届，毕业生 450 多人，还有助产训练班、助产特科班、助产研究班、助产师资班等。历届毕业生均成为全国各地技术骨干和优秀的妇幼保健专业人员。

1949 年北平和平解放，杨崇瑞先生出任中国卫生部第一任妇幼卫生司司长，1983 年病逝，享年 93 岁。她终身未嫁，将自己的一生贡献给了祖国妇幼卫生事业，她推进中国助产教育事业的精神，永远值得后世学习与怀念！

第三节　我国助产行业面临的机遇和挑战

一、生育政策对助产服务提出挑战

2013年12月，党的十八届三中全会决定启动实施"单独两孩政策"（"单独两孩"政策，即允许一方是独生子女的夫妇生育两个孩子的政策）。2015年10月29日党的十八届五中全会公报提出，为全面促进人口均衡发展，优化人口结构，减缓人口老龄化发展，促进经济持续健康发展，全面实施一对夫妇可生育两个孩子的政策。2021年6月26日国家发布《中共中央 国务院关于优化生育政策促进人口长期均衡发展的决定》，实施一对夫妻可以生育三个子女政策，并取消社会抚养费等制约措施。新的生育政策的实施，使我国的生育人群结构发生巨大改变，特别是高龄和剖宫产后的二胎、三胎生育人群数量增加，高龄、高危孕妇增加，导致妊娠并发症和合并症增加，从而增加了孕产妇健康风险，为保证母婴安全，对助产士综合能力的要求进一步提高。新形势下的母婴保健任务对助产士的能力，尤其是识别高危因素，配合医生救治危重症的能力提出挑战。另外，护理门诊的开设，如助产士（咨询）门诊、母乳喂养门诊等，也让助产士的工作范围更广，同时能否满足孕产妇及家属健康知识的需求，也是对助产士能力的考验。

目前，发达国家的助产士与生育妇女比例为1:1000。此前WHO报告，中国助产士与生育妇女比例为1:4000，明显低于发达国家，甚至低于几乎所有亚洲发展中国家助产士比例，我国助产专业人员无论从数量上还是质量上，都难以满足社会需求，加上生育政策带来的更多新需求，助产士至少需要年净增约5000人。

二、我国妇幼卫生工作发展亟须加强助产队伍建设

2012年2月，助产士的人力资源短缺以及流失问题就已经引起了有关政府部门的重视，《卫生部关于印发贯彻2011-2020年中国妇女儿童发展纲要实施方案的通知》颁布，强调"强化助产士教育，探索加强助产士队伍建设的有效途径"。

目前，我国妇幼卫生工作面临严峻挑战，重要策略之一就是加强妇幼卫生服务人员的能力建设和队伍建设。联合国人口基金会也指出，为孕产妇提供专业助产服务是降低孕产妇与新生儿死亡率最有效的干预措施，同时也是提高自然分娩率的重要途径。

1. 助产专业面临的问题　助产专业教育与临床医学、护理学相比较存在教育层次低、教育体系不够规范，与毕业后教育衔接不够紧密等，职业发展路径需要规范，职称晋升体系不完善；缺乏相对独立的职业教育、发展体系。

2. 加强助产队伍建设和能力建设

（1）促进我国助产专业教育发展：不断突出助产专业特色建设，完善助产士执业注册、职称晋升等管理制度，全面提升助产教育层次，形成完善的本科、研究生的助产教育体系，促进我国助产事业发展，以满足全民健康需求。

（2）增加助产士数量：国家生育政策实施后，分娩人数增加并且高龄产妇增加，使得助产士人力不足问题更加凸显，人们对助产士服务内容、服务项目、服务水平和服务质量的要求日益增加，同时也是助产专业发展的必要保障条件。

（3）提高助产士的专业能力：助产人员的教育水平和专业能力是衡量助产服务质量的重要指标。

助产士应具备基础护理能力、助产操作能力。总结全球在降低孕产妇和新生儿患病率和病死率方面的经验，为每一名产妇和新生儿提供具备足够胜任力的助产士所提供的专业助产服务是最有效的干预措施。与国际助产联盟提出的助产士核心胜任力相比，目前我国助产士所具备的核心胜任力

仍很局限，应不断地扩展和完善。助产士胜任力，强调知识技能和态度的综合能力，而构成助产士胜任力的要素主要包括提供安全助产服务所需要的专业知识和技能，同时要具备良好的职业道德和以孕产妇家庭为中心的服务理念，以及促进个人和职业发展的意识等。对助产士通过开展入职培训、规范化培训、继续教育等不断更新助产服务理念、助产新知识和技能，使助产士的能力不断提升，具备与助产士不同级别相适应的核心胜任力，真正做到在产前、产时、产后给予全方位的连续的母婴照护。

（4）拓宽助产士工作范围：目前我国助产士的主要工作还是医院产房完成分娩阶段的助产工作，应逐步拓宽助产士工作范围，逐步实现对母婴整个围产期的管理，在妊娠期做好分娩相关知识的普及和健康教育，医护共同配合做好孕期风险筛查和管理，在产后阶段普及避孕、节育和生殖健康知识，不断提升核心胜任力以满足孕产妇及家属的需求。

三、借鉴国外成熟的经验促进我国助产事业发展

国际社会对妇幼卫生工作历来高度重视，对助产士地位作用的认知更加清晰。在法国，助产士毕业后取得助产士证书，注册后享有基本的检查、处方权；孕妇孕期的宣教和正常分娩由助产士全程管理；对正常待产或某些病理妊娠产妇的查房由助产士独立完成，她们可以开具医嘱，遇有疑难、危重的患者，助产士会向医师汇报，邀请医师一起查房。

1992 年以来，英国下议院小型特别委员会做了关于应把助产士的职能扩大到医师的某些职责范围内，助产士可以决定应用催产素和静脉注药的适宜时间以及分娩后的会阴缝合等。因为他们确信对于正常的妊娠和分娩，经过高等教育和培训的助产士完全可以胜任。新西兰的助产行业近百年来走过了独立、过度医疗化到回归人性化照顾的发展历程。芬兰是以低婴儿死亡率而闻名的北欧国家，在芬兰当地，妇女的生育被视为一种自然的生理过程，助产士给予孕产妇支持性的生产照护、鼓励母亲参与自己的生产决策，促进以家庭为中心的护理，当具有明确临床证据才可实施医疗干预。法国推广助产士"协助返家计划"，鼓励产妇减少住院时间并返家后接受助产士指导。美国也开始呼吁推广"以家庭为中心"的分娩新模式，美国妇产科学院一项调查发现，有计划地在家分娩和在医院分娩同样安全，认为只要孕产妇没有体格问题及产科疾病，就应该把妊娠看作一个普通的生理过程，而且产妇有权选择婴儿出生地。

国外越来越多的国家采用"助产士主导模式"，医生只在分娩异常时才提供帮助和支持，而我国仍采取"产科医师主导模式"，助产士只能在护士长领导和医师指导下负责正常产妇接产工作，协助医师进行难产的接产工作。相比于"产科医师主导模式"，"助产士主导模式"通过为产妇提供连续性照顾，减少对正常孕产妇不必要的医疗干预，从而提高自然产率。

知 识 拓 展

助产士主导模式

助产士主导模式是指助产士作为主体，为低危孕产妇及其家庭在整个怀孕分娩过程中制订分娩计划，提供个性化教育、咨询及产前保健，提供产前、产时及产后的连续性照护，减少不必要的医疗干预，对需要产科医生或其他专科医生照护的孕产妇能够识别并转诊，其工作范围应覆盖医院和社区。该模式包括两种形式：团队模式和责任制模式。

助产专业的发展需要法律法规、助产教育、行业协会三大支柱。国家新生育政策的出台，给助产专业带来挑战的同时也带来了发展机遇。在《"健康中国 2030"规划纲要》中提出实施母婴安全计划，倡导优生优育，提高妇幼保健水平。到 2030 年孕产妇死亡率下降到 12.0/10 万；婴儿死亡率下降到 5.0‰。《中国妇女发展纲要（2021—2030 年）》中提出建立完善妇女全生命周期健康

管理模式，保障孕产妇安全分娩。助产专业的发展越来越受到重视，国家先后出台政策促进助产教育的发展，支持和扶植行业协会发展，促进相关法律法规出台。目前我国有越来越多的院校开展助产本科教育，为临床输入了大量高级助产人员，以解决助产人力匮乏和能力不足的问题。支持相关协会研究助产专业中的问题，提出解决建议并进行探索性工作。通过多种途径帮助临床助产士提高能力，以学术交流、专项培训等提升助产士的新理念、新知识、新技能等，更好地保障母婴健康。推动助产士立法，对助产士的执业准入、职称晋升等制定相应的法律法规，使助产士依法执业，畅通助产士晋升渠道。完善助产士的培养制度，提升助产士教育水平，根据助产专业特点设置课程体系，规范毕业后教育和职业培训，提升助产士知识储备和能力水平。成立助产行业协会、制定行业规章制度和标准、保护助产士的权益、开展助产研究等，以全面促进助产专业发展。

我国助产专业发展将根据国家全面"实施健康中国战略"的服务理念，推崇自然分娩、人文关怀，倡导助产士主导的服务模式，以保障母婴安全，促进人类健康发展。

思 考 题

1. 从学科体系的角度，你认为学习助产专业需要哪些方面的知识？
2. 助产专业毕业后能从事哪些方面的工作？
3. 助产士需要哪些方面的素养才能更好地完成助产工作？

（崔丽君　杨丽君）

第二章 助产学的概念及范畴

学 习 目 标

认识与记忆
1. 正确阐述助产和助产士的概念。
2. 准确叙述助产士的角色及基本素质要求。

理解与分析
1. 举例说明助产士的工作范畴和职责。
2. 准确理解助产学的知识体系。

综合与运用
能够按助产士的角色要求提供相应助产服务。

开卷有益（导学）

怀胎十月，一朝待产。当第一次听到孕妇肚里宝宝的胎心音、第一次看到一个新生命被血液包裹着来到人世间，这是一件多么神奇而又令人激动的事！但看到刚出生的婴儿不知如何吸吮奶而一直在哭闹；与此同时，新手宝妈急得手足无措，不敢抱起、不会喂奶，更是不知如何为宝宝洗澡、进行脐带护理。助产士的职责是为孕产妇和新生儿提供支持和照顾，并在此过程中感受生命的魅力和母爱的伟大。作为助产士的我们，应该学习哪些知识、担当什么角色？本章将介绍助产的概念及工作理念、助产士的角色特征和基本素质要求，以及助产学的知识体系等内容。

女性的孕育是人类繁衍的基础，是自然的生命现象。助产是帮助孕妇安全生产的过程，是对分娩的妇女、新生儿和家庭提供熟练的、专业的及富有同情心的连续照顾。助产工作贯穿于整个围产期和生命最早几周。助产士是妇女孕产期的主要照顾者，在保障孕产妇和新生儿的健康方面起到了举足轻重的作用。

第一节 助产与助产士概念

虽然国际上助产发展相对比较迅速，但是对于助产（midwifery）和助产士（midwife）的定义目前国际社会上并不是很统一。关于助产的定义，在 2014 年《柳叶刀》杂志曾进行过比较明确的陈述："助产是指对分娩的妇女、新生儿和家庭提供的熟练的、有知识的和富有同情心的，贯穿于孕前、孕中、分娩、产后和生命最早的几周的连续的照顾。核心特征包括优化生殖和生命早期的生理、心理、社会和文化过程；对并发症及时进行预防和管理、提出建议和转诊；尊重妇女个人的情况与选择；与妇女形成伙伴关系从而加强妇女在照顾自己和家庭中的自我能力"。关于助产士的定义，比较公认是由国际助产士联盟提出的"助产士是指接受并完成其所在国认可的、符合国际助产联盟提出的基本助产核心能力框架和全球标准的助产士教育，获得必需的资格'如注册和（或）具有法律效力的证书'，从事助产士工作，并具有助产士头衔，能在助产实践过程中展现自己能力的人"。助产士是负有责任的专业人员，在孕期、产时和产后与妇女进行合作，提供必需的支持、保健和建议，根据助产士的职责帮助分娩，为新生儿和婴儿提供保健。职责范围应该将产前教育和父母角色准备纳入并且延伸到妇女健康、性健康或生殖健康，以及儿童保健方面。助产士的工作场所可以包括家庭、社区医院、诊所、学校和其他卫生单位。

知 识 拓 展

我国助产士门诊发展现状

助产士门诊发展 30 多年，在服务模式上已呈现多样化特点，包括个性化产前门诊、体验式模拟分娩和连续性助产护理服务等。然而，尽管我国助产士门诊得到一定发展，但开设医院多为妇幼保健院等专科医院，未普及到基层医疗机构，门诊建设内容也缺乏成熟体系。随着国家"三孩"生育政策的开放，多次妊娠和高龄孕产妇数量增加。因此，助产士应根据当前孕产妇的特点实施特定的护理，如建立专门的产前恐惧、产后抑郁门诊，以及保胎门诊和产后康复门诊等，以提高母婴安全水平，推动我国助产事业的发展。

第二节　助产士的工作范畴、角色与职能

随着人们对优生优育的倡导和需求，产科工作已逐步向科学化与现代化方向发展。助产士是妇女孕产期的主要照顾者，为孕产妇提供连续性照顾的专业服务。助产士的专业知识和技术水平关系着母婴的安危，其工作性质决定了助产士需要集助产、产科和护理技术于一身。

一、助产士的工作范畴

自 1992 年起，国际助产士联盟将每年的 5 月 5 日定为"国际助产士日"，旨在突出助产服务是健康和安全妊娠及分娩的关键。国际助产士联盟指出：助产服务包括在妊娠、生产和产后不同时期对妇女的照护以及对新生儿的护理，独立地执行正常分娩的接产工作。助产工作还包括采取各种相关措施，防止妊娠中出现健康问题，检测异常情况，必要时提供医疗援助，在得不到医疗帮助的情况下采取应急措施。

由上可知，助产士的工作范畴包括为妇女提供孕前、妊娠期、分娩期及产后所需的照顾，并且做好新生儿及婴幼儿的照顾。具体来说，助产士的工作不仅局限于产妇的生产全过程，还覆盖孕期指导、产前检查、生产引导、产后恢复等整个孕产期的保健指导；还包括产前教育、计划生育指导、准父母健康教育、妇女保健，协助产妇进行母乳喂养和新生儿护理知识。助产士的工作场所除了医院产房外，还包括产科门诊、私人诊所、社区卫生服务机构、公共卫生系统、家庭、分娩中心等地。

二、助产士的角色

"角色"原指演员在戏剧舞台上按照剧本的规定所扮演的某一特定人物。美国社会学家米德（R.H.Mead）首先将其引入社会心理学中，并成为社会心理学的一个专门术语，用来描述个人的社会行为，即处于一定社会地位的人，在实现与这种地位相联系的权利与义务中，所表现出的符合社会期望的行为与态度的总模式。角色是人们在现实生活中的社会位置及相应的权利、义务和行为规范。角色所表现的行为是可以预测的，可反映出这一角色人群的目标、价值观和情感态度。

（一）助产士的专业角色

现代以患者为中心的医学模式下，产科领域越来越提倡为产妇提供生理、心理、社会全方位的服务，以个性化服务满足不同层次的需求。在助产士主导的助产模式下，以助产士为主体，为低危孕产妇及其家庭提供个性化教育、咨询及产前保健，协助制订分娩计划，提供产前、产时及产后的连续性照护，及时识别并转诊高危孕产妇。除妊娠、产时及产后对孕产妇的全程照护外，助产士的

工作内容还扩展到公共卫生保健、妇女健康教育、性健康教育及儿童保健等领域。因此，助产士角色也向多重角色转变。

（1）陪伴和照护者：大部分初产妇对分娩感到紧张、恐惧和焦虑不安。助产士陪伴分娩，有利于产妇在分娩过程中保持良好的心理状态和体力，调动其主观能动性，提高自然分娩率。同时，助产士在全程陪产中为产妇提供各种生活护理以及饮食照顾，以使产妇感觉舒适；严密观察产程进展，准确及时执行医嘱，为产妇提供熟练的接生技术；新生儿有窒息危险时进行紧急复苏，配合医生进行各种并发症的抢救和产后观察等。

（2）计划和决策者：护理程序是在整体护理思想指导下的一种科学的工作方法，体现了护理工作的专业性和独立性。护理程序包括评估、诊断、计划、实施和评价等一系列步骤，有效解决健康问题。在这一系列的工作过程中，助产士必须运用扎实的专业知识及敏锐的观察力与判断能力，为服务对象做出符合需要及特征的整体性护理。在整个照护活动中，助产士是服务对象健康问题的判断者及照护的决策者。

（3）教育者和咨询者：助产士应用自己的知识及能力，根据服务对象的具体情况实施健康教育或提供咨询，帮助他们识别和应对心理应激或社会问题，提供情感和认知等方面的心理咨询及服务。助产士还要鼓励和帮助服务对象分析不同行为、明确自己的选择，以获得对自己行为的控制感；介绍母乳喂养知识及技巧、新生儿喂养与护理、产褥期护理及营养知识等内容。

（4）管理者和领导者：每位助产士有责任做好产妇及产房的管理。作为领导者，要管理医院及科室的人力、财务、物质资源的分配及使用，以保证产科和产房工作有序、高效运转；作为普通助产士，要对服务对象进行全面的产程管理和个人物品管理。当产妇出现消极情绪时，助产士应想方设法提供专业技术及知识，帮助产妇树立自然分娩的信心，并注意协调产妇分娩过程中与各种人员之间的关系，以保证产妇顺利分娩。

（5）协调者和合作者：助产士主要负责正常产妇接产，协助产科医师处理难产并负责计划生育、围生期保健和妇婴卫生的宣教及技术指导。在助产士主导的助产模式下，强调助产士是孕产期的主要照顾者，是所照顾的孕产妇及其家属、医师、护士、实验室人员、特殊临床资源供应人员和管理人员的协调者和合作者。

（6）代言人及保护者：助产士应采取各种预防措施，为服务对象提供一个安全的生产环境，保护其免受伤害及威胁。在服务对象自己没有能力分辨或不能表达自己的意愿时，助产士应为其辩护。当助产士发现有任何不道德、不合法或不符合服务对象意愿的事情时，应坚决捍卫服务对象的安全及利益。

（7）研究者及著作者：助产士需要开展助产科研，追求新知、勇于创新；将科研成果在实践中进行应用，提高助产实践质量，解决复杂临床问题。助产士还有必要将自己的科研结果写成论文或专著，在会议上交流或在专业杂志上发表，从而丰富助产理论及专业知识，促进助产学科和助产专业的发展。

（二）助产士的基本素质

随着医学发展模式的变化，助产士在产科服务质量中起着越来越重要的作用，这对助产士的服务质量提出了更高的标准，要求他们不仅应该具备娴熟的操作技术、丰富的理论知识，还应该具备良好的人文关怀及人际沟通能力。

1. 较高的人文素质　人文素质是指由知识、能力、观念、情感、意志等多种因素综合形成一个人的内在品质，是以追求真、善、美等崇高的价值理想为核心。一个具备人文素质的助产士在陪伴孕妇分娩过程中关注孕产妇的生活质量、生活理念和生活方式，关心人的生活环境，自觉地尊重孕产妇的人格和自尊，并能发自内心地关心和爱护她们，从而缓解产妇分娩时所产生的疼痛及焦虑，助其顺利分娩。在产房和待产室创建家庭式的温馨、舒适的人文环境，在服务中确立以人为本的护理理念。

2. 良好的身心素质 助产士需要具有健康的体魄和良好的职业形象，举止端庄大方；具有健康的心理，乐观开朗，情绪稳定，有发自内心的关爱之情。助产士还要有稳定的情绪状态和积极的情感感染力，遇事沉着冷静，善于控制自己；有敏锐的观察能力和综合判断能力、处理能力；具有良好的人际关系，互相尊重、团结协作；具有较强的适应能力、应变能力、忍耐力和自控能力。

3. 过硬的专业素质 助产士既有助产专业及基础护理的理论知识和实践操作技能，能够对产程进程进行评估，完成规范的基础护理操作；又有基础医学和内、外、妇、儿护理的基本理论和技能，对急危重症病人的一般应急处理和配合抢救，对产科常见病、多发病的病情观察能力；还有对孕产妇提供孕期保健服务的能力、健康教育能力，提供预防保健知识和服务的能力，获取各种信息的能力及护理管理能力等。

三、助产士的职能

助产士作为护理专业中一个高风险的特殊职业群体，承担着母婴生命安全的重责，不仅需要照顾产妇的生理和心理需求，还要完成正常分娩的助产工作，而且要随时应对整个待产、分娩、产后过程中可能存在的特殊情况。

我国助产士的主要职能如下：

1. 孕前健康咨询 助产士担任孕期检查、无痛分娩、孕期卫生、婴儿保健知识和避孕的健康指导及一般的护理与处置工作；还负责生殖健康指导、避孕指导、妇科疾病预防与筛查等多项服务。

2. 正常妊娠期和临产分娩期的管理 目前我国的助产士主要负责孕产妇分娩时的管理，有相对成熟的工作规范以及流程。

（1）观察正常产程，正常分娩的接产，处置新生儿，负责送产妇返回病房休息，新生儿母婴同室。必要时充当难产助手，或担任一部分难产急救工作。

（2）提供支持性护理，协助产妇选择适当的非药物减痛方法缓解产痛，给予饮食、排泄等生活照顾，给产妇及其家人提供信息和精神心理支持。

（3）在待产室对已进行镇痛的产妇做产前处置，指导及帮助进行无痛分娩，并注意观察产程进展和变化情况。

3. 产褥期管理

（1）产后康复：注意观察产妇生产后子宫收缩情况，以及是否有产后出血现象，预防交叉感染。评估伤口愈合情况，给予必要的会阴护理指导、饮食运动指导等。

（2）母乳喂养指导：指导早吸吮、早接触，指导产妇母乳喂养的方法及技巧，帮助其处理奶胀、泌乳热等情况。对于出院后母乳喂养有问题的产妇，提供门诊、电话等咨询途径。

（3）新生儿保健：完成院内疫苗接种，完善疫苗接种记录，指导产妇及家属新生儿再次接种疫苗的相关信息。指导产妇及家属基本的新生儿护理方法，如沐浴、抚触、更换尿布等。

4. 其他

（1）负责室内物品器械的清洁保管，保持室内环境安静、整洁，注意室温与通风的调节。

（2）负责分娩室内医用物品的准备，并及时补充。

（3）在护士长的领导下，协助完成对助产专业学生的临床教学及实习带教。

第三节　助产学知识体系与专业特征

助产学是一门研究助产理论知识、发展规律及其相关技能的学科，是融合妇产科学和护理学相关知识的一门交叉学科。目前，我国助产专业学生毕业时首先需要通过护士执业资格考试。因此，助产方向的课程设置多采用"护理+助产"模式，即学生除了完成助产方向的学习要求外，还需学好护理专业的理论知识和技能。

一、助产学的知识体系

目前助产学知识体系包括以下几点。

1. 基础知识　主要涉及基础医学、临床医学，以及护理学相关课程。

（1）自然科学知识：如生物学、遗传学等。

（2）医学基础知识：如人体解剖学、人体形态学、组织学、胚胎学、生理学、病理学、药理学、微生物学等。

（3）人文社会科学知识：如哲学、美学、心理学、伦理学等。

（4）护理学知识：如护理学基础、妇产科护理、儿科护理、护理管理等。

（5）其他：如计算机应用、医学统计等。

2. 助产专业知识

（1）助产学基础理论：助产学导论、助产学基础。

（2）产科学：正常妊娠、正常分娩、异常妊娠、异常分娩、异常产褥等。

（3）妇幼保健：围生期保健、孕期管理、产后访视、母乳喂养指导、新生儿照护、计划生育等。

（4）助产研究与教育：助产循证知识、健康教育、助产科学研究等。

需要说明的是，助产学科知识体系并非是固定不变的，随着助产学科体系的不断完善，其知识体系也必将不断调整、发展与丰富。

二、助产工作的特点

助产在产妇分娩中具有非常重要的作用，助产士良好的临床助产技能，能使产妇分娩经历更加愉快，减少产时并发症，加快产后康复速度，促进乳汁分泌和母乳喂养。

1. 照顾对象的特殊性　助产士面对的是特殊时期的女性，此时的她们除了全身各器官发生明显的生理变化外，由于家庭及社会多种因素的影响，妇女在妊娠、分娩及产褥三个时期也会出现各种心理变化，部分妇女可能表现出紧张、焦虑、恐惧或抑郁状态。这些不良因素可能诱发流产、难产、产时与产后大出血、产后抑郁等异常情况的发生。因此，助产士要熟悉特殊服务对象的生理与心理变化，无论是产前、产时还是产后，都应以母婴的健康为中心，既要重视孕产妇的健康安全，还应考虑胎儿在宫内的安危和出生后新生儿的健康问题。

2. 服务内容的完整性　助产工作的内容和范畴宽泛，可从医院延伸至家庭、社区，职责涉及产前、产时、产后及妇女保健领域。助产士除了帮助分娩，为新生儿和婴幼儿提供保健以外，还包括计划生育、母婴保健等工作。此外，孕产妇在妊娠、分娩、产褥各期均有可能合并或并发内科、外科等疾病。因此，助产士不仅要掌握医学与护理学基础、预防医学与相关学科及人文社会学科知识，而且要在工作中不断积累经验，针对服务对象开展个体化的助产服务。

3. 工作性质的特殊性　临床产科的特点是危、急、快。产妇、胎儿及新生儿病情变化快，医疗抢救和护理措施能否及时到位，不仅关系到母婴生命的安危，还关系到产妇家庭的幸福、社会的稳定。因此，要求助产士做到监测仔细、思维清晰、反应敏捷、判断准确、技能熟练与相互配合密切，采取切实有效措施，保证母婴的生命安全。

4. 手术操作的规范性　在临床助产工作中，无论是常用助产专项技术、助产工作流程，还是常规的助产操作流程，都要强调其标准性和规范性。助产士要明确自己的岗位职责与专业能力，在职责范围内的手术操作要严格遵守操作规程，熟悉服务对象适应证，熟练掌握有关手术操作的步骤；在职责范围外或能力所限，不可越级或盲目实施手术操作，而应在第一时间上报医生。助产士工作要有预见性，应按照临床工作指南，在产科医生指导下开展相应工作。

思 考 题

1. 简述助产的概念和助产服务理念。
2. 简述助产士的工作范畴和职能。
3. 简述助产士的角色特征和基本素质要求。

（丁亚媛）

第三章 助产学相关理论

学 习 目 标

认识与记忆

1. 正确阐述助产学相关理论。
2. 能准确说明助产学核心理念。
3. 正确阐述助产学的支持性理论的观点。

理解与分析

1. 举例对助产学理论进行阐述。
2. 准确理解助产学的支持性相关理论。

综合与运用

将助产学理论运用于助产实际工作中，尊重生命、关爱生命、守护生命。

开卷有益（导学）

随着时代的发展和社会的进步，目前国际上倡导"助产士主导模式"管理正常的产妇，强调助产士是孕妇孕期主要照顾者，给产妇提供连续性照顾的专业服务。助产学是一门研究新生命安全诞生的医学科学。助产学理论通过不断总结助产实践中的现象和本质的规律性，加以描述、解释，并预测可能的助产现象，用以指导助产实践和助产管理，为助产研究和助产教育等提供科学依据，促进学科发展。

第一节 助产学理论

一、助产学理论概述

（一）助产学理论的萌芽与发展

人类生存繁衍后代需要生殖，因此助产在远古时代就存在。中国古代就有关于"产术"的论述。如隋朝的《产经》，唐朝的《备急千金要方》等 。

随着人类不断进化发展，就需要有专人参与照顾妇女的生育过程，这群人从生育和照顾家人的经验中获得接生技术，帮助产妇进行分娩，俗称"产婆"，但由于当时产婆知识水平低下，没有形成系统的助产理论知识。20 世纪 50 年代，助产学理论在助产实践中逐渐萌芽，20 世纪 90 年代，助产学理论初具雏形，21 世纪初，助产学理论得到进一步完善和发展。

1697 年，Johan von Hoorn 完成了一本关于产科学的著作《瑞典专业助产士》，这是第一本关于助产学的教科书。

1860 年，现代护理奠基人佛罗伦萨·南丁格尔于在英国创办了助产济贫院，助产学理论在助产实践的过程中逐渐萌芽。

1958 年，美国著名的护理理论家之一、注册护士助产士（CNM）威登贝克（E. Wiedenbach）基于自己长期的助产护理工作的观察和实践，出版了《以家庭为中心的产科护理》，书中提出了"帮助的需求"这一概念，她将"帮助的需求"定义为"个体在其所处环境下，会对能提升其自身能力的措施或行为具有一定的需求，通过满足这些需求使个体能达到有效应对所处环境的目的"。它提醒 CNM：当照护对象有需求存在时，会通过她们的生理、情绪或心理等行为表现出来。因此要求 CNM 要具备良好的洞察力去获取信息，并通过分析来理解和揭示这些信息所涵盖的深层次意义。但在助产实践中照护对象的需求可能被 CNM 感知，并不等于被有效识别。当照护对象的需求被识别，并被照护对象所证实时，CNM 需要确认其产生需求的原因，并提供适当的措施和帮助。这就是助产理论的雏形，是最早的助产学理论。

此后，助产学家们在各自的实践研究中开始不断构建和发展助产学理论，其中具有代表性的理论包括以下几种。

（1）美国助产护理理论家 Reva Rubin 在 20 世纪 60 年代末提出的母性角色塑造理论（attainment of the maternal role）。

（2）美国产科护理理论家 Ramona T.Mercer 在 20 世纪 80 年代末提出的产前压力理论（theory of antepartum stress）和母性角色的获得理论（maternal role attainment）。

（3）英国护理理论家 Rosamund Bryar 在 20 世纪 70 年代末和 80 年代初提出的组织管理以及助产实践行为研究理论（the action approach to organizations and midwifery practice）。

（4）英国助产理论家 Jean Ball 在 20 世纪 80 年代末提出的母亲情绪健康躺椅理论（the deckchair theory of maternal emotional wellbeing）。

（二）生育模式与助产理论

（1）技术性生育模式：强调对生育过程的控制；视生育过程为独立于社会行为的实体。

（2）人性化生育模式：重视生育过程的社会性；强调以孕产妇为中心，尊重其文化背景、生命价值及个体需求。

（3）整体化生育模式：将传统医学的整体观念与现代科学的实证方法有机结合。

（三）当代助产理论

英国助产学家 Soo Downe 基于复杂性理论和健康生成论，从新的视角对生育分娩进行了一系列研究，认为生育过程会受到诸多因素的交互影响，并不是一个简单的、线性的过程，而是具有复杂的动态变化特征。这些研究对生育和产科服务的本质和结果进行全新的解释，对助产的核心概念进行了重新定义，开启了助产学理论的新时代。

1. 复杂性理论

（1）非线性动力学理论：揭示了妊娠和分娩的复杂动态关系，妊娠和分娩的母体会动态地适应着多种不同激素和生理的信号输入，妊娠和分娩的母体处于一种神经系统的复杂状态，妊娠和分娩的母体受社会因素和心理因素影响。

（2）分形理论（fractal theory）与生育系统：用于揭示无规则现象的内部所隐藏的规律性、层次性和确定性。该理论指出，复杂系统具有一种自相似性。分娩的最佳环境是其主要自相似特征，包括平静、自信、信任和专业知识，以及一种关爱氛围，不良的分娩环境则会反映出相应消极的自相似特征。

2. 健康生成论　从健康促进的角度出发，探索人如何能从有益于自身身心健康发展出发来利用普遍性的防御资源。提倡以一个新的视角去看待原本视为病理的产科症状，采纳健康生成论中所有健康幸福的概念，与病理学对立的视角来重构妇女的健康照护和研究。

二、助产学理念

国际助产士联盟在 2005 年对助产学理念的内涵进行了如下界定。

1. 妊娠与分娩是正常的生理过程。

2. 妊娠与分娩对孕产妇及其家庭是一段不平凡的经历，对其所处社区也具有重要的意义。

3. 助产士是生育女性最适合的照护者。

4. 助产服务要促进、保护和支持妇女的人权以及性生殖健康的权利，尊重种族和文化差异。助产服务要遵循公平和人类尊严的伦理原则。

5. 助产服务是整体的、连续的，是以对妇女的精神、心理、情绪、社会、文化和生理状况的了解为基础的。

6. 助产服务是保护和提高妇女的健康状态及社会地位，为其应对分娩过程建立自信心。

7. 助产服务是以与妇女建立伙伴关系的方式进行的，尊重妇女自我决策，是一种个性化连续性非主观式的服务。

8. 通过正规的、持续的助产教育、科学研究以及实证应用来指导助产服务质量，保证助产服务的伦理性。

三、助产学核心概念

在助产学中，助产学理念的内涵包含着助产学的核心概念，即"人、环境、健康、助产以及助产士的自我认知"。

（一）人（person）

人作为一个开放系统，与周围环境持续不断地发生互动，交换物质、能量与信息。每个人都是一个独特的个体，具有思考、判断、选择及适应的能力。作为助产的服务对象，人是助产专业最为关注的因素。助产核心概念中的人主要是指孕产妇和胎儿、婴儿，也可延伸至其家属和社区。

（二）环境（environment）

环境主要包括自然环境和个人、家庭及社区共同组成的社会支持系统。人在与环境互动的过程中确立自我角色与行为方式，并与他人及环境保持协调一致。人与环境维持着动态的平衡状态，二者相互作用、相互依存。因此，助产需要关注环境对于孕产妇和婴幼儿及其家庭的影响作用，为孕产妇提供有助于生育的有利环境。

（三）健康（health）

WHO 提出："健康不仅指没有疾病或虚弱，而且包括个体在身体、精神和社会适应等方面都处于良好的状态。"健康是一个动态持续的过程，而非静止不变。助产士要考虑如何为个体维持健康提供支持，同时也要认识到，个体具有维持自己生命、健康及幸福的能力。生育是正常的生理过程，助产服务的核心就是促进服务对象的健康和幸福。

（四）助产（midwifery）

助产是健康科学中一门独立的学科，在促进孕产妇及其家庭健康提供预防措施和协助她们自我角色发展中起到重要的作用，是促进正常分娩、保障母婴安康的重要手段。其核心理念是以"母婴为中心"，视妊娠分娩为正常的生理过程，相信妇女具有正常分娩的能力，尊重妇女的尊严和自主权，在生育过程中为妇女提供连续性、整体的、个体化的支持照护和咨询。助产学通过不断的专业教育、科学研究、实证支持等方法，来保障高质量的助产服务，适应和满足不断发展的社会需求。

（五）助产士的自我认知（self-knowledge）

自我认知是指助产士所具有的个人信念和立场、专业知识、自身经验以及源于生活的价值观和态度的整合。自我认知和以上四个核心概念相互影响、互为支撑，对助产士在助产实践中的态度和行为有着重要的影响。

由于不同助产学者在其研究中有着不同的研究重点，因此在其通过研究所形成的理论中对以上五个核心概念有着各自的侧重，而这种侧重点的变化也在一定程度上反映了生育模式和助产实践中的变化。

第二节 其他理论

一、母性角色塑造论

母性角色塑造论（attainment of the maternal role）起源于美国 CNM 的 Reva Rubin 早期进行的一项关于母性身份与母性体验的研究。她认为女性在其一生不同的阶段承担着不同的角色，在同一时期可能会身兼数种角色，如同时兼任母亲、妻子或女儿的角色。不同的角色通过展现其特定的行为活动来呈现其角色定位。个体需要通过一系列的学习活动来实现其特定的角色，Rubin 的研究旨在明确女性是如何呈现（学习）母亲的角色的，其研究的目的是明确哪些因素会对这种学习过程起到积极或消极的影响。母性角色塑造论认为女性成功塑造母性角色需要完成 4 项任务，助产学者 Josten 将这 4 项孕期及产后过程中的行为任务概括为：①确保孕妇自身及胎儿安全度过妊娠期和分娩期；②确保母婴的社会支持系统能够很好地接纳她和她的孩子；③对婴儿的依恋；④理解母性的复杂性。

（一）母性角色塑造论中的核心概念

1. 人 在该理论中，人是指一个女性从女孩到母亲再到社会成员身份角色的发展，即母性角色的积极实现。在实际操作中，可以通过体检评估妇女是否能够确保她自身和胎儿的健康；评估妇女的社会支持系统、经济水平和住宿条件等判断妇女能否使她的孩子融入家庭，从而评价女性是否能够成功塑造好母亲的角色。

2. 健康 主要是指妊娠过程中确保母亲和胎儿安全。母性角色确立过程包含了理想形象、自我形象和躯体形象三个方面。而在孕期躯体形象的变化是最受关注的。因此在躯体发生令人焦虑的或是从未经历过的变化时，女性对于自身和胎儿健康变化的感知就变得非常重要。

3. 环境 Rubin 观察到母性行为作为一种社会活动，实际上是女性在社会系统中人与人之间关系的一种反映。通过评估妇女和她的孩子、家庭、朋友、同事及医疗卫生人员间的互动关系，可以评价孕期妇女实现母性角色转变的程度。

4. 助产 这一理论认为，妊娠中的女性处于一种动态的成长和发展过程中，女性始终占据主导地位，她首先会找到自己的角色榜样，综合这些角色模型从而形成自己的母性角色。助产士通过采取干预措施及提供支持，促使女性完成母性角色的塑造。例如助产士在孕期提供营养和运动方面的知识信息，为女性角色行为的模仿提供参照标准。通过提供不同分娩方式的信息，使女性通过行为内化来选择适合其自身的分娩方式。在分娩照护过程中，助产士协助妇女实现安全的分娩结局。

（二）母性角色塑造论对助产实践的意义

该理论模型强调的占主导地位的人始终是妇女本身，而非助产士或其他医疗卫生人员。每个妇女都是独特的个体，他们在经历和体验自己的生育过程中通过各个阶段的努力，使她们塑造出一个独一无二的母性角色。因此在助产实践中，助产士应关注的是如何在妇女角色转变过程中的每个阶段为她们提供帮助，而不是去干预和替代妇女做出决策。

二、躺椅理论

躺椅理论（the deckchair theory of maternal emotional wellbeing）是英国助产士 Jean Ball 在 20 世纪 80 年代对不同产科服务模式下产妇结局和产后妇女的需求等问题所做的一系列研究。在研究中她提出，孕期和产后阶段是妇女经历身心转型，适应"母亲"这个新角色的关键时期，任何产科服务的目的都是促使妇女能够成功转型为母亲这一角色。Ball 在产后护理角色塑造论、变革理论、压力理论、支持和应对系统论等理论基础上对妇女的个性、生活经历、个体与家庭环境、与分娩相关的因素以及分娩过程，妇女对照护支持及情绪健康的认知等方面进行了深入研究，最终提出了该理论。

（一）躺椅理论的构建

Ball 提出的研究假设为：随着分娩过程的推进，妇女可能会产生相应的情绪变化，这些情绪反应主要受妇女自身个性的影响，同时来自家庭和社会支持系统的支持状况也会影响情绪反应的变化。在产后阶段，妇女伴随着分娩所产生的这些情绪反应主要受助产士所提供的照护方式的影响而变化。也就是说，妇女的产后健康取决于妇女的个性（如自信心、产后 7 天内对哺乳的感受、产后的积极体验等）、妇女的个人支持系统（如生活事件包括搬家、婚姻状况、工作状况、家庭的支持等）以及产科服务系统所提供的支持（如第四产程照护、责任护士、产后单元的氛围、个体照护计划、哺乳支持等）的影响。Ball 将这些因素间的相互关系形容成一张折叠躺椅。躺椅的底部是产科服务系统及专业团队的支持，侧支是妇女的个性及生活经验等，家庭、朋友的支持是中心支柱，妇女的健康则是这张躺椅的座位表面（图 3-1）。

妇女的个性及生活经验、来自家庭朋友的支持和产科服务系统及专业团队的支持，三者互为支撑，如果三者没有合理地构建起来，那么妇女的健康就会像折叠躺椅上的帆布一样得不到支撑。

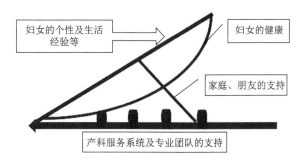

图 3-1　躺椅理论模型图

（二）躺椅理论中的核心概念

（1）人：主要指女性个体及她们在分娩过程中获得的成就感和在社会、心理上的发展。

（2）健康：主要指的是确保妇女顺利转型成母亲角色，包括心理健康和生理健康。

（3）环境：是指社会环境和产科机构环境，以及支持系统和产后护理服务的形式，影响女性健康的重要因素。

（4）助产：该理论证实了助产护理在促进产后妇女健康特别是心理健康方面的作用，并为助产实际开展干预工作提供了方向，为妇女选择哺乳方法提供支持、协助哺乳及提供个性化护理计划等。

（5）自我认知：指通过助产士的支持和帮助妇女，使之有信心胜任母亲这一角色，助产护理服务的模式和内容应根据妇女的需求而变化，以妇女为中心提供的照护，需要助产士不断地倾听、学习和改变。此外，Ball 的研究结果中还涉及了诸如焦虑、生活经验、情绪健康等概念，这些因素都会影响到妇女的健康。而这些因素间的相互关系以及如何在助产实践中加以控制或利用从而去影响妇女的健康，则需要进一步研究。

（三）躺椅理论对助产实践的意义

通过 Ball 的理论研究可发现妇女的整个生育分娩过程不仅是妇女个人做出转变的过程，还需要社会、家庭、产科服务体系等多方面的综合配合来实现，任何因素的过强或缺失都有可能使"躺椅"结构不稳定而导致塌陷。妇女的个性及生活经验很难去改变，那么就需要产科服务系统和作为支撑的社会支持系统建立良好的架构，为妇女在生育过程中获得良好的转变提供坚实的后盾，包括对产科服务系统的改革，促进产科服务人员与妇女社会支持系统间的良好沟通和合作等。产科服务应以孕产妇为中心，根据孕产妇需求的变化而及时做出与之相适应的改变，才能确保孕产妇的健康。

第三节　助产学的支持性理论

一、健康本源论

健康本源论（salutogenesis）是 Antonovsky 在其著作《健康、压力和应对》中创造的一个词语，由词根健康和源头合成。传统医学模式认为健康是一种两分的类型变量，要么有病（完全不健康），要么没病（完全健康）。健康本源模式则认为健康不是类型变量，健康和疾病是一个连续谱，疾病在一端，健康在另一端，人的状态在中间移动。传统病理学注重风险因素识别、疾病诊断和治疗，健康本源论则强调潜在和现有的资源使用，通过转变范式把主动适应作为治疗的理念，强调健康的资源和健康促进的过程，而不仅仅注重减少风险因素。

（一）健康本源论的概念

健康本源论有两个核心概念：心理一致感和应对资源。

1. 心理一致感（sense of coherence，SOC）　是指个体在面对生活中的内外环境刺激时，体现出对环境的应激、应对压力所具有的控制以及对生活意义感知的内部倾向，包含理解感、控制感和意义感，这也被认为是"心理一致"的三大支柱。

（1）理解感：相信事件的发生是有序的和可预测的，具备理解生活中所发生的事件并且合理预测将来可能发生事件的能力。

（2）控制感：相信自身具备一定的技术或能力，可以支持、帮助或运用必要的资源来控制事物。相信外界发生的事件都是可以控制的，个体有能力对其进行掌控。

（3）意义感：相信生活中所发生的事件是有趣的，是能带来满足感的。这些事情的发生是有其意义和价值的，因此也有充分的理由去关心到底发生了什么。

Antonovsky 认为以上三点对于个体来说至关重要。如果一个人认为没有坚持和生存下去的理由，如果没有理由面对挑战，那么他将会失去理解和管理事件的动力。因而通过评价个体的心理一致性情况就可以预知其健康状况。故心理一致感强对健康有促进作用，影响个体在健康不健康这一连续体中所在的位置。

2. 应对资源（resistance resources，RRs）　是指个体有效应对内外压力时所使用的资源。应对资源缺乏会带来一系列健康问题，反之则有助于压力应对和提高心理一致感。应对资源包括物质、生理、心理、社会等各种因素（物质基础、知识水平、弹性应对策略、文化习俗、受教育程度、健康水平、自我水平、社会资源等）。通常分为两类：一般应对资源（GRRs）和特异应对资源（SRRs）。GRRs 是指群体或团体层面普遍存在的多样化资源，SRRs 是个体应对某一种特定压力的资源。

（二）健康本源论对助产实践的意义

当代助产学所研究和服务的主要对象是具有正常身心结构和功能的妇女、新生儿及其家庭社区人群。妇女的生育过程是人类正常生命进程中的一部分，是一个特殊的生理过程，对于妇女本身及其家庭来说是一项重大的事件，而非一种疾病的状态。因此不应该以研究疾病发生发展的传统医学模式来指导助产工作及开展助产研究。从健康本源论的理论视角出发，积极探索影响健康的因素，研究如何通过有效地利用资源来指导助产服务，从而更好地促进以母婴为主的人群健康，将健康本源论的"心理一致性"的三大支柱用于助产实践，我们可以从提高服务对象对生育的理解感、提升服务对象对生育事件的控制感及提升生育事件的意义感这三个方面来构建服务对象对于生育的"心理一致性"，从而促进自然分娩，最终使服务对象获得满意的分娩经历和结局。

1. 提高服务对象对生育的理解感　在助产服务中可以通过引导，使服务对象从生理的角度去认识及理解生育的整个过程，而不是把它视为疾病过程。当服务对象的认知角度发生转变时，她们就会开始认识到伴随生育过程所出现的躯体变化都是一种正常的生理变化，开始了解生育的整个过程都是有迹可循的，是按一定规律发展的，是可以被预测的。因此，可在一定程度上缓解服务对象因未知和不解所带来的不安及恐惧。

2. 提升服务对象对生育事件的控制感　可以通过多种途径及方式使服务对象相信自己本身所具备的能力或拥有的资源是可以使她们掌控好自己生育过程的。信心及信任对于在这一特殊阶段的妇女及其家庭都是极为重要的内在力量，可以使她们沉着应对生育过程中所发生的各类事件，而不致受到严重伤害。

3. 提升生育事件的意义感　使服务对象认识到生育是令人幸福愉悦的、是人生的重要生活事件之一，而不是恐怖的、消极的事件，生育是自然赋予女性的特殊能力而不是对女性的惩罚。当服务对象认识到繁衍生命的伟大意义时，可以在一定程度上提升她们对于生育事件的"心理一致性"，使她们以更加积极的态度去应对在生育过程中可能遇到的种种困难和挫折。

二、需要层次论

亚伯拉罕·马斯洛（A.H.Maslow ）是 20 世纪 50 年代中期兴起的人本主义心理学派的主要创始人。人类基本需要层次理论是马斯洛于 1943 年提出的，他认为，人的一切行为都由需要引起，而需要系统又包括五种由低级到高级的不同层次的需要：生理需要（physiological needs）、安全需要（safety needs）、爱与归属需要（love and belonging needs）、尊重需要（esteem needs）、自我实现需要（self-actualization needs）。

知 识 拓 展

"超自我实现"理论

超自我实现（over actualization）是美国心理学家马斯洛提出的。根据马斯洛所指出"自我实现"并非金字塔的顶端，而是在达到自我实现的境界之后，其实还有另一层更高的状态，这是当一个人的心理状态充分满足了自我实现的需求时，所出现的短暂的"高峰状态"。这时候一个人所关注的事物，会完全超越其他的层次，不再以"个人"为出发点来思考，甚至是利他的。

三、一般系统论

系统论是研究系统的一般模式、结构和规律的学问，它研究各种系统的共同特征，用数学方法定量地描述其功能，寻求并确立适用于一切系统的原理、原则和数学模型，是具有逻辑和数学性质的一门新兴科学。系统思想源远流长，但作为一门科学的系统论，人们公认是美籍奥地利人、理论生物学家贝塔朗菲（Bertalanffy）创立的。

（一）系统的概念

系统一词，来源于古希腊语，是由部分构成整体的意思。系统（system）指由若干相互联系、相互作用的要素所组成的具有特定的结构和功能的有机整体。这个概念包含了两层含义，一是指系统是由一些要素（子系统）所组成，这些要素之间相互联系、相互作用；二是指系统中的每一个要素都有自己独特的结构和功能，但各要素集合起来构成一个整体系统后，它又具有各个要素所不具备的整体功能。

（二）系统的分类

1. 按人类是否对系统施加影响分类 系统可分为自然系统和人造系统。自然系统是指自然形成、客观存在的系统，如人体系统、生态系统等；人造系统是指为某种特定的目标而人为建立起来的系统，如计算机网络系统、护理质量管理系统等。

2. 按系统与环境的关系分类 系统可分为开放系统与闭合系统。开放系统是指与周围环境不断地进行着物质、能量及信息交换的系统，如人体系统、医院系统等；闭合系统是指不与外界环境进行物质、能量及信息交换的系统。但是绝对的闭合系统是不存在的，只有相对的、暂时的闭合系统。

3. 按系统的运动状态分类 系统可分为静态系统和动态系统。动态系统是指系统的状态会随着时间的变化而变化，如生物系统、生态系统等；而静态系统则不会随时间的变化而变化，具有相对的稳定性，如一个建筑群等，当然绝对的静态系统也是不存在的。

（三）系统的基本特征

尽管系统形式多种多样、类型也各异，但都具有相同的基本特征。

1. 系统的整体性 系统由若干事物组成，系统反映了客观事物的整体性，但又不简单地等同于整体。因为系统除了反映客观事物的整体之外，它还反映整体与部分、整体与层次、整体与结构、整体与环境之间的关系。这就是说，系统是从整体与其要素、层次、结构、环境的关系上来揭示其整体性特征的。要素间无组织的综合也可以成为一个整体，但是无组织状态是不能成为系统的，系统所具有的整体性是在一定组织结构基础上的整体性，要素要以一定方式相互联系、相互作用而形成的一定的结构，才具备系统的整体性。整体性概念是一般系统论的核心。

2. 系统的关联性 系统的性质不是要素性质的总和，系统的性质是要素所没有的；系统所遵循的规律既不同于要素所遵循的规律，也不是要素所遵循规律的总和。不过系统与它的要素又是统一的，系统的性质以要素的性质为基础，系统的规律也必定要通过要素之间的关系体现出来。存在于整体中的要素，都必然具有构成整体的相互关联的内在依据，所以要素只有在整体中才能体现其要素的意义，一旦失去整体就不能称其为这个系统的要素。归纳为一句话就是：系统是要素的有机集合。

3. 系统的动态性 系统的有机关联是动态的而不是静态的。系统的动态性包含两个方面的意思，其一是系统内部的结构状况是随时间的变化而变化的；其二是系统必定是与外部环境存在着物质、能量和信息的交换。比如生物体保持体内平衡的重要基础就是新陈代谢，如果新陈代谢停止了就意味着生物体的死亡，这个作为生物体的系统就不复存在了。贝塔朗菲认为，实际存在的系统都是开放的系统，动态是开放系统的必然表现。

4. 系统的有序性 系统的结构、层次及其动态的方向性都表明系统是具有有序性的。系统的存在必然表现为某种有序状态，系统越是趋向于有序，它的组织程度就越高，稳定性也就越好。系统从有序走向无序，它的稳定性便会随之降低。完全无序的状态就是系统的解体。

5. 系统的目的性 为了避免误解（主要是避免与古人的"目的论"混同），也有人把它称为"预决性"。贝塔朗菲认为，系统的有序性是有一定方向的，即一个系统的发展方向不仅仅取决于偶然的实际状态，还取决于它自身所具有的、必然的方向性，这就是系统的目的性。

（四）系统的结构与功能

任何系统的功能都可以概括为"对环境作出的反应"。系统通过输入、转换、输出及反馈来实现这一功能。

（1）输入：物质、能量和信息由环境进入系统的过程。

（2）转换：系统对输入的物质、能量和信息的处理与转换过程。

（3）输出：经系统转换或处理后的结果进入环境的过程。

（4）反馈：系统的输出对系统再输入的影响，即环境对输出的反应。

系统通过对输入的自我调节，保持系统的平衡与稳定状态，物质、能量、信息通过系统的转换或处理变为人们所需要的输出，并不断对周围环境产生影响。

（五）一般系统论在助产服务中的应用

1. 用系统的观点看待生育女性

（1）生育女性是一个自然开放的、动态的系统：生育女性生殖活动的基本目的是维持机体内外环境的协调与平衡，保障母婴平安。这种协调与平衡既要依赖于体内各要素结构和功能的正常及相互关系的协调，又要依赖于自身对外环境变化适应性的调整。

（2）生育女性是具有主观能动性的系统：一方面机体本身拥有自然的免疫监控机制；另一方面，思想意识上的主动性，会使生育女性对生殖和自身健康的活动具有选择调节和维护的能力。

2. 用系统的观点看待助产服务

（1）助产服务是一个具有复杂结构的系统：助产服务系统包括医院临床助产、助产管理、助产教育和助产科研等一系列相互关联、相互作用的子系统。各个子系统内部又有若干层次的子系统。它们之间关系错综复杂，功能相互影响。要发挥助产服务系统的最大效益，就必须具有整体观念，运用系统的方法，不断优化系统的结构，调整各部分之间的关系，使其协调发展，高效运行。

（2）助产服务是一个开放的系统：助产服务系统是国家医疗卫生系统的重要组成部分。助产服务系统从外部输入新的信息、人员、技术、设备等，并与现代社会政治、经济、科技，特别是医疗护理等系统相互影响、相互制约。在开展助产服务工作时，要考虑助产服务系统与医疗护理系统及社会大系统的相互适应，通过不断调整与控制，保持助产服务系统与外部环境的协调，维护自身的稳定与发展。

（3）助产服务是一个动态的系统：科学技术的发展、社会对助产服务需求的不断变化，必然会对助产服务的组织形式、工作方法和思维方式提出新的要求。助产服务系统要适应变化，就必须深入研究助产服务系统内部的发展机制和运行规律，主动发展，开拓创新。

（4）助产服务是一个具有决策与反馈功能的系统：在助产服务系统中，助产士和生育女性构成系统的最基本要素，而助产士又在基本要素中起支配调控作用。母婴的平安、健康依赖于助产士在全面收集和正确分析服务对象资料的基础上，进行科学决策和及时的评价反馈，为生育女性提供连续、整体的服务。

四、压力与适应理论

面对纷繁复杂、竞争激烈的现代社会，每个人都会历经各种各样的压力，尤其是在目前工业化、商业化、信息化的社会中，压力几乎无处不在，它可使人产生一系列生理上和心理上的反应，而致人体内稳态失衡，从而导致疾病的发生。因此，助产人员要应用压力与适应的理论，采取各种护理措施减轻服务对象的压力，提高服务对象的适应能力，以维持身心平衡。

（一）压力与适应的概念

压力（stress）又称紧张或应激，是个体对作用于自身的内外环境刺激，做出认知评价后引起的一系列非特异性的生理及心理紧张性反应状态的过程。

压力源（stressor）又称应激源或紧张源，指任何能使个体产生反应的内外环境的刺激。一般来说，压力源可分为以下三类：

（1）一般性压力源：物理性如光、声、电、气体、温度、放射线、外力等；化学性如酸、碱、化学药品等；生物性如各种病毒、细菌、寄生虫等。

（2）生理、病理性压力源：正常生理功能的变化，如青春期、妊娠期、更年期改变等；病理性的改变，如缺氧、水电解质紊乱、酸碱失衡、手术、外伤等。

（3）心理社会性压力源：一般性心理社会因素，如丧失亲人、人际关系紧张、竞赛、参加考试、理想自我与现实自我的冲突等；灾难性社会事件，如地震、洪灾、泥石流等。

适应（adaptation）是生物体调整自己更能适应生存环境的过程，是应对的最终目的，是所有生物的特征。个体在遇到任何压力源时，都会试图去适应它，如果适应成功，身心平衡就能得以维持和恢复；如果适应有误，就会引起疾病，这时疾病作为新的压力源又会引起机体采取一系列行为去适应。

（二）压力与适应理论的内容

1. 压力的反应　压力源作用于个体时，个体出现的一系列表现称为压力反应（stress response），一般分为生理反应和心理反应两大类。

（1）生理反应：应激状态下身体主要器官系统所产生的反应包括血压增高、心率加快、呼吸深快、恶心、呕吐、腹泻、尿频、血糖升高、伤口愈合延迟等。

"压力学之父"汉斯·塞里认为压力的生理反应包括全身适应综合征（general adaptation syndrome，GAS）和局部适应综合征（local adaptation syndrome，LAS）。全身适应综合征是机体在面临长期不断的压力而产生的一些共同症状和体征，如全身不适、体重下降、疲乏、疼痛、失眠、胃肠功能紊乱等。这些症状是通过神经内分泌途径产生的。局部适应综合征是机体在应对局部压力源而产生的局部反应，如身体局部炎症出现的红、肿、热、痛与功能障碍。汉斯·塞里认为全身适应综合征和局部适应综合征的反应过程可分为三个阶段：警告期、抵抗期和衰竭期。

压力是维持正常生理和心理功能的必要条件，适当的压力是有助于提高机体的适应能力；而长期压力作用则对健康产生消极作用。汉斯·塞里认为，"适应"在疾病中起着相当重要的作用，适应不良就会引起疾病。适应不良有两种情况：防卫不足与防卫过度。防卫不足可引起严重感染或溃疡等，而防卫过度则可致过敏、关节炎、哮喘等。

（2）心理反应：包括认知反应、情绪反应和行为反应。

1）认知反应（cognitive reaction）：涉及思维过程方面的改变，轻度压力可以使人的注意力更加集中，学习能力和解决问题的能力增加。但随着压力的不断加重或持续时间的不断延长，个体的思维能力就会下降，表现为记忆力减退、思维迟缓、做出选择和决定的能力下降。

2）情绪反应（emotional reaction）：个体可能会出现紧张、焦虑、情绪不稳定、发怒、自卑、绝望、抑郁等表现。

3）行为反应（behavioral reaction）：表现为无法完成工作，频频出错，语速增快，做出一些下意识的、无目的的动作等。

2. 机体对压力的防卫方式　压力源所造成的影响，视个体对压力源的承受能力而定。人们为了对抗压力源常采用以下防卫机制，主动应对压力，避免严重压力反应。

（1）第一线防卫——生理防卫与心理防卫

1）生理防卫（physiological defense）：主要是皮肤、免疫系统、营养状况、遗传因素等防卫。如完好的皮肤和健全的免疫系统可抵抗病毒、细菌等压力源的攻击。

2）心理防卫（psychological defense）：主要是心理上对压力做出适当反应的能力，是自我保护行为。如病人对颈部发现的肿块采取忽视防卫，或对已确诊的癌症产生否认防卫等。

（2）第二线防卫——自我救助：个体使用自我救助（self-help）的方法来对抗或控制压力反应，以减少急慢性疾病的演变。

1）正确对待问题：首先进行自我评估，识别压力的来源，采取措施，早期进行处理。

2）正确对待情感：人们遭受压力时，可产生焦虑、恐惧、沮丧、愤怒等情绪，处理的方法首先是找出原因，然后承认情感并进行合理分析、排解，恰当地处理好自己的情绪。

3）利用可能的支持力量：家庭及社会的支持是缓解压力的重要缓冲剂，护士要了解和确认服务对象生活中的重要支持网络，鼓励服务对象信任自己的亲人，参与力所能及的社会活动等，帮助服务对象走出困境。

4）减少压力的生理影响：良好的身体状况是不易受压力源侵犯的，锻炼可强身健体、缓解压力；阅读、散步、听音乐等能减少或消散压力感；调整饮食结构、控制烟酒等则有助于身心健康。

（3）第三线防卫——专业辅助（professional intervention）：当强烈的压力源导致严重心身疾病时，就必须寻求医护人员的帮助，由医护人员帮助病人来掌握各种应对技巧。

3. 压力的适应　人类对外界压力的适应不是消极被动的，而是一个主观能动的、建立新适应的过程。人类的适应较其他生物体更为复杂，所涉及的范围也更广，包括生理、心理、社会文化和技术四个层次的适应。

（1）生理阶段：当外界对人体的需求增加或改变时，人体就会做出代偿性适应。如初学跑步者，往往有心跳加快、呼吸急促、肌肉酸痛等感觉，而经过长期锻炼，人体的肌肉、心、肺逐渐适应运动的需要，就不再感觉压力的存在。有时人们也会由于某种固定情况的连续刺激，而引起感觉逐渐减弱，称为感觉适应，如某些气味的刺激。

（2）心理阶段：人们感到有心理压力时调整自己的心态去认识压力源，摆脱或消除压力，恢复心理的平衡。一般可运用心理防卫机制或学习新的行为如放松技术来应对压力。

（3）社会文化阶段：社会适应指调整个人的行为举止，以符合社会规范、社会习惯，应对家庭与各种团体的压力。文化适应是调整个人的行为、举止以符合文化的观念、传统、理想和各项规定。"入乡随俗"就是一种社会文化的适应。

（4）技术阶段：通过技术的掌握，来改造自然环境，控制压力源，如现代网络技术的应用。

（三）压力与适应理论在助产服务中的应用

压力可成为众多疾病的原因或诱因，疾病又可成为机体新的压力源，通过学习压力与适应理论可以帮助助产士识别服务对象的压力，进而协助其缓解和解除压力，同时还可以帮助助产士认识自身压力并减轻工作中的压力刺激。

1. 孕产妇常见的压力源

（1）环境陌生：孕产妇对医院环境不熟悉，对医院的饮食不习惯，对作息制度不适应，对负责自己的医生、助产士和护士不了解等。

（2）病痛困扰：产妇在分娩时会经历阵痛，产程进展也有不确定性；异常分娩的产妇感受到疾病的痛苦，担心胎儿及自身安全。

（3）与外界隔离：产妇与家庭成员分离、与他人隔离，不能与亲朋好友谈心，与室友又无共同语言，感到自己不受医务人员的重视等。

（4）信息缺乏：产妇对自己产程进展的情况、需要注意的事项不了解、对医务人员口中的医学专业术语理解困难、提出的问题得不到满意答复等。

（5）自尊丧失：产妇分娩过程中，需要暴露其隐私部位；妊娠使妇女自理能力下降，如进食、如厕、洗浴、穿衣等都需别人协助。

（6）遭遇忽视：若助产士缺乏敏锐的观察力和熟练的技术，对产程或病情变化不能及时发现和处理；助产服务工作中对环境的安排不妥当，如不够私密、安静，光线过强，温度不适宜等。

2. 协助孕产妇和患者适应压力的方法

（1）提供适宜的休养环境：环境能影响一个人的心理活动，干净、舒心、私密的环境使人心情愉悦，是促进母婴平安、健康的必要条件。因此助产士应为孕产妇创造一个温馨、舒适、安全的住院环境，减少陌生环境带来的不良影响。

（2）针对性解决问题：孕产妇是一个生物社会体，助产士应认真地评估其压力源，并有针对性地帮助其解决。如对于环境不熟悉者，应着重为其介绍医院的环境；对于担心医疗费用高难以承受者，应尽量考虑用成本较低的治疗方案；对于惧怕疼痛者，运用药物及非药物镇痛方法，为其减轻疼痛。

（3）及时提供相关信息：助产士应及时向孕产妇提供有关诊断检查和治疗护理等相关信息，以消除不必要的担心与恐惧，增加孕产妇的安全感。

（4）指导运用恰当的应对方式：产妇在分娩期，可能随着产程的进展而产生不同的需要，对助产人员所提供的措施有不同的反应。助产士应鼓励产妇表达自己内心的真实想法和感受，理解其宣泄情绪的行为，运用多种措施来促进产妇的舒适和放松，如鼓励产妇采取舒适体位待产与分娩，运用拉玛泽生产呼吸法缓解宫缩所带来的阵痛等。

（5）调动社会支持系统：社会支持系统是个体在压力状态下一种良好的社会资源，助产士应积极利用这种资源。例如，鼓励丈夫参与妻子的分娩过程，向妻子表示自己的关心，助产士要给予准爸爸言语上的肯定，并告诉他有他的陪伴，即使只是紧紧握住妻子的手或是给予妻子几句赞扬鼓励的话，都可以促进产妇的安全感与舒适感。

（6）给予足够重视：产妇在待产过程中，因诸多的不适和不确定因素，内心非常脆弱，往往表现为焦虑不安，得到专业人员的支持和肯定是非常重要的。助产士必须随时观察产妇的行为改变，给予适宜的护理措施，以满足其需要，如尽可能地陪伴在产妇身边表示关心，详细地解答产妇及家属的问题，及时给予她们鼓励。通过这些手段来增加产妇的信心，能够帮助其排解压力顺利度过产程，促进自然分娩，保障母婴的平安、健康。

思 考 题

1. 从学科体系的角度，你认为生产模式和助产理论之间有哪些联系。
2. 根据所学谈一下助产学核心理念里的五大元素。
3. 叙述当代助产理论模式。
4. 简述怎样运用马斯洛需要层次理论来指导助产工作。

（陈 茜 吴 曼 杨 菊 张艳媛）

第四章 助产相关护理理论与知识

学 习 目 标

认识与记忆
1. 简述相关需要、文化、护理相关学说。
2. 描述制订预期目标和护理措施的要求。
3. 阐述健康促进的原则和策略。
4. 能准确地叙述人际沟通和护患沟通的意义。
5. 解释护理程序及护理诊断。

理解与分析
1. 正确阐述护理学发展的历史。
2. 理解和分析促进健康的行为和危害健康的行为。
3. 分析马斯洛的人类基本需要层次论，说明护理在满足病人基本需要的作用。
4. 举例说明如何建立及发展良好的人际关系。

综合与运用
1. 以临床某病人为实例，从护理程序角度分析有关需要及文化的护理诊断、护理措施及护理评价。能运用现代健康观和疾病观，评述助产士在健康保健事业中的作用。
2. 能运用人际关系基本理论，正确模拟并处理护理工作中的各种人际关系矛盾。

开卷有益（导学）

　　助产与护理都是古老的职业，彼此之间有着密切的联系。助产与护理的服务对象都是人，但助产专业的服务对象是特殊时期的生育女性，她们大都处于生理阶段，有时也会遭遇病理过程。因此，助产士必须了解护理学的发展内涵与发展历程，知晓疾病与健康的概念，掌握健康促进的相关知识，学习并借鉴护理模式和护理程序以指导助产教学、管理和实践。

第一节 护理学概述

一、护理学发展史

　　护理学（nursing）是一门以自然科学与社会科学为理论基础，研究有关预防保健、治疗疾病、康复过程中的护理理论、护理知识、护理技术及其发展规律的综合性应用科学。

　　护理学的形成和发展与人类的文明进步及健康需求密切相关。回顾历史，护理学经历了漫长的发展历程，从早期简单的清洁卫生护理到以疾病为中心的护理，再到以患者为中心的整体护理，直至现代以人的健康为中心的护理。通过不断的实践和理论研究，护理学逐渐形成了特有的理论和实践体系，成为医学科学中的一门独立学科。

（一）近代护理学的诞生

1. 南丁格尔与近代护理　护理发展的历史源远流长，在经历了漫长的人类早期护理、中世纪护理和文艺复兴时期护理后，到 19 世纪中叶，护理有了突破性的发展，由南丁格尔首创了护理专业，使护理学开始步入科学的发展轨道，这是护理学发展的一个重要转折点，也是护理专业化的开始。

弗洛伦斯·南丁格尔（Florence Nightingale），英国人。1820 年 5 月 12 日生于其父母旅行之地——意大利佛罗伦萨。其家族是当时英国的名门望族，她从小受到良好的教育，精通英、法、德、意、希腊及拉丁语，并擅长数理统计。由于受其母亲仁慈秉性的影响，她从小就表现出很强的慈爱之心，乐于助人，经常接济贫困人家，并立志长大后要成为一个为患者带来幸福的人。1850 年，她只身去了德国的凯塞威尔斯城参加护士训练班，接受了为期 3 个月的护理训练，开始了她的护理职业生涯。1853~1856 年，英、法等国与俄国爆发了克里米亚战争。当时英国的战地救护条件十分落后，医院管理不善，受伤英军的死亡率高达 42%。南丁格尔获悉后立即申请参加战地救护工作，她率领 38 名优秀护士奔赴战地医院。她以顽强的毅力，克服重重困难，带领护士们改造医院病房环境和伤病员膳食，为伤员清洗包扎伤口，配合外科手术，消毒物品。每夜她独自提灯巡视病房，亲自安慰那些重伤员和垂危士兵，因而得到士兵们的爱戴和尊重，亲切地称她为"提灯女神"、"克里米亚天使"。由于南丁格尔和护士们艰苦卓绝的工作，经过半年的艰苦努力，使伤病员的死亡率由原来的 42%降至 2.2%。她们的成效和功绩受到人们的普遍赞扬，不仅震惊了全英国，也改变了人们对护理的看法。

2. 南丁格尔对护理发展的主要贡献

（1）创建了世界上第一所护士学校：1860 年南丁格尔在英国伦敦的圣托马斯医院创办了世界上第一所正规的护士学校，建立了崭新的教育体制，成为近代科学护理教育的开端。

（2）撰写著作指导护理工作：南丁格尔一生撰写了大量的日记、书信、札记和论著，其中最著名的是《护理札记》和《医院札记》，阐述了护理的性质和任务，提出了家庭护理、心理护理、公共卫生护理、医院管理与改革的思想，指出了环境、个人卫生、饮食对患者的影响。南丁格尔论著奠定了近代护理专业的理论基础。

（3）开创了科学的护理专业：南丁格尔认为护理是一门艺术，具有组织性、务实性及科学性。她创立了第一个护理理论——环境理论。通过她的努力，使护理逐渐摆脱了教会的控制及管理而成为一门独立的学科。

（4）创立了一整套护理制度：南丁格尔率先提出了护理要采用系统化的管理方式，使护士担负起护理患者的责任。在护理组织的设立上，要求每个医院必须设立护理部，由护理部主任负责全院的护理管理工作。

（5）提出了护理伦理的思想：南丁格尔强调人道主义护理理念，要求平等对待每位患者，给予患者平等的护理。

1912 年，国际护士会建立了南丁格尔国际护士基金会，设立奖学金对各国优秀护士进修学习提供奖励和资助，并将她的生日 5 月 12 日定为国际护士节。同年，红十字国际委员会决定设立弗洛伦斯·南丁格尔奖章，每两年颁发一次，作为各国优秀护士的最高荣誉奖。

（二）现代护理学的发展

现代护理学的发展经历了以下三个阶段。

1. 以疾病为中心的阶段（1860 年至 20 世纪 40 年代）　此阶段受生物医学模式的影响，人们对健康和疾病的认识还十分局限，认为只有生物学因素才会引起疾病，没有疾病就是健康。一切医疗活动都以治疗疾病为目的，护理的重点是协助医生治疗疾病，护理的工作中心是护理住院患者，护士的主要工作场所是医院。

此期护理的特点：认为护理是一门专门的职业，从事护理工作的人员要接受专门的培训，没有专门的护理理论及科学体系，但从实践中形成了一套较为规范的疾病护理常规及护理技术常规。

2. 以患者为中心的阶段（20 世纪 40～70 年代）　第二次世界大战以后，随着科技的发展及人们生活水平的不断提高，人们对健康与疾病的认识发生了很大的改变，开始重视社会心理因素及生活方式对健康与疾病的影响。1948 年美国学者布朗（Brown）提出了健康人也是护理对象的新概念，指出在护理教育中应该增加一些人文及心理课程，以进一步增强护士对人的全面理解。

此期护理的主要特点：吸收了其他学科的相关理论，逐步形成了护理学的知识体系，应用科学的护理工作方法即"护理程序"对服务对象实施整体护理。护理的对象仍以住院患者为主，护士的主要工作场所仍是医院。

3. 以人的健康为中心的阶段（20 世纪 70 年代至今）　随着科技的进步和人类健康水平的提高，疾病谱也发生了很大变化。过去对人类健康威胁极大的传染病已得到了有效控制，而与人的行为和生活方式相关的疾病，如心脑血管病、恶性肿瘤、糖尿病、意外伤害等，成为威胁人类健康的主要疾病。同时，人们的就医观念也发生了根本改变，由原来的有病才寻求健康服务转变为主动寻求健康行为。医学模式逐渐转变为生物-心理-社会医学模式，护理模式随之转变，要求护士在提供护理时应将服务对象看成一个具有生理及社会心理需要的整体，而不是只重视服务对象的生理或病理反应的局部。1977 年，WHO 提出"2000 年人人享有卫生保健"的战略目标，促使以人的健康为中心的护理模式逐渐形成和发展起来。

此期护理的主要特点：护理学已经发展为一门为人类健康服务的独立的应用学科。护理的服务对象为所有年龄段的健康人及患者，服务场所从医院扩展到了社区、家庭及各种机构，并以护理理论指导护理实践。主要的代表人物如玛莎·罗格（Martha Roger，1970 年）将护理定义为：护理服务的对象是整体的人，是协助人们达到其最佳的健康潜能状态，凡是有人的场所，就需要护理服务。

（三）中国护理学的发展

1. 古代护理的孕育　祖国医学历史悠久，早期的医学及医药互为一体，强调"三分治七分养"，其中的"养"就是"护理"。中医药学为护理学的起源奠定了很好的理论和技术基础。如《黄帝内经》中的"肾病勿食盐"、"怒伤肝、喜伤心"等，明确了饮食、情绪因素与疾病的关系；唐代医学家孙思邈所著的《备急千金要方》中提出"凡衣服、巾、帨、枕、镜不宜与人同之"，强调了隔离预防的知识；宋代名医陈自明的《妇人大全良方》，为孕妇产前、产后护理提供了许多宝贵资料。

2. 近代护理的形成　鸦片战争后，西方护理随着各国军队、宗教和西方医学进入中国，使我国的护理逐渐兴起。1888 年，美国护士约翰逊在福州医院创办了中国第一所护士学校。1909 年，在江西牯岭成立了"中国看护组织联合会"，主要负责制订和统一护士学校的课程、编译教材，办理学校注册，并组织毕业生护士执照会考及颁发执照。1914 年，钟茂芳提出将英文"nurse"译为"护士"，一直沿用至今。1922 年国际护士会正式接纳中华护士会。1931 年，在江西开办了"中央红色护士学校"。1941 年和 1942 年，毛泽东同志先后为护士题词："护士工作有很大的政治重要性"、"尊重护士，爱护护士"。

3. 现代护理的发展　新中国成立后，随着卫生事业的发展，我国护理工作进入了一个新的发展时期，特别是党的十一届三中全会以后，改革开放政策进一步推动了护理事业的迅速发展。

（1）护理教育不断完善

1）护理教育体制不断完善：1950 年，卫生部召开"全国第一次卫生工作会议"大会对护理专业的发展做了统一规划，将护理专业列为中专教育，学制 3 年，并由卫生部制定全国统一的教学计划，编写统一的教材。1966～1976 年"文化大革命"期间，大部分护校停止招生，校址被占用，教师被解散。1976 年我国护理进入恢复、整顿、加强和发展阶段。1979 年 7 月，卫生部发出《关于加强护理教育工作的意见》的通知，对护理和护理教育工作的复兴产生了巨大的推动和指导作用。

1983 年天津医学院（现天津医科大学）率先在国内恢复了 5 年制本科护理专业，毕业生获学士学位。1984 年 1 月国家教育委员会和卫生部联合在天津召开了高等护理专业教育座谈会，这次会议不仅是对高等教育的促进，也是我国护理学科发展的转折点。1984 年教育部批准首批 10 所高校招收护理本科生，学制 5 年，授医学学士学位。

1990 年北京大学被批准为护理学硕士学位授予点。

1997 年 5 月，中华护理学会在无锡召开了继续护理学教育座谈会，制定了继续护理学教育的法规，使继续护理学教育开始走向制度化、规范化。

2003 年第二军医大学（现海军军医大学）护理学系以独立二级学科被批准为护理学博士学位授权点。2004 年开始，第二军医大学（现海军军医大学）、中南大学、中山大学等院校相继开始招收护理学博士生，结束了我国内地无护理学博士教育的历史，至此护理教育层次基本完善。我国护士基本学历逐步形成以大专、本科为主，硕士、博士人数逐步增多的发展趋势，护理队伍的整体素质明显改善。

2）护理教育质量不断提升：随着高等护理教育规模的迅速扩展和国际医学教育标准化的发展趋势，教育质量问题日益受到重视，教育部各相应主管部门先后组建了各层次护理教育的学术性工作组织，对建立高等护理教育质量保障体系发挥了非常重要的作用。2007 年教育部成立高等院校护理专业本科教学指导委员会，构建了本科护理学教育标准，并于 2010 年启动了护理学本科专业认证工作。2011 年国务院学位委员会正式批准护理学为医学门类下属的一级学科，同年全国护理学专业学位教学指导委员会成立，制定了护理学硕士专业学位研究生指导性培养方案，并于 2015 年开展了护理学硕士专业学位点评估工作。2015 年国务院学位委员会护理学科评议组成立，2016 年启动护理学博士、硕士学位授权点申请基本条件制定工作。这一系列举措对推动我国高等院校护理学学科和学位点的科学化、规范化建设，推动高等护理教育走向以服务需求、提高质量为核心的内涵式发展轨道发挥了重要作用。

（2）护理实践不断拓展

1）护理实践向广延扩展：随着医学模式的转变、人们物质生活水平的提高、健康观念的更新、人口老龄化的加剧、慢性疾病及不良生活方式相关疾病的增多，人们对健康保健的需求日益增加且多元化。20 世纪 80 年代初，我国的临床护理模式开始由传统的功能制护理逐步转变为以患者为中心的责任制护理、系统化整体护理和责任制整体护理。护理工作内容和范围开始从身体护理扩展到身心整体护理，从疾病护理扩展到全人生的健康保健。护士开始走出医院，走向社会，深入社区、家庭，广泛开展预防保健工作，开拓了老年护理、康复护理、社区护理、家庭护理、临终关怀等新领域，为提高全社会人口的健康水平做出了重要贡献。

2）护理实践向纵深发展：20 世纪下半叶以来，随着国际护理专业化发展的加速和高级护理实践活动的兴起，我国自 2000 年开始了高级护理实践（advanced nursing practice）的尝试，浙江邵逸夫医院和广州中山大学肿瘤防治中心率先设立高级临床专科护士（clinical nurse specialist），迈出了我国高级护理实践的第一步。随后广州、北京等多个省市相继与境外护理教育机构合作，建立了重症医学病房（ICU）、冠心病监护病房（CCU）、造口专科护士培训基地，培训了一批专科护理人才。伴随着医学高新技术在临床的广泛应用，护理专科化发展价值日益受到社会认可，并得到政府支持。国家卫生计生委连续发布《中国护理事业发展规划纲要（2011-2015 年）》、《全国护理事业发展规划（2016-2020 年）》，明确要求建立专科护士培训基地，建立专科护理岗位培训制度，有计划地培养临床专业护士。目前，一大批专科护士正在危重症护理、手术室护理、器官移植护理、糖尿病护理、血液透析护理、伤口护理、外周中心静脉导管（PICC）护理等专科病房和护理门诊发挥着不可替代的作用。

3）护理实践向精优发展：20 世纪 90 年代，循证护理在国际上兴起，1999 年华西医科大学附属第一医院（现四川大学华西医院）率先引进循证的理念，对全院护士进行了循证护理培训，并在国内开展了相关研究工作。2004年复旦大学与澳大利亚 Joanna Briggs Institute（JBI）循证卫生保健研究中心合作，建立了我国首家循证护理合作中心，对推动我国护理以证据为中心的精准化实践发挥了积极作用。2011年6月卫生部和总后勤部卫生部组织联合颁布了《临床护理实践指南（2011版）》，对我国临床护理工作的规范性和保证护理质量发挥了重要的指导作用。

（3）护理管理体制逐步健全

1）建立健全了护理指挥系统：为加强对护理工作的领导，完善护理管理体制，1982年卫生部医政司设立了护理处，2013年改为国家卫生计划生育委员会医政医管局医疗与护理处，负责全国的护士管理，制定有关政策、法规等。各省、自治区、直辖市卫生局在医政处下设有专职护理干部，负责所管辖范围内的护理管理。

2）建立了晋升考核制度：1979年，国务院批准卫生部颁发了《卫生技术人员职称及晋升条例（试行）》，该条例明确规定了护理专业人员的技术职称分为主任护师、副主任护师、主管护师、护师、护士5级。各省、自治区、直辖市据此制定了护士晋升考核的具体内容和办法。此举极大调动了全国护士的积极性，对推动护理学科发展具有重要意义。

3）制定了全国护士执业考试与执业注册制度：1993年，卫生部颁布了《中华人民共和国护士管理办法》，使中国有了完善的护士注册及考试制度。1995年6月，在全国举行首次护士执业考试，凡考试合格获中华人民共和国护士执业证书者，方可申请护士执业注册。

4）颁布了《护士条例》：2008年国务院颁布实施《护士条例》（Nurses Regulation），这是我国护理法制化建设所取得的重要成就，它从立法层面维护了护士的合法权益，明确了护士的义务、权利和法律地位，规范护士执业行为，建立执业准入制度，对促进护理事业的发展具有重大意义。

（4）护理科学研究日益增强：随着护理教育的发展，越来越多受过高等护理教育的护士进入临床、教育和管理岗位，推动了护理科学研究的发展。护理科学研究在研究范围和内容方面都表现出广域、前瞻、综合的特点，在研究方法上也呈现多样化和跨学科的特点。1992年中华护理学会第21届理事会设立了护理科技进步奖，每两年评选一次，2009年该奖项被科技部批准的"中华护理学会科技奖"所代替，成为中国护理学科最高奖项。随着护理科学研究水平的提高，护士撰写论文的数量和质量也显著提升，发表在有影响力的国际护理期刊上的论文日益增多，并间接地推动了护理学期刊逐年增加，从改革开放后到2020年，全国护理期刊由仅有《中华护理杂志》1种增加到41种。护理科研工作已在院校教育、临床实践中广泛开展，对护理学科理论体系的完善、临床护理质量的提高起到了很大的推动作用。

（5）护理学术交流日益繁荣：新中国成立后，中华护士会（1964年更名为中华护理学会）积极致力于学术交流和学术组织的发展工作，1952年逐步开展了国际护理的交流活动，与苏联、南斯拉夫等国家开展学术互访。1977年后中华护理学会和各地护理分会成立了专科学术委员会，以促进学术交流和学科发展。1980年以来，中华护理学会及各省市护理分会、医学院校与国际学术交流更加活跃，与美国、英国、加拿大、澳大利亚、德国、日本及东南亚一些国家都建立了学术联系，采取互访交流、联合办学、互派讲学、培训师资、交换学生等方式与国际护理界进行沟通，使广大护理工作者开阔了眼界，学到了先进的国外护理经验，利用外资、外智，为发展我国护理学科服务。1985年中国护理中心正式成立（2000年并入卫生部医院管理研究所），进一步取得了WHO对我国护理学科发展的支持。2013年1月我国正式加入国际护士会（ICN），标志着中国护理将在国际护理舞台上展现出更好的形象，发挥更多的作用，做出更大的贡献。

二、护理学的任务、范畴和工作方式

（一）护理学的任务

1978年WHO指出"护士作为护理的专业工作者，其唯一的任务就是帮助患者恢复健康，帮助健康人促进健康"。因此，护理学的主要任务是促进健康、预防疾病、恢复健康和减轻病痛。

（二）护理学的范畴

1. 理论范畴

（1）护理学研究的对象、目标和任务：护理学研究对象是整体的、社会的人；研究的主要目标是人类健康；研究的主要任务是应用护理理论、知识和技能，开展促进健康、预防疾病、恢复健康和减轻痛苦的护理实践活动。

（2）护理学理论体系：20 世纪中叶，护理理论与概念模式开始形成并逐渐成熟，如奥瑞姆自护理论、罗伊的适应模式、纽曼系统模式等。这些理论的应用，对提高护理质量起到了积极的推动作用。

（3）护理学与社会发展的关系：主要研究护理学在社会中的作用、地位和价值，研究社会对护理学的影响以及社会发展对护理学的要求等。

（4）护理学分支学科及交叉学科：随着现代科学高度分化和广泛综合的发展趋势，护理学与自然科学、社会科学和人文科学等多学科相互交叉渗透，形成了许多新的综合型、边缘型的交叉学科，如护理心理学、护理美学等；派生了老年护理学、社区护理学和急救护理学等众多的分支学科，大大地推动了护理学科体系的构建和完善。

2. 实践范畴

（1）临床护理：其服务对象是患者，工作场所主要在医院，包括基础护理和专科护理。

1）基础护理：是各专科护理的基础，是应用护理学的基本理论、基础知识和基本技术来满足患者的基本需要，其内容包括保持患者整洁、安全和舒适、心理护理、膳食护理、排泄护理、观察病情、实施基本护理技术操作、健康教育、预防医院感染、临终关怀及医疗文件的记录书写等。

2）专科护理：是以护理学和各医学专科理论、知识和技能为基础，结合各专科患者的特点及诊疗要求，对患者进行身心整体护理，主要包括各专科常规护理、实施专科护理技术，如手术及特殊检查的围手术期护理，各种引流管、静脉导管、石膏和夹板的护理，各类疾病的护理与抢救，心、肾、肺、脑功能的监护及脏器移植的护理等。

（2）社区护理：社区护理的对象是一定区域的居民和社会团体。以公共卫生学、护理学知识和技能为基础，以整体护理观为指导，结合社区的特点，深入到社区、家庭、学校、工厂、机关，开展疾病预防、妇幼保健、家庭护理、康复护理、健康教育、健康咨询、预防接种及防疫隔离等工作。进入 21 世纪以来，卫生保健系统服务模式的变革促进社区护理迅速发展，已成为护理人员做出独特贡献的重要领域。

（3）护理教育：以护理学和教育学理论为基础，贯彻党的教育方针、卫生工作方针，培养德、智、体、美、劳全面发展的护理人才。

（4）护理管理：是运用现代管理学的理论和方法，对护理工作诸要素如人员、技术、设备、时间、信息、财务等要素进行科学计划、组织、指挥、协调和控制，以保障护理机构提供成本效益合理的护理服务。

（5）护理研究：是探讨解决护理领域中的问题，促进护理理论、知识、技能更新和发展的护理实践活动。护理研究的内容包括促进正常人健康，减轻患者痛苦，保护危重患者生命，提高临终患者生命质量的护理理论、方法、技术与设备研究。护理研究常用方法有观察法、实验法、调查法和理论分析法等。

（三）护理工作方式

（1）个案护理：是由一名护士护理一位患者，即由专人负责实施个体化护理，适用于抢救危重患者或临床教学。

（2）功能制护理：指以完成医嘱和执行各项常规的基础护理为主要工作内容，依据工作性质机械性地将护理工作分配给护士。护士被分为办公室护士、治疗护士、巡回护士等，是一种流水作业的工作方法，适用于护理人力资源缺乏、工作任务繁重科室患者的护理。

（3）小组制护理：指以分组的形式对患者进行整体护理。小组成员由不同级别的护士组成，组长负责制订护理计划和措施，安排小组成员完成工作任务，共同实现护理目标。

（4）责任制护理：指由责任护士和辅助护士按护理程序对患者进行全面、系统的整体护理。方法是以患者为中心，每位患者由一名责任护士负责，对患者实行 8 小时在岗、24 小时负责制的护理。

（5）综合护理：指一种通过有效地利用人力资源，恰当地选择并综合运用上述几种工作方式，为患者提供低成本、高质量、高效率护理服务的工作方式。

三、护理学的基本概念

现代护理学的理论框架主要由四个基本概念组成——人、环境、健康、护理。对这 4 个概念的理解和认识水平直接影响护理的工作内容、实践范畴、研究领域、护士的角色功能及专业行为。

（1）人：是由生理、心理、社会、精神等方面组成的统一整体。人作为一个开放系统，可以积极调适机体内环境以适应外环境的变化。人具有生物与社会的双重属性。此外，护理学所研究的服务对象已扩展到全人类，包括个体、家庭、社区和社会 4 个层面。

（2）环境：分为内环境和外环境。内环境是影响机体生命和成长的内部因素，由生理环境和心理环境组成；外环境是影响机体生命和生长的所有外界因素的总和，由自然环境和社会环境构成。对环境的调控、改善是护理活动的重要内容。

（3）健康：是一个整体的概念，护理活动的最终目标是提高全人类的健康水平。

（4）护理：1859 年，南丁格尔提出"护理的独特功能在于协助患者置身于自然而良好的环境下，恢复身心健康"。护理的概念随着护理专业的形成和发展而不断变化及完善。综合若干护理理论家的观点，可将护理的内涵概括为：护理是照护；护理是一种艺术；护理是一门科学；护理以患者为中心；护理是整体的；护理关心促进健康、维持健康和恢复健康；护理是一种帮助性专业；护理是适应。

第二节　健康与疾病

健康与疾病是人类生命活动本质状态和质量的一种反映，是医学科学中两个最基本的概念。健康与疾病不仅是生物学问题，也是重要的社会学问题；不仅需要从微观的层面来考虑，也需要从宏观的角度去研究。国际护士协会指出，护士的基本职责是促进健康、预防疾病、恢复健康和减轻痛苦。因此，从护理学的角度深入探讨和研究有关健康与疾病的问题，对于发展护理理论、丰富护理实践、深化护理研究具有重要的现实意义。

一、健康与健康促进

健康是人类追求的永恒目标，是促进人全面发展的必然要求。维护和促进健康是护士的首要责任。护士和助产士应明确健康的含义和影响因素，从生理、心理、社会、精神和文化等多层面实施促进健康的助产活动，提高孕产妇的生存质量。

（一）健康的概念

健康（health）是一个复杂、多维和不断演变的概念，且因文化背景、个体价值观和社会风俗等因素的差异而有所不同。从人类发展的历史来看，健康概念经历了以下几个阶段的演变过程。

1. 古代健康观　中国古代医学认为，人体组织结构可分为阴阳两部分，认为阴阳协调平衡就是健康；西方医学史上四元素派认为，生命是由土、气、水、火四元素组成，这些元素平衡即为健康；"医学之父"希波克拉底认为"健康是自然和谐的状态"。

2. 近代健康观 其随着医学的发展而不断完善和进步。

（1）生物个体健康观：近代医学的发展促进了人们对健康认识的转变。健康被认为是人体各组织器官和系统发育良好、体质健壮、功能正常、精力充沛，并有良好劳动效能的状态。因此，用人体测量、体格检查和生化检查等生理病理指标来判断个体是否健康。这种健康观是生物医学模式的产物，忽视了人们的社会特征和心理特征。

（2）生态平衡健康观：关注人体的体液、代谢等各种平衡，注重生物病原体、宿主、环境三者之间的动态平衡，认为健康是机体的各种平衡处于协调状态，平衡失调或被打破就发生疾病。这种健康忽视了平衡始终是相对的。

3. 现代健康观 其建立在对人的健康与疾病综合认识的基础上。

1948 年，WHO 将健康定义为："健康不但是没有疾病和身体缺陷，还要有完整的生理、心理状态和良好的社会适应能力。"

1989 年，WHO 又提出了健康新概念，即"健康不仅是没有疾病，而且包括躯体健康、心理健康、社会适应良好和道德健康"，首次将"道德健康"纳入健康的内容，形成了四维健康观。其内涵包括：

（1）躯体健康：指身体结构完整和功能良好的状态。

（2）心理健康：指个体能够正确认识自己，情绪稳定、自尊自爱和积极乐观等。

（3）社会健康：指能有效适应不同环境，胜任个人在社会生活中承担的各种角色。

（4）道德健康：指能按照社会道德行为规范约束自己，履行对社会及他人的义务。

现代健康观从现代医学模式出发，涵盖了微观及宏观两个层面，既考虑了人的自然属性，又兼顾了人的社会属性，克服了将身体、心理和社会诸方面机械分割的传统观念，强调了人与社会大环境的协调与和谐，提供了一种理想的、可以追求的状态。

（二）亚健康的概念

亚健康（sub-health）是近年来医学界提出的一个新概念。WHO 认为它是介于健康与疾病之间的中间状态，也称"第三状态"。中华中医药学会 2006 年发布的《亚健康中医临床指南》指出：亚健康是指人体处于健康和疾病之间的一种状态。处于亚健康状态者，不能达到健康的标准，表现为一定时间内的活力降低、功能和适应能力减退的症状，但不符合现代医学有关疾病的临床或亚临床诊断标准。亚健康的发生与现代社会人们不健康的生活方式及不断增大的社会压力有直接关系。

亚健康应与亚临床疾病相鉴别。后者虽无疾病的症状和体征，但存在生理性代偿或病理性改变的临床检测证据，本质上是疾病，如"无症状缺血性心脏病"，机体虽然没有胸痛等临床表现，但心电图等检查常可发现心肌缺血的客观证据。而亚健康本质上还不是疾病，可能是亚临床疾病的更早期表现形式。亚健康的发生和发展是一个动态的过程，如果处理得当，身心可向健康转化；反之，则患病。

（三）影响健康的因素

人类处于复杂多变的自然环境和社会环境中，其健康状态受到多种因素的影响和制约。从生物-心理-社会医学模式角度出发，影响健康的因素主要包括以下 5 个方面：

1. 生物因素（biological factors） 人的生物学属性决定了生物因素是影响人体健康的主要因素，包括遗传、年龄、种族、发展状态和性别等。人的生物属性决定了生物因素是影响人类健康的主要因素，主要包括两大类：一类是生物性致病因素，即由病原微生物引起的传染病、寄生虫病等。WHO 公布的"2019 年全球卫生面临的 10 项威胁"中有 6 个与病原微生物感染有关，如流感、埃博拉、出血热、登革热、艾滋病等。另一类是遗传因素，遗传变异可导致人体发育畸形、代谢障碍、内分泌失调和免疫功能异常等。此外，个体生物学因素如年龄、性别、生长发育和代谢等也是影响人类健康的生物因素。

2. 心理因素（psychological factors）　身心互动学说认为，人的心理活动是在生理活动的基础上产生的，反过来，人的情绪和情感又通过其对神经系统的影响，对人体组织器官生理和生化功能产生影响。大量的临床实践证明，人的情绪不稳定，如焦虑、恐惧、忧郁和怨恨等可以引起人体各系统的功能失调，从而导致失眠、心动过速、血压升高、食欲下降和月经失调等症状，并在许多疾病的发生、发展和转归上起重要作用。

3. 环境因素（environmental factors）　自然环境是人类赖以生存和发展的重要物质基础。近年来，环境对人类健康的影响程度及科学界对环境影响人类健康的重视程度不断增加。住宅装修、卫生条件、气候、食物、空气、水、土壤等因素均会对健康和疾病产生影响。空气、水和土壤的污染，可改变生命物质的正常组成部分，影响人体健康，甚至直接导致人类患某种疾病或受伤。典型的环境因素性疾病，如夏天气温过高所致的中暑，或冬天气温过低所致的冻伤，环境中的石棉、香烟烟雾等是确定的致癌物质，长期暴露于太阳紫外线下可致皮肤损伤，城市空气污染可导致哮喘等呼吸道疾病。此外，还有食物中毒、溺水等。

4. 行为与生活方式（behavior and lifestyles）　指人们受一定文化因素、社会经济、社会规范及家庭的影响，为满足生存和发展的需要而形成的生活意识和生活习惯的统称。研究证明，不良的生活方式与多种慢性疾病如高血压、冠心病、糖尿病和恶性肿瘤等的发生发展密切相关。

5. 卫生服务体系（health services system）　医疗卫生服务的内容、范围和质量与人的健康密切相关。医疗资源布局不合理、初级卫生保健网络不健全、城乡卫生人力资源配置悬殊和医疗保健制度不完善等服务体系问题，会直接危害人们的健康。

（四）健康的标准与评价指标

根据现代健康观和 WHO 对健康的定义，确定健康的标准与评价指标。

1. 健康的标准　健康标准可分为躯体健康标准和社会心理健康标准。

（1）躯体健康标准

1）精力充沛、睡眠良好，能从容负担日常工作。

2）身体适应外界环境变化能力强。

3）能抵抗感冒和普通传染病。

4）体重适当，身材匀称，头、肩、四肢功能协调。

5）眼睛明亮，反应敏锐，眼睑不发炎。

6）无龋齿，无牙痛，牙龈颜色正常，无出血。

7）头发有光泽、无头屑。

8）肌肉丰满，皮肤有弹性，脏器结构功能正常。

（2）社会心理健康标准

1）生活目标明确，态度积极，理想切合实际。

2）人格完整，情绪稳定，客观感受真实。

3）正确评价自己的优点和能力。

4）对所处环境有充分的安全感和良好的人际关系。

5）有较强的自我控制能力。

6）在不违背集体意志的前提下，最大限度地发挥个性。

7）恰当满足个人符合社会道德规范的欲望和要求。

8）对弱者充满同情心，对不良现象表示愤慨。

2. 健康状况的评价指标　单一的评价指标不能反映个体或群体的健康状况，需要采用多个指标综合反映。

（1）个体健康的评价指标

1）生理学指标：反映个体的躯体健康，包括体格指标、生理功能指标和躯体素质指标。体格指标包括身高、体重、腰围、腹围、躯体及其组织器官结构和形态等；生理功能指标包括生命体征指标（血压、脉搏、心率、呼吸、意识等）、血液检测指标（红细胞、白细胞、血红蛋白、血小板等）、脏器功能指标（肺功能、心功能、肾功能、生殖功能等）等；躯体素质指标包括力量、耐力和柔韧性等。

2）心理学指标：反映个体的心理健康状态，包括个体的心理症状指标、情绪情感指标和认知功能指标，如意识、感知觉、注意力、记忆力和智力等。

3）社会学指标：反映个体的社会健康状态，包括个体的角色功能、社会经历、人际关系、社会经济地位、环境、生活满意度等指标。

（2）群体健康的评价指标

1）人口统计指标：包括人口数量、性别和年龄构成指标，人口动态指标（如出生率、生育率、计划生育率、死亡率、平均期望寿命等）。

2）疾病统计指标：包括发病率、患病率、婴儿死亡率、新生儿死亡率、产妇死亡率、感染率、病死率等。

3）身体发育统计指标：包括低体重儿出生率、畸形儿出生率、6 岁以下低体重儿比例；儿童青少年生长发育形态指标，如身高、坐高、体重、头围、皮下脂肪厚度和胸围等；生理功能指标，如肺活量、第二性征发育；体能指标，如力量、耐力和柔韧度等。

4）群体健康的指标：包括减寿人年数、无残疾期望寿命、健康期望寿命、伤残调整生命年、生活质量指数等。

（五）生存质量

1. 概念　生存质量（quality of life，QOL），亦称生活质量或生命质量，是在客观健康水平提高和主观健康观念更新的背景下应运而生的一套综合评价健康水平的指标体系，不仅能全面地反映人们的健康状况，而且能充分体现积极的健康观。1993 年 WHO 在生存质量研讨会上明确指出："生存质量是指个体在其所处的文化和风俗习惯的背景下，由生存的标准、理想和追求的目标所决定的对其目前社会地位及生存状况的认识和满意程度。"

2. 测定内容　生存质量的测量内容尚无统一的标准。WHO 建议生存质量的测定应包括 6 个方面：①身体功能；②心理状态；③独立能力；④社会关系；⑤生活环境；⑥宗教信仰与精神寄托。

3. 常用量表　生存质量状况主要通过量表来测量。常见的量表有以下两种。

（1）一般量表：适用于人群共同方面的测量，可用于不同人群的比较，但不精确。

（2）特殊量表：适用于某种特定疾病人群的测量，灵敏度高，但不利于不同种类患者的组间比较。

（六）健康促进的概念及策略

1. 健康促进的概念　1979 年，美国卫生总署发表了《健康人民：关于健康促进与疾病预防的报告》，标志着健康促进的开始。1986 年 11 月，WHO 在加拿大渥太华召开第一届国际健康促进大会并发表了《渥太华宪章》，该宪章指出"健康促进（health promotion）是促使人们维护和提高其自身健康的过程"。2000 年，WHO 前总干事布伦特兰在第五届全球健康促进大会上更清晰地解释了健康促进的概念，"健康促进是要尽一切可能使人们的精神和身体保持在最优状态，宗旨是使人们知道如何保持健康，在健康的生活方式下生活，并有能力做出健康的选择"。

健康促进需具备 3 个要素：①良好治理，即要求政府所有部门的决策者要把健康当作政府政策的中心线条；②健康素养，即人们需要获得用来做出健康选择的知识、技能和信息并有机会做出选择：③健康城市，城市可在促进良好健康方面发挥重要作用。从健康城市逐渐发展到健康国家，最终发展到健康世界。

2. 健康促进的策略　《渥太华宪章》明确了健康促进的 5 个基本策略。

（1）制定健康的公共政策：根据健康促进的定义，健康促进已经超越了卫生保健的范畴，由于影响健康的因素较多且涉及面广，因此需要把健康问题提到各级政府和组织、各个部门决策者的议事日程上，使他们了解他们的决策对健康的影响并承担健康的责任。

（2）创造支持性的环境：人类的健康与其生存的环境密不可分。任何健康促进策略都应强调保护自然资源、创造良好环境。健康促进要创造安全、舒适、满意和愉悦的生活及工作条件，系统地评估快速变化的环境对健康的影响，采取有效的干预措施保证社会环境和自然环境有利于健康发展。社会组织应帮助创造健康社会。

（3）加强社区行动：健康促进工作是通过具体和有效的社区行动，包括确立优先项目、做出决策、设计策略及执行，以达到促进健康的目标。

（4）发展个人技能：主要通过提供信息、健康教育并帮助人们提高做出健康抉择的技能来支持个人和社会的发展。学校、家庭、工作场所和社区都有责任这样做，通过教育的、专业的、商业的机构和志愿者团体来完成。

（5）调整卫生服务方向：在慢性病成为威胁民众健康和生命的首要因素的情况下，单一的医疗服务对提高民众健康水平的作用是有限的。因此，必须调整卫生服务部门的工作职能，促使其向提供健康促进服务方面发展，以满足个人和社区更健康生活的需求。

（七）促进健康及提高孕产妇生存质量的助产活动

1. 健康相关行为（health related behavior）　是指人类个体和群体与健康和疾病有关的行为。按行为对行为者自身和他人健康状况的影响，分为促进健康的行为和危害健康的行为，简称健康行为（health behavior）和危险行为（risk behavior）。

（1）促进健康的行为：是指客观上有利于个体或群体健康的一组行为，包括以下七类。

1）日常健康行为：指日常生活中一系列有利于健康的基本行为，是维持和促进健康的基础，如合理膳食、适当运动、控制体重和充足睡眠等。

2）保健行为：指正确合理地利用卫生保健服务，以维护自身健康的行为，如定期体检和预防接种等。

3）避免有害环境行为：指主动避开自然环境和社会环境中对健康有害的各种因素的行为，如远离污染源和其他危险环境、做好职业安全防护、积极应对紧张生活事件等。

4）戒除不良嗜好行为：指戒除对健康有危害的个人偏好的行为，如戒烟、限酒、不滥用药物等。

5）预警行为：指预防事故发生和事故发生后正确处理的行为，如驾车系安全带、车祸后的自救和他救行为等。

6）求医行为：指觉察到自己有某种疾病时，寻求科学可靠的医疗帮助的行为，如及时就诊、主动咨询和提供真实病史等。

7）遵医行为：指确认有病后，积极配合医疗和护理的行为，如遵从医嘱、规律服药和积极康复等。

（2）危害健康的行为：是指偏离个人和社会期望，不利于个体和群体健康的一组行为。危险行为可分为以下四类。

1）不良生活方式：指对健康有害的行为习惯，包括不良嗜好、不良饮食习惯、不良卫生习惯和缺乏锻炼等。

2）致病行为模式：指易于导致特异性疾病发生的行为模式。国内外研究较多的是 A 型行为模式和 C 型行为模式。A 型行为模式与冠心病发病密切相关，故称为"冠心病易发性行为"。核心行为表现为争强好胜，富有竞争性和进取心，对工作十分投入，有时间紧迫感，警戒性和敌对意识较强，一旦受挫就容易恼怒。C 型行为模式与肿瘤的发生有关，故称为"肿瘤易发性行为"。核心行为表现为情绪过分压抑和自我克制，善于忍让和回避矛盾，内心却强压怒火，爱生闷气。

3）不良疾病行为：指个体从感知有病到疾病康复过程中表现出的不利于健康的行为，如惧病、疑病、瞒病、讳疾忌医、过度求医、不遵从医嘱、封建迷信、悲观绝望和自暴自弃等。

4）违规行为：指违反法律法规、道德规范并危害健康的行为，如吸毒和药物滥用等行为，不仅危害到个体的健康，而且对他人、社会都有不利影响，严重影响社会健康和社会秩序。

2. 促进健康的助产活动　是指通过助产士的努力，使公众建立和发展促进健康的行为，减少危害健康的行为，从而维护和提高孕产妇、胎儿、婴幼儿的健康水平。根据不同人群的健康状况，促进健康的助产活动应有所侧重。

（1）健康人群：助产士通过健康教育，帮助其树立正确的健康观念，获取有关维持或增进健康所需的知识及资源，如指导其合理膳食、保证充足睡眠、定期产检及做好安全防护等。

（2）亚健康人群：助产士应帮助亚健康的服务对象减少或消除影响健康的各种因素，诱导和激励其产生促进健康的行为，积极促使个体或群体从亚健康状态回归到健康状态，如帮助其改变不良生活方式、教导压力管理的方法、指导强化营养增强免疫力等。

（3）患者：助产士应运用专业知识和技能，明确患者现存或潜在的健康问题，有计划地开展助产活动，从而改善和促进患者的健康状况，如告知遵医行为的重要性、指导高血压患者摄入低盐低脂饮食、运用松弛疗法减轻疾病给患者带来的痛苦、协助术后患者实施早期功能锻炼等。

3. 提高孕产妇生存质量的助产活动　现代社会人们越来越重视和追求生活的质量，而不仅仅是生存的数量。助产士的任务不仅仅是解除病痛，促进分娩，还要努力提高服务对象的生存质量。提高生存质量的护理活动包括以下 3 个方面：

（1）生理领域：首先要做好生活护理，避免不良刺激，保证患者生理舒适感。具体内容包括：①采取一定的措施减轻或消除患者的疼痛与不适，如采用松弛疗法，保持病室适宜的温度、湿度等。②保证周围环境的安静整洁，使患者有足够的休息和睡眠。③帮助患者满足饮食、饮水、排泄和活动等方面的需要。

（2）心理领域：助产士应密切观察患者的心理变化，运用良好的沟通技巧，进行心理疏导和指导，鼓励患者宣泄不良情绪，帮助其树立正确、豁达的生死观。

（3）社会领域：有力的社会支持是患者战胜疾病的重要支撑。护士应鼓励患者家属及重要关系人经常探望和陪伴患者，给予患者更多的关怀、支持和鼓励，使其获得感情上的安全感和满足感。

二、疾病与预防保健

在人的生命过程中，疾病和健康都是自然的、动态的过程，是不可避免的现象。人们只能通过提高健康水平和采取特殊措施来预防或延缓疾病的发生。因此，卫生保健服务的目的就是促进人们的健康，预防疾病的发生，恢复人们最佳的健康状态或使人安宁地离开人世。为此，除了正确诠释健康外，我们还必须正确地理解疾病。

（一）疾病的概念

人类对疾病的认识经历了一个漫长的演变过程，可大致分为以下三个阶段。

1. 古代疾病观

（1）疾病是鬼神附体：远古时代，由于生产力低下，人们的认识能力落后，认为疾病是鬼神附体，是神灵对罪恶的惩罚，因而出现了一系列与鬼神做斗争以治疗疾病的方法。

（2）疾病是机体的失衡状态：这是以原始朴素的自然观来认识疾病。公元前5世纪，著名的医学家希波克拉底创立了"体液学说"，认为疾病是体内血液、黏液、黑胆汁和黄胆汁4种基本物质失衡所致。我国古代将人体分为阴阳两部分，认为阴阳协调则健康，反之则患病。这种疾病观虽然带有一定的主观猜测性，但关于机体"失衡"状态的认识，对医学的形成和发展产生了一定的影响。

2. 近代疾病观 18～19世纪，随着组织学和微生物学的发展，人们开始从细胞学的角度来认识疾病，指出疾病是致病因素损伤了机体特定细胞的结果，使疾病有了比较科学的定位。此后人类对疾病本质的认识日趋成熟。具有代表性的观点如下。

（1）疾病是不适、痛苦与疼痛：将疾病与不适、痛苦与疼痛联系起来，对区分正常人与患者有一定帮助。但疼痛与不适只是疾病的一种表现，并非疾病的本质和全部。这种片面的认识，不利于疾病的早期诊断和预防。

（2）疾病是社会行为特别是劳动能力丧失或改变的状态：此定义以疾病带来的社会后果为依据，期望从社会学角度唤醒人们努力消除疾病、战胜疾病的意识。

（3）疾病是机体功能、结构和形态的异常：这是在生物医学模式指导下具有影响力的疾病定义，从本质上揭示了许多疾病的奥秘，但此定义过分强调患病部位的结构、形态及功能的改变，忽视了人的整体功能状态的变化。

（4）疾病是机体内稳态的紊乱：这是在整体观指导下对疾病所做的解释，认为所有生命都以维持内环境的平衡为目的。体内生理过程都是维持内稳态的平衡。当内稳态紊乱时，机体则表现为疾病。

3. 现代疾病观 其综合考虑了人体各组织、器官和系统之间的联系，以及人体生理、心理、社会、精神和环境多层面之间的联系，归纳起来有以下特征。

（1）疾病是发生在人体一定部位、一定层次的整体反应过程，是生命现象中与健康相对立的一种特殊征象。

（2）疾病是机体正常活动的偏离或破坏，是功能、代谢和形态结构的异常以及由此产生的机体内部各系统之间以及机体与外界环境之间的协调性障碍。

（3）疾病不仅是体内的病理过程，而且是内外环境适应的失调、内外因作用于人体并引起损伤的客观过程。

（4）疾病不仅是躯体上的疾病，而且包括精神和心理方面的疾病。完整的疾病过程常常是身心因素相互作用、相互影响的过程。

综上所述，疾病是机体在外界和体内某些致病因素作用下，因自稳态调节紊乱而发生的生命活动异常。此时机体组织、细胞产生相应病理变化，而出现各种症状、体征及社会行为的异常，特别是对环境适应能力和体力减弱甚至丧失。

（二）健康与疾病的关系

健康和疾病是人生命过程中最为关注的现象。随着人类对健康、疾病的认识日趋成熟，对二者的关系判定也在不断地发生变化。过去认为二者是相互对立、非此即彼的关系，目前则普遍接受二者是连续性的观点。健康与疾病的关系可归纳为以下3点：

1. 健康与疾病是一个动态的过程 20世纪70年代，美籍华裔生物统计学家蒋庆琅提出健康疾病连续相模式（the health-illness continuum），认为健康与疾病是一条连续的线，连线的一端为最佳健康状态，另一端是完全丧失功能及死亡状态。任何人任何时候的健康状态都处于这条连线的某一点上，且位置在不断变化。任何时期的状态都包含了健康与疾病的成分，哪一方面占据主导，就表现出哪一方面的现象与特征。

2. 健康与疾病在一定条件下可以相互转化　健康与疾病是相对的，很难找到明显的界限，二者在一定条件下可以相互转化。例如，一个人自觉不适，可能是疲劳所致，如果个体经过充分休息后，则不适感消失，维持健康。如果继续熬夜加班，机体各方面功能开始紊乱，就可能导致疾病。当然不适感也可能是某种疾病的前兆，如癌症患者被确诊之前可能没有任何明显的症状或体征，但疾病其实早已潜伏在体内并持续发展着。

3. 健康与疾病在同一个体上可以并存　一个人可能在生理、心理、社会和道德中的某些方面处于低层次的健康水平甚至疾病状态，但在其他方面是健康的，比如截肢的患者，虽然身体残缺，但经过积极治疗和康复护理后，能充分发挥其他方面的功能和潜能，达到自己最佳的健康状态。可见，健康与疾病可以在同一个体并存，而每个个体最终呈现出来的健康状态就是其生理、心理、社会和道德等方面健康水平的综合体现。

（三）角色与患者角色

1. 患者角色的概念及特征　"角色（role）"一词源于戏剧术语，20 世纪 20 年代被引入社会心理学，称为"社会角色"，指与个体的社会地位和身份相一致的行为模式、心理状态以及相应的权利和义务。患病时，个体就获得了患者角色（patient role）。患者角色是一种特殊的社会角色，是指社会对一个人患病时的权利、义务和行为所做的规范。1951 年，美国社会学家塔尔科特·帕森斯（Talcott Parsons）在《社会系统》一书中提出患者角色特征应包括以下 4 个方面：

（1）可以免除其正常社会角色所承担的责任：即患者可以免除或部分免除日常工作以及生活中应尽的责任和义务，免除的程度取决于疾病的性质、严重程度、患者的责任心以及患者在其支持系统中所能得到的帮助等。

（2）对其陷入疾病状态没有责任：一个人是否患病不是自己的意志所能控制的，患者本身也是受害者，不需为其患病承担责任，同时也有权利获得帮助。

（3）有恢复疾病健康的义务：患病是一种不符合社会需要的状态，患者有义务积极求医，努力使自己早日康复。

（4）有配合医疗和护理的义务：在诊疗活动中，患者有义务和医务人员通力合作，积极配合治疗和护理，如遵医嘱服药等，以期尽快恢复健康，回归社会。

2. 患者角色转变　帕森斯提出的 4 个患者角色特征是医护人员期望患者所表现的行为。然而，患者角色不是与生俱来的，任何一位患者在患病前都是一个健康的人，在社会中扮演着各种不同的角色。患者在患病后能否真正转变为患者角色，直接影响患者对角色的适应。一般来说，患者的角色转变可以出现下列两种情况。

1. 角色适应　指患者现有的行为已经与患者角色的"指定行为"相符合。角色适应是一种最好的结果，有利于患者的康复。

2. 角色适应不良　当患者不能正常地履行患者的权利和义务时，就会产生角色适应不良。一般常见的角色适应不良按其行为改变可分为以下几类。

（1）角色行为冲突：指患者角色与其承担的其他社会角色发生冲突。表现为患病后，无法从正常社会角色中脱离出来，且有焦虑、愤怒、茫然、烦躁或悲伤等情绪反应。角色行为冲突的程度与疾病的轻重缓急、正常角色的重要性和个体性格特征等有关。

（2）角色行为强化：指患者安于患者角色，对自我能力产生怀疑，对家庭和社会依赖性增强。尤其是病情好转时，产生退缩和依赖心理，害怕出院后病情加重或复发，对承担常态社会角色的责任感到恐惧不安。

（3）角色行为缺如：指患者没有进入患者角色，不承认自己是患者，这是"否认"心理防御机制的表现，常发生于由健康角色转向患者角色及疾病突然加重或恶化时。

（4）角色行为减退：指患者已经适应了患者角色，但由于某种原因，又重新承担起原先扮演的其他角色，患者角色退回从属地位，通常见于重要生活事件的发生。

（5）角色行为异常：指患者虽然知道自己患病，但难以承受患病、残障或不治之症的挫折，感到悲观、厌倦或绝望，甚至产生拒绝治疗、攻击或自杀等行为表现，常见于慢性病长期住院、病情危重、病情反复和患有不治之症的患者。

3. 助产士在帮助患者角色适应中的作用　患者角色的社会期望就是承认患病，主动配合治疗和护理，尽快恢复健康，回归社会。助产士有责任和义务帮助和指导患者顺利完成角色转换。主要包括以下措施。

（1）常规指导：患者初次入院时，助产士应热情接待，主动介绍病区环境、规章制度、医务人员和同室病友，使患者感受到温暖，尽快熟悉医院，消除陌生感和恐惧感，树立扮演患者角色的信心。

（2）随时指导：患者住院后出现一些新情况，如即将面临痛苦的检查、即将手术等，多数患者会表现出焦虑、恐惧和不安，助产士应细心观察，及时掌握准确的信息，并对其进行及时的解释、指导和鼓励。

（3）情感指导：随着疾病的发展和转归，患者会产生一系列心理和行为上的反应。助产士应随时观察，及时发现患者的变化，积极给予情感指导。

（四）疾病对患者及家庭的影响

每个人都是社会的一分子。因此，患病对患者、家庭乃至社会都会带来不同方面、不同程度的影响。

1. 疾病对患者的影响

（1）生理改变：患病后由于身体组织器官病理生理的改变，使患者产生不适感，如疼痛、咳嗽、高热和呼吸困难等，影响进食和休息，严重者甚至无法正常工作和生活，危及患者生命安全。

（2）心理改变：病情越严重，持续时间越长，患者的心理反应越激烈，表现为恐惧、抑郁和无助感等，甚至产生放弃治疗的念头。

（3）自我概念的改变：患病后，如烧伤、偏瘫等情况，个体的身体外观、日常生活、工作能力、经济状况和人际关系等受到不同程度的影响，家庭和社会的角色弱化，自我概念也随之发生较大改变。

（4）生活方式的改变：患病事件使患者警觉性提高，对健康更为关注，从而改变原有不良生活方式，尽量避免或减少致病因素，并积极参加一些促进健康的活动，如戒烟限酒、定期锻炼、注意休息和睡眠等。

2. 疾病对家庭的影响　疾病对家庭的影响程度取决于患者的家庭角色、所患疾病的严重性、患病时间的长短、家庭的经济状况和文化习俗等。

（1）家庭角色的改变：个体患病后，由于生产劳动力的下降或丧失，其原先的家庭角色功能需要其他家庭成员来承担。如母亲因病无法承担日常家务，通常需要年长的孩子承担起母亲的这部分家庭角色。在家庭角色改变的过程中，如果进展不顺利，则会导致适应不良，严重者需要专业咨询和指导。

（2）家庭运作过程的改变：家庭运作过程包括家庭日常活动的运行、事务的决策和分配、家庭成员相互支持、应对变化和挑战的过程。如果父亲或母亲患病，其他家庭成员无力或拒绝承担其角色责任，就可能导致家庭的某些活动或决策停止或推迟，此时家庭运作过程就会发生紊乱。

（3）家庭健康行为的改变：对血友病、原发性高血压等各种家族遗传病或有遗传倾向的疾病的确诊，可以提高家庭乃至整个家族的警惕性，从而促使家庭健康行为发生改变，做到及早预防、及早发现和及早治疗。

（五）预防疾病的助产活动

随着健康观的改变，医疗护理服务中，对疾病的预防已贯穿于疾病的发生、发展和转归全过程，从而实现"未病先防、已病防变、病后防复"。这种涵盖了预防、治疗和康复 3 个层面的健康保健措施称为三级预防。

1. 一级预防（primary prevention） 又称病因预防，是采取各种措施消除或控制致病因素，从而防止疾病的发生，是最经济且有效的预防措施，如控制体重、婚前检查、预防接种、开展健康教育、做好职业防护等。WHO 提出的健康四大基石"合理膳食、适量运动、戒烟限酒、心理平衡"是一级预防的基本原则。

2. 二级预防（secondary prevention） 又称临床前期预防，强调在疾病的临床前期早期发现、早期诊断和早期治疗，也称为"三早"预防。目的是预防疾病的发展和恶化。对病因不完全明确或致病因素经过长期作用而发生的慢性病，完全做到一级预防比较困难，应以二级预防为重点。如开展宫颈癌的细胞学筛查，对高危人群定期测量血压，及时治疗高血压等。

3. 三级预防（tertiary prevention） 又称临床期预防，主要是对症治疗、防止伤残和积极康复。目的是通过适时有效的处置，防止疾病恶化，减少并发症和后遗症的发生，促进功能恢复，提高生活质量。如高血压患者规范化的非药物治疗和药物治疗、中风后的早期康复指导和乳腺手术后的肢体运动等。通过三级预防，将患者健康问题的严重程度降低到最低限度。

第三节　需要与文化

助产的服务对象是人，而人的生存和发展离不开各种基本需要的满足，如对食物、水、睡眠、性、交往、尊重、爱与被爱的需要等。如果这些基本需要得不到满足，人的健康就会受到影响。因此，作为人类健康的守护者，只有充分了解人的基本需要的内容及特点，才能更好地为服务对象提供关怀照顾，以维护并促进人类的健康。

一、人类基本需要

需要是维持人类生存及发展的基本条件。助产的过程就是了解人类基本需要的过程，了解需要的基本概念、理论、分类、特征及需要满足的影响因素，有利于助产士利用需要理论对不同的服务对象进行正确、全面的健康评估，识别并帮助服务对象满足基本需要。

（一）需要的基本概念

（1）需要（need）：是个体、群体对其生存与发展条件所表现出来的依赖状态，是个体和社会的客观需求在人脑中的反映，是个体的心理活动与行为的基本动力。需要与人的活动密切相关。一方面，需要是推动人类活动的基本动力，它促使人根据需要设定目标，同时在追求目标、实现目标的过程中获得满足；另一方面，需要也在人类的活动中不断产生和发展，随着已有需要的满足，新的需要便会产生和发展，从而促使人的活动向更高的目标前进。

（2）基本需要（basic need）：是指个体生存、成长与发展，维持其身心平衡的最基本的需求。美国人本主义心理学家亚伯拉罕·马斯洛（Abraham H.Maslow，1908—1970 年）认为人的基本需要是那些始终不变的、遗传的、本能的需要，是人类所共有的需要。无论其种族、文化和年龄有何差别，其基本需要具有共同的特性。这些特性包括：①缺少它可引起疾病；②有了它可免于疾病；③恢复它可治愈疾病；④在某种非常复杂的、自由选择的情况下，丧失它的人宁愿寻求它，而不是寻求其他满足；⑤在一个健康人身上，它处于静止的、低潮的或不起作用的状态中。

（二）需要的分类及特征

1. 需要的分类 需要有不同的分类方法。根据需要的起源，可将其分为生理性需要和社会性需要。根据需要对象的性质，可将其分为物质需要和精神需要。此外，根据需要的内容，可将其分为以下五大类：

（1）生理需要：是与维持人体生理功能有关的需要，如空气、水、休息、食物、排泄、活动等。

（2）社会需要：是人与人之间的相互联系、相互作用，如友谊、沟通、爱与被爱、归属感、尊重等。

（3）情绪需要：是人对外界刺激所产生的心理感受。人有喜、怒、哀、乐、悲、恐、惊7个方面的情绪需求，例如遇到高兴的事产生愉悦感；反之，产生焦虑、害怕、恐惧、憎恨、愤怒、悲哀等负性情绪。

（4）智力需要：是个体在认知和思考方面的需要，如学习、推理、判断、解决问题等。

（5）精神需要：是人在精神寄托与信仰方面的需要，如宗教信仰。

上述各种需要相互关联，彼此影响。只有这些基本需要维持动态平衡，个体才能保持健康状态。一旦失去平衡，就会引发各种身心问题。

2. 需要的特征

（1）动力性与无限性：需要是人各种活动的基本动力。人一旦有了某种需要，就会朝着需要的目标行动，以求得自身的满足。同时，当某些需要得到满足后，又会产生新的需要。个体正是在不断产生需要与满足需要的活动中得到成长及发展，并推动着人类社会的进步。

（2）共同性与独特性：无论种族、性别、年龄、社会文化背景是否相同，人类拥有一些共同的基本需要，如对空气、食物、水、活动、交往、劳动的需要等。同时，除了基本需要外，每个个体还有区别于他人的独特需要。这种独特需要是由个体的遗传因素和环境因素决定的。需要的独特性不仅体现在个体对需要的对象和程度的不同，还体现在需要满足的方式的不同，以及在特定情形下的优势需要的不同。

（3）整体性与关联性：人的各种需要是相互联系、相互作用、相互影响的。一种需要的满足会影响另一种需要的存在与发展。各种需要既互为条件，又互为补充。例如，精神需要的存在与发展以物质需要为基础和保障，而精神需要的满足又可作为物质需要满足的补充。

（4）动态性和共存性：人的需要是随着内在和外在的条件变化而动态发展的。随着年龄的增长及周围环境的变化，人的各种需要也在不断地发生变化。同时，人在同一时期可能存在多种需要，例如，一位涉世之初的应届毕业大学生同时存在着生存需要、成就需要、情感需要等，这些需要往往成为他的目标和动力，在追求需要的同时，促进他的独立和成熟。

（三）人类基本需要的有关学说

19世纪30年代以来，心理学家和护理学家等从不同角度探讨了人的基本需要，提出了不同的理论和模式。其中最有影响力、应用最广泛的是马斯洛的人类基本需要层次论。此外，在护理领域应用较多的还包括护理学家卡利什的人类基本需要层次论和韩德森的患者需要模式。

1. 马斯洛的人类基本需要层次论 1943年，马斯洛提出人有五种不同层次的需要，包括生理需要、安全需要、爱与归属需要、尊重需要和自我实现需要，并论述了不同层次之间的联系。1970年，在新版的《动机与人格》一书中，马斯洛增加了两类新需要，分别为求知需要和审美需要，位于尊重需要和自我实现需要之间，最终形成了含有七个不同需要层次的人类基本需要层次论，见图4-1。

（1）人的基本需要层次：马斯洛将人的需要分为七个层次，按其重要性和发生的先后顺序，由低到高依次为生理需要、安全需要、爱与归属需要、尊重需要、求知需要、审美需要和自我实现需要。

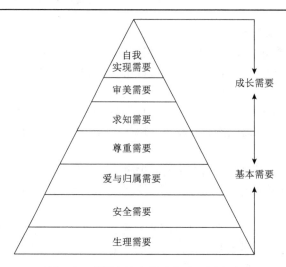

图 4-1 马斯洛的人类基本需要层次论

1）生理需要：指维持生存及种族延续的最基本的需要，包括空气、适宜温度、避免疼痛、休息和活动、性等。生理需要是人类最基本、最强烈、最具有优势的需要，是其他需要产生的基础。如果这些需要不能得到满足，人类的生命就会受到威胁，继而会影响个体追求高层次的需要。如处于饥饿状态的人，对食物的需要可能要比对安全、爱、自尊的需要更为强烈。

2）安全需要：指希望受到保护、免遭威胁，从而获得安全感。安全需要是在生理需要得到相对满足后才显露出来，包括对组织、秩序、安全感和可预见性等的需要。安全需要最主要的目标就是要减少生活中的不确定性，以确保自己能生活在一个免遭危险的环境中。如果安全需要得不到满足，个体可出现焦虑、恐惧、害怕等负性情绪体验，以及寻求安全的行为等。

3）爱与归属需要：指被他人或群体接纳及爱护，包括接受和给予两个方面。一般在生理需要和安全需要得到基本满足后出现，处于这一层次中的人渴望去爱别人和被别人爱，希望被他人和社会集体接纳，建立良好的人际关系等。如果这一需要得不到满足，个体会感到空虚、孤独、寂寞、被遗弃等。

4）尊重需要：在前 3 种需要得到基本满足后出现，包括自尊与他尊两个方面。自尊需要指个体渴求能力、信心、成就、实力等。他尊指个体希望得到别人的尊重、认可、赞赏等。尊重需要得不到满足，个体就会失去自信，怀疑自己的能力和价值，产生自卑、软弱、无能等感受。

5）求知需要：指对己、对人、对周围事物有所了解和探索的需求。求知的需要源于人的好奇心，学习和发现未知的东西会给人带来满足感和幸福感。

6）审美需要：指对美好事物欣赏并希望周遭事物有秩序、有结构、顺自然、循真理等心理需求。马斯洛认为，正如人需要饮食一样，人也需要美，因为美有助于人变得更健康。

7）自我实现需要：指个体希望最大限度地发挥潜能，实现自我价值，为人类做出自己应有的贡献。自我实现需要是在其他需要获得基本满足后才出现，是最高层次的需要。处于这一需要层次的人努力发挥自己的潜能，努力实现理想。自我实现是人们追求和奋斗的终极目标，并不是所有人都能达到真正的自我实现。

马斯洛将以上 7 个层次的需要分为两个水平：基本需要和成长需要。处于较低层次的生理需要、安全需要、爱与归属需要、尊重需要称为基本需要，因为这 4 种需要均由于生理上或心理上有某些欠缺而产生，故又称匮乏（缺失）性需要（deficiency needs）。基本需要是个体生存所必需的，如得不到满足，将影响到健康；若得到满足，需要强度就会降低，不再对人有激励作用。处于较高层次的求知需要、审美需要和自我实现需要称为成长需要。成长需要不是维持个体生存所必需的，但成长需要的满足会促进人的健康成长。成长需要不随其满足而减弱，反而因获得满足而增强，并激发个体强烈的成长欲望。

（2）各层次需要之间的关系：马斯洛认为人类的基本需要具有层次性，且相互关联。

1）需要的满足过程逐级上升：较低层次需要的满足是较高层次需要产生的基础。当低层次需要得到基本满足后才会追求高层次需要。古人"仓廪实而知礼节，衣食足而知荣辱"正反映了此特点。

2）满足各种需要的紧迫性不同：有的需要必须立即满足，如对氧气的需要。有的需要可暂缓或延后满足，如休息、尊重的需要等。但这些需要始终存在，最终都需要得到满足。

3）各层次需要相互依赖，可重叠出现：较高层次需要并不是在较低层次需要完全得到满足后才出现，而是在较低层次需要基本满足后就会逐渐出现。这一过程一般遵循从无到有、由弱到强、逐步发生的规律。前后层次之间往往会有重叠。

4）各种需要的层次顺序并非固定不变：不同的人，在不同的条件下各需要的层次顺序会有所不同，最明显、最强烈的需要应首先得到满足。"不食嗟来之食"，即体现了人为维护尊重需要而放弃生理需要的满足。

5）需要的层次越高，其满足方式和程度的个体差异性越大：人们对空气、食物和睡眠等生理需要的满足方式基本相同，但对尊重需要、自我实现需要等较高层次需要的满足方式，却因个人的性格、教育水平和社会文化背景的不同而有较大的差异。

6）基本需要满足的程度与健康密切相关：生理需要的满足是维持生存和健康的必要条件。有些高层次需要虽然并非生存所必需，但能促进生理功能更加旺盛。如果不被满足，会引起焦虑、恐惧、抑郁等负性情绪，导致疾病发生。

知 识 拓 展

饥 饿 试 验

为了说明生理需要的重要性，科学家基斯和他的同事从 100 多名志愿者中挑选了 36 名男性志愿者进行了饥饿试验（也称为饥饿运动试验或禁食试验），研究者最初只让他们吃足以维持最初体重的食物；6 个月后，在这个水平上再减去一半的食物。结果显示，这些被试者不假思索地开始储存能量，他们看上去无精打采、漠无表情，体重迅速下降，最后逐渐稳定在最初体重的 75% 左右。缺少食物对心理的影响尤为显著，被试者在心理上变得冷淡，忧虑代替了幽默，有的变得神经过敏，心情暴躁易怒，注意力不集中，自信心下降，乃至产生了自卑感。由于受到食物的困扰，他们谈论食物，做关于食物的白日梦；收集食谱，阅读烹饪书籍，眼睛总盯着那些美味的但被禁止食用的食物。同时，他们对性和社交都失去了兴趣。那些未被满足的基本需要始终盘踞在他们的心头。正如一个参与者所言："如果让我们看一场表演，最让人感兴趣的部分莫过于人们吃饭的场景。世界上最滑稽的画面也不会让我觉得好笑，爱情戏也索然无味。"

2. 卡利什的人类基本需要层次论　美国护理学家理查德·卡利什（Richard Kalish）在 1977 年对马斯洛的人类基本需要层次进行了修改和补充，在生理需要和安全需要之间增加了一个层次（图 4-2），即刺激需要（needs of stimuli），包括性、活动、探险、操纵和好奇心。卡利什认为，人们往往在空气、水、食物、排泄、温度、休息、避免疼痛等生理需要得到基本满足之后，才会寻求这些需要。知识的获取是人类的好奇心和探索所致，而为了满足好奇心，人们常在探索或操纵各类事物时忽略自身的安全。

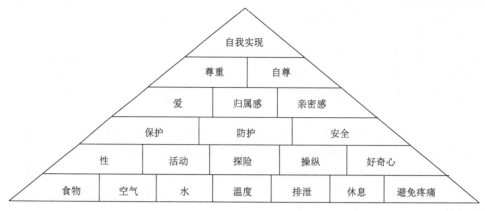

图 4-2　卡利什的人类基本需要层次论

3. 韩德森的患者需要模式　美国护理学家弗吉尼亚·韩德森（Virginia Avenel Henderson）在 1966 年提出了患者需要模式。韩德森认为护理的独特功能是协助个体从事有益于健康、促进康复或安详地死亡等活动，并帮助其尽可能地获得独立。该模式提出了 14 项帮助患者满足人类基本需要的日常活动，具体如下。

（1）正常地呼吸。

（2）适当地摄入食物、水。

（3）通过各种途径排出代谢废物。

（4）移动并维持所期望的姿势，如走路、坐、卧和改变姿势等。

（5）充足的睡眠和休息。

（6）选择恰当的穿着。

（7）通过调整穿着或环境，使体温维持在正常范围。

（8）保持身体清洁和良好修饰，保护皮肤的完整性。

（9）避开环境中危险因素，并避免伤害他人。

（10）通过表达自己的情绪、需要、观点，与他人进行沟通。

（11）遵照自己的信仰从事相关活动。

（12）从事可带来成就感的工作。

（13）参与不同形式的娱乐活动。

（14）学习、发现、满足各种促进正常发展的健康好奇心。

除了上述理论外，在马斯洛的人类基本需要层次论的基础上，美国心理学家戴维·麦克利兰（David Clarence McClelland）在 20 世纪 50 年代提出了成就需要理论，认为在人的生存需要得以满足后，还有 3 种需要：成就需要（needs for achievement）、亲和需要（needs for affiliation）和权力需要（needs for power），其中成就需要最为重要。美国心理学家克雷顿·奥尔德弗（Clayton Paul Alderfer）在 1969 年提出了 ERG 理论，认为人有 3 种核心需要：生存需要（existence）、关系需要（relatedness）和成长需要（growth）。这些理论在护理管理领域应用较为广泛。

（四）需要与助产

需要与护理密不可分。学习人类基本需要的概念及相关理论有助于指导护理实践。在临床护理实践中，助产士以需要理论为理论框架来开展工作，按照需要的不同层次全面进行患者资料收集，由此充分识别患者的当前需要，预测可能出现的需要，从而提供有效的护理措施，帮助患者满足需要，以恢复、维持和促进患者健康。帮助患者发现和满足其尚未满足的需要，解决患者的健康问题。

（五）需要理论在助产实践中应用的意义

需要理论对助产实践有着重要的指导意义，尤其是马斯洛的人类基本需要层次论，主要体现在以下方面。

（1）系统地收集资料，识别患者未满足的需要：助产士以马斯洛的人类基本需要层次论为理论框架，系统全面地收集患者的资料，识别患者在各个层次上尚未满足的需要，发现护理问题。

（2）判断患者需要的轻重缓急，确定护理计划的优先次序：按照基本需要的层次及各层次需要之间的相互影响，识别护理问题的轻、重、缓、急，按其优先次序制订和实施护理计划，并针对影响需要满足的因素，采取最有效的护理措施，满足患者的各种需要。

（3）领悟和理解患者的行为及情感：需要理论有助于助产士领悟和理解患者的行为及情感。例如，手术前患者表现为焦虑不安，这是安全需要的表现；因化疗而脱发的患者，即使在夏天也要戴上帽子或头巾等饰物，这是尊重需要和审美需要的表现；患者住院后想家，希望亲友常来探视和陪伴，这是爱与归属需要的表现。

（4）预测患者即将出现或尚未表达出的需要：针对患者可能出现的问题，积极采取预防措施。例如，在患者新入院时，及时介绍病房环境和规章制度，介绍主管医生、护士及病友，以避免患者由于对环境不熟悉而产生不安全感。护士在为患者提供护理时，不仅要满足患者生理需要，还应认识到一个人的需要不只是有关其生存的生理需要，每个人都渴望并需要有新奇的事物、爱和尊重，并努力要满足自我实现的需要。即使是濒临死亡的人，也希望有尊严地活到生命的最后一刻。

因此，护理的目的就是发现患者未满足的需要，帮助患者满足这些需要，以促进患者尽可能恢复和提高患者独立满足其基本需要的能力。

二、文化

自古以来，文化与医药便有不解之缘。医药源于文化，同时也是文化的重要组成部分。随着医学模式向生物-心理-社会医学模式的转变，以人的健康为中心的整体护理观已成为现代护理发展的必然趋势。这种整体护理模式要求在对患者实施护理的过程中，综合考虑患者的生理、心理、社会、精神和文化等方面的因素。因此，掌握有关文化的内容及文化与护理的关系，才能使护士明确不同文化背景的患者的需要，准确地理解患者的各种行为，以提供适合患者文化背景的护理，实现满足患者文化需求的个性化护理目的。

（一）文化概述

文化作为人类社会的现实存在，具有与人类同样长久的历史，一部人类史就是人类的文化史。人类社会生活的各个方面都可以归结为各种文化现象，包括社会化、社会互动、社会群体、社会制度、社会变迁等。学习文化的概念与内涵以及文化休克的相关内容，有助于助产士理解文化对个体健康的影响，预测并满足服务对象的文化需求，维护并促进服务对象的健康。

1. 文化的概念　英语中文化（culture）一词源于拉丁语中的"cuhus"，意为耕作、开垦、动植物培育等意义；后引申出神明祭拜、性情陶冶、品德教化等含义，现在主要用于描述人的能力的发展。在古汉语中，文化是"文"和"化"的复合词，两字合用为一词最早见于西汉刘向的《说苑·指武》，之后作为"文治教化"的缩写，强调用经典、礼制、道德来教化世人，主要指人的精神文明。

文化具有广义和狭义之分。广义的文化是指人类创造的一切物质产品和精神产品的总和；狭义的文化专指语言、文学、艺术及一切意识形态在内的精神产品。不同学科对文化有不同的定义，目前比较公认的文化的定义是：文化是在某一特定群体或社会的生活中形成的，并为其成员所共有的生存方式的总和，包括价值观、语言、知识、信仰、艺术、法律、风俗习惯、风尚、生活态度及行为准则，以及相应的物质表现形式。

2. 文化的特征 文化是一个内涵丰富、外延广泛的复杂概念，具有以下特征。

（1）超自然性与超个人性：文化的第一要素就在于它是对人的描述，只与人以及人的活动有关，包括人类所创造的一切物质的和非物质的财富。也可以说，自然界本无文化，自从有了人类，凡经过人类"耕耘"的一切均属于文化。文化的超个人性在于个人虽然有接受文化及创造文化的能力，但是形成文化的力量却不是个人。文化是对一个群体或一类人的描述，它所要体现的是人的群体本质、群体现象，或类的本质与类的现象，仅仅体现出个人特征的现象不属于文化现象。

（2）地域性与超地域性：文化是人类历史的产物，伴随着人类的出现与发展而产生及发展。人类的出现首先是分地域的，并且互相隔绝。因此，各类人群便按照自己不同的方式创造自己的文化。所以文化在发生初期就带有鲜明的地域特征，使各个地域的文化相互区别。例如，中西方价值观、生死观及健康观的差异，以及中国不同地区在语言文化、礼仪文化、饮食文化及习俗禁忌等方面的不同。

文化同时具有超地域性，包含以下两层含义：第一，有些文化可以发生和存在于不同的地域，它不是某一特定地域的特定文化，而是诸多地域的共同性文化或全人类性文化，即文化的人类性；第二，有些文化首先只在某一特定的地域发生、发展和成熟，但这种文化又可以为其他地域所接受、吸收和同化。这种文化在被其他的地域接受之前属于地域文化，而在接受之后便成为超地域文化或人类性文化。自然科学、技术、发明物等首先是地域文化，然后又由于具有超地域性的特性转而成为人类性文化。例如，我国文化遗产中的造纸、印刷、火药、罗盘针等首先是地域性的，而后成为全人类所共有的一种超地域性文化。

（3）时代性与超时代性：文化具有鲜明的时代特征，不同时代的文化有明显的差别，其划分的依据是生产方式。生产方式的时代差别也就是一种文化的时代差别，文化由此便留下了鲜明的"时代痕迹"。所以，文化有原始文化、中世纪文化及现代文化，或传统文化与现代文化。同一民族文化中，各时代文化共同的东西可以看作是具有超越时代特征的文化，是这个民族的永恒性文化，这种文化与这个民族相随不离，即超时代性。例如，孔子创立的儒家学派经过了汉唐经学、宋明理学等发展阶段，其儒家思想的精神实质并未发生根本性变化，成为中华民族道德意识、精神生活及传统习惯的准则。文化的超时代性还表现在有些具有鲜明时代痕迹的文化能够超越其产生的时代，而在新的时代和新时代文化共存并构成新旧文化的冲突。新旧文化冲突时，如果人们掌握了新文化中某种制度或实践主体的意义，就会接受新文化。

（4）象征性与传递性：文化的象征性是指文化现象总是具有广泛的意义，其意义一般会超出文化现象所直接指向的狭小范围。例如白色本来只是一种颜色，但当人们把白色作为一种文化因素时，它便有了广泛的象征性，如白旗象征投降、白衣天使专指护士等。文化的象征性充斥于社会生活的各个方面，人的社会化过程中的一个很大部分就是学习文化象征性的过程。文化的传递性指文化一经产生就会被世人模仿及运用。传递包括两个方向：纵向传递和横向传递。纵向传递是将文化一代代地传递下去；横向传递是指文化在不同的地域、民族之间的传播。

（5）继承性与变异性：文化的继承性表现在从文化发展的一些阶段过渡到另一些阶段时，对于整个文化过程的某些现象、方面和特质加以保存、巩固及选择。在文化的历史发展进程中，每一个新的阶段在否定前一个阶段的同时，都会继承它所有的进步内容，以及人类在此之前发展的所有阶段所取得的成果。一方面为了使这些财富能世世代代传承下去；另一方面为了在过去的文化中寻找思想观念的依托。文化变异有内因和外因之分。内因是文化内部结构的矛盾运动，新发明和新发现是文化变异的源泉，新观念、新规范、新技术推广之后就成为新的文化特征，如电子计算机和互联网得到了社会的普遍认同和广泛使用，成为新时代的标志。文化变异的外因是社会革命，如18世纪末的法国资产阶级革命不仅摧毁了法国的封建专制制度，还开创了人类文化史上资产阶级文化的先河。

知 识 拓 展

中国文化的特征

中国文化的本质特征是具有民族特点，包括外在特征和内在特征两个方面。

外在特征：①统一与连续性，在历史发展的长河中，中国文化逐渐以华夏文化为中心，汇集国内各民族文化，构成统一体，在历史上任何时候都未中断过，一直延续至今。②包容与多样性，中国文化由各家各派学说取长补短、相互交汇形成，能以博大的胸怀对待外来文化，做到兼收并蓄；中国地域宽广、地理环境多样、民族众多，其内部区域文化和民族文化又丰富多彩、多种多样。

内在特征：①突出人本与世俗，中国文化是以伦理、政治为轴心，不追求纯自然的知识体系，没有宗教神学体系的支撑。②注重整体与群体，中国文化将宇宙看成"天人合一"的和谐体，要求人们追求符合群体利益的价值目标。③强调和谐与中庸，中国主张"和为贵"，追求"中庸之道"。民众普遍注重和谐局面，做事不走极端，维护集体利益，求大同存小异。④追求安土与乐天，中国传统社会经济是以农业为主的自然经济，使中国人有浓厚的乡土情，一旦背井离乡，往往思乡、怀旧、寻根、问祖。

3. 文化模式 是一种社会所有文化内容组合在一起的特殊形式和结构，这种形式往往表现了一种社会文化的特殊性。一般认为，文化模式包括以下9个方面。

（1）符号：是人类行为的起源和基础，由于符号的产生和运用才使文化得以产生和存在。符号包括语言、文字、色彩等。

（2）物质特质：是人类创造的各种物质生产活动及其产品，构成文化的基础，反映社会生产力的发展水平，如服饰、饮食、住所等。

（3）艺术：指经过系统加工、归纳整理的社会意识，如绘画、音乐、著作等。

（4）科学：包括自然科学和社会科学。

（5）习俗：人类在社会实践，尤其是在人际交往中约定俗成的习惯性定势，如各种礼仪、民俗等。

（6）家庭社会制度：是由人类在社会实践中建立的各种社会规范构成，如社会经济制度、政治法律制度、家族制度、婚姻形式等。

（7）方式：如财产占有方式与交易方式。

（8）政府：如政体、司法体系等。

（9）战争：战争文化与军事冲突密切相关。战争文化研究为历史研究提供了一个新的研究视角。

文化模式既有稳定性，又有变异性。稳定性是相对的，变异性是绝对的。但是若稳定时间持续过久，则古旧文化积淀过多，会排斥吸收外来文化的成分，阻碍新的文化模式的产生，所以文化模式的变异是文化演进的重要条件。

4. 文化的功能 波兰功能学派的人类学家布罗尼斯瓦夫·马林诺夫斯基（Bronislaw Malinowski）认为文化不是历史的残存，而是人生活的工具，以统一的不可分割的社会整体存在，在社会功能中发挥主要作用。具体表现在以下几个方面。

（1）文化是社会或民族分野的标志：文化是一个社会物质文明与精神文明的总和。文化精髓是一个民族的精神信仰、道德取向、价值观念、思维方式等深层次的影响因素，是影响一个民族社会发展的内在动力。在不同国家、民族、群体之间，文化所表现的本质区别最为深刻。疆界、地域、规模只能划出国家、民族、群体形式上的区别，只有文化才能表现出内在的本质区别，即称为文化的认同功能。

（2）文化使社会有了系统的行为规范：人们的行为不可能是绝对自由的，有了文化，人们便有了行为标准,即文化的规范功能。文化集合解释着一个社会的价值观和规范体系,如风俗、道德、法律、价值观念等,使一个社会的行为规范更为系统化、规范化。各民族的文化在长期发展过程中,都形成了本民族特有的价值观念及是非标准。

(3)文化是社会团结的重要基础:文化使社会形成一个整体,即文化的整合功能,社会上的各种文化机构都从不同侧面维持着社会的团结安定。例如,政治机构实现着社会控制,协调着群体利益;教育机构培养着社会成员,使之更符合社会需要;军队保证着社会的安全等。

(4)文化塑造人的社会性:没有人出生时就带着特定的文化特色,但具有学习文化、接受文化的能力。个体通过学习文化掌握生活技能,培养完善的自我观念和社会角色,并传递社会文化,即文化的演化功能。世界的历史进程和人类历史的全部文化并不完全被当时的社会形态所表现,也不可能完全由图书、博物馆、历史遗迹所保存,它们以文化的方式被个体保存和传承,个体则从整个人类历史和文化中汲取营养,塑造社会的人。人的社会性正是由于这种种文化因素交织的背景而呈现无限的本源生命力。

知 识 拓 展

西方礼仪文化的基本原则

西方礼仪文化所体现出的原则与其他文化相比较,主要表现为:①直率坦诚原则,西方人在表达自己意愿时尽可能简单明了,不过度自谦。②女士优先原则,尊重妇女,是欧美国家的传统习俗,成年男士在各种社交场合,都要在行动上尊重、照顾、帮助及保护妇女。如在人行道上,男士要走在女士外侧,保护其安全;在餐馆,男士要为女士拉出椅子,就餐后将椅子放回原处;在影剧院,在进出电梯或房门时,主动为女士开门,先让女士进出。③尊重隐私原则,西方文化普遍要求公民在遵守公共利益准则的前提下,个人生活有不受打扰的权利。④尊重宗教原则,主要表现为宗教节日大众化,将崇拜、纪念和娱乐综合为一体,如圣诞节等;宗教禁忌社会化,如生活中普遍忌讳"13"。⑤守时守约原则,日常交往中一定要遵守时间,诚信守约,过早或过晚都不符合社交礼仪。

(二)文化休克

1. 文化休克的概念　文化休克(culture shock),又称为"文化震撼"、"文化震惊"。1958年由美国人类学家卡尔维罗·奥博格(Kalvero Oberg)提出,特指个体从熟悉而固定的文化环境到另一个陌生的文化环境时,由于态度、信仰的差异所产生的思想混乱与心理上的精神紧张综合征。

2. 文化休克的原因　引起文化休克的主要因素是突然从一个熟悉的环境到了另一个陌生的环境,从而在以下几个方面产生问题。

(1)沟通交流(communication):沟通的发生通常会受到文化背景或某种情景的影响。不同的文化背景下,同样的内容可能会有不同的含义,脱离了文化背景来理解沟通的内容往往会产生误解。

1)语言沟通:文化背景、文化观念的差异,如语种不同或应用方言土语等均可导致语言不通。有时即使使用同一种语言,语言表达的各种形式受文化背景的影响也会产生不同的含义。

2)非语言沟通:非语言沟通的形式因身体语言、空间效应、反应时间、类语言、环境等因素不同而不同。不同文化背景下的非语言沟通模式不完全相同,所代表的信息含义也不同。如果没有掌握非语言沟通的方式及含义,则可能会发生文化休克。

(2)日常生活活动差异(difference in activity of daily living):每一个人都有自己规律的日常生活和习惯性活动。当文化环境改变时,个体往往需要改变自身的生活习惯,如作息、饮食、交通工具等去适应新环境的文化模式,这种适应过程需要花费时间和精力,个体可能会产生受挫感,引起文化休克。

（3）孤独（isolation）：在异域文化中，一个人丧失了自己在本文化环境中原有的社会角色，同时对新环境感到生疏，又与亲人或知心朋友分离或语言不通，孤独感便会油然而生，造成情绪不稳定，产生焦虑、恐惧、无助等情绪，出现文化休克。

（4）风俗习惯（customs）：不同文化背景的人具有不同的风俗习惯和风土人情，进入新的文化环境必须了解新环境的风俗习惯，接受并适应与自己不同的风俗习惯。

（5）态度和信仰（attitudes and beliefs）：态度是人们在一定的社会文化环境中，与他人长期相互作用而逐渐形成的对事物的评价和倾向；信仰是对某种主张或主义的极度信任，并以此作为自己行动的指南。受自身环境的文化模式影响，不同文化群体之间的态度、信仰、人生的价值和人的行为均不同。当一个人的文化环境突然改变，其长时期形成的文化价值观与异域文化中的一些价值观产生冲突时，造成其行为的无所适从而引起文化休克。

以上造成文化休克的5个原因使个体对变化必须做出调整和适应。当同时出现的原因越多、越强烈，个体产生文化休克的强度就越明显。

知 识 拓 展

不同国家对花卉的民俗禁忌

一些国家对不同的花卉有不同的禁忌，如波兰人和罗马尼亚人在以花为礼时，所用的花束必须是单数，即使一枝也可以，他们非常忌讳双数花束，但罗马尼亚人的生日送花除外。

菊花：在欧洲许多国家，比如意大利、西班牙、德国、法国、比利时等，人们忌用菊花为礼。传统习俗认为：菊花是墓地之花，象征着悲哀和痛苦；意大利和南美洲各国将菊花视为"妖花"，忌用菊花装饰房间，忌以菊花为礼。

荷花：日本人认为荷花是不祥之物，意味着祭奠；印度人多以荷花为祭祀之花，因此也忌用荷花。

山茶和仙客来：日本人探望患者时忌讳用山茶花、仙客来，因为山茶花凋谢时整个花头落地非常不吉利，仙客来的日语发音与死的发音相同。

郁金香：德国人认为郁金香是没有感情的花，故送花忌讳送郁金香。

白百合花：印度和一些欧洲国家忌讳送白百合花，认为该花是对亡灵的悼念。

红玫瑰：一些国家，比如德国、瑞士，忌送红玫瑰给已婚（或已有男友）的女士。因为红玫瑰代表爱情，会使人产生误会。

3. 文化休克的过程　文化休克大体经历4个阶段：蜜月阶段（honeymoon phase）、沮丧或敌意阶段（anxiety or rejection phase）、恢复调整阶段（regression and adjustment phase）和适应阶段（acceptance and adaptation phase）。文化休克的变化过程一般呈U形曲线（图4-3）。

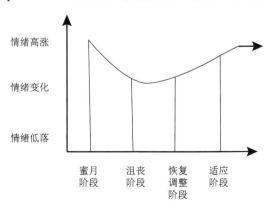

图 4-3　文化休克过程图

（1）蜜月阶段：当一个人初到一个新环境时，被新环境中的人文景观和意识形态所吸引，对一切事物都会感到新奇，此时往往渴望了解新环境中的风俗习惯、语言行为等，并希望能够顺利开展活动、进行工作。此期的主要表现是兴奋。例如，一般的旅游者到一个陌生的地方或国家时往往会有此期的表现。

（2）沮丧或敌意阶段：此期个人的好奇、兴奋感消失，开始意识到自己作为"外乡人"要在新的环境中长时间的停留，必须改变自己以往的生活习惯、思维模式去适应新环境中的生活方式及风俗习惯。当个体原有的文化价值观念与其所处新环境的文化价值观念标准产生冲突时，个人的信仰、角色、行为、自我形象和自我概念等则会受到挫伤，尤其当原定计划无法正常实施、遭遇挫折时，个体会感到"外乡人"的孤独，思念熟悉环境中的亲人、朋友，感觉新环境中的一切都不如自己熟悉的旧环境，会有退缩、发怒和沮丧等表现。此阶段是文化休克综合征中最严重、最难度过的一期。当然，也有人在短期的异国逗留中一直处于蜜月阶段，不会经历沮丧或敌意阶段。

（3）恢复调整阶段：在经历了一段时间的沮丧和迷惑之后，"外乡人"开始学习新环境的文化模式，寻找应对新文化环境的方法，重塑自我，逐渐适应异域文化，即进入恢复调整阶段。在此阶段，个体通过与当地人的频繁接触，如参加日常活动、庆祝活动等，熟悉本地人的语言，逐渐了解、熟悉新环境中的文化，并与一些本地人建立友谊，心理上的混乱、沮丧、孤独、失落感逐渐减少。

（4）适应阶段：随着文化冲突问题的解决，"外乡人"能与本地人和谐共处，沮丧、烦恼、焦虑情绪消失，融入本地风俗习惯，适应新的文化环境。在此阶段，个体接受新环境中的文化模式，建立起符合新文化环境要求的价值观念、审美意识等评判标准，认为新环境和以往的旧环境一样令人舒适和满意，在新环境中有安全感，一旦需要再次离开新环境回到旧环境中，又会重新经历一次新的文化休克。例如我国许多早年移居海外的移民都处于此阶段，如再重返故里，反而产生文化休克。

4. 文化休克的表现　个体经历文化休克时可沉默、可回避，也可焦虑不安甚至有激越行为，主要取决于其所处的文化休克的阶段，通常有以下几种表现。

（1）焦虑：是指个体处于一种模糊的不适感中，是自主神经系统对非特异性的、未知的威胁的一种反应。

1）生理表现：坐立不安、失眠、疲乏、声音发颤、手颤抖、出汗、面部紧张、瞳孔散大、眼神接触差、尿频、恶心/呕吐，特别动作增加，如反复洗手、喝水、进食、抽烟等，可有心率增快、呼吸加快、血压升高。

2）情感表现：自诉不安，缺乏自信、警惕性增强、忧虑、持续增加的无助感、悔恨、过度兴奋、容易激动、爱发脾气、哭泣、自责、谴责他人，常注意过去而不关心现在和未来，害怕出现意料不到的后果。

3）认知表现：心神不定，注意力不能集中，对周围环境缺乏注意，健忘或思维中断。

（2）恐惧：指个体处于一种被证实的、有明确来源的惧怕感中。文化休克时，恐惧的主要表现是躲避、注意力和控制缺陷。个体自诉心神不安、恐慌，有哭泣、警惕、逃避的行为，冲动性行为和提问次数增加，疲乏、失眠、出汗、噩梦，尿频、尿急、腹泻，面部发红或苍白，呼吸短而促，血压升高等。

（3）沮丧：由于对陌生环境不适应而产生的失望、悲伤等情感。

1）生理表现：胃肠功能衰退，出现食欲减退、体重下降、便秘等问题。

2）情感表现：忧愁、懊恼、哭泣、退缩、偏见或敌对。

（4）绝望：指个体主观认为没有选择或选择有限，万念俱灰，以致不能发挥自身的主观能动性。文化休克时，绝望的主要表现为生理功能低下，言语减少，情绪低落，情感淡漠，被动参加或拒绝参与活动，对以往的价值观失去评判能力。

5. 文化休克的预防

（1）预先了解新环境的基本情况：通过各种途径，充分了解、熟悉新环境中的各种文化模式，如所在地的风俗习惯、地理环境、人文知识等，以预防文化冲突时突然产生强烈的文化休克。

（2）针对新文化环境进行模拟训练：进入新环境之前，有的放矢地进行生活方式以及生存技能模拟训练。

（3）主动接触新环境中的文化模式：进入新环境之后，理解新的文化模式。在两种不同的文化发生冲突时，如果人们理解新环境中文化现象的主体，就会较快接受这一文化模式，打开社交圈子，踊跃参加一些有益的社会活动，以开阔视野，学习如何处理人际关系。

（4）寻找有力的支持系统：发生文化冲突时，个体应积极寻求可靠的、有力的支持系统。正式的支持系统包括有关的政府组织或团体，非正式的支持系统包括亲属、朋友、宗教团体等。

文化休克并不是一种疾病，而是一个学习的过程、一种复杂的个人体验。在此期间个体可能会产生不舒服甚至痛苦的感觉，并通过不同的方式影响个体。对某一特定个体而言，即使所处环境相同，如果时期不同，也可造成不同的影响。因此，对于那些将要或已经处在异域文化中的人来说，社会环境是个体无法改变的，但文化调适却是自己可以做到的。这首先需要个体认识到任何一次重大的文化转换都可能产生巨大的压力与焦虑，但这种压力与焦虑却是一种正常的社会适应结果。当一个人面临文化休克的时候，不仅需要具有个人的自尊、真诚与信心，还需要保持健康的自我概念和重塑个人文化需求的良好愿望。从某种意义上说，即使再严重的文化休克现象，也是一种新的文化体验。

（三）跨文化的护理理论

跨文化护理的实质就是对不同文化进行比较和分析，着重研究其传统照护、健康与疾病、信仰与价值观。莱宁格的跨文化护理理论通过对比研究与护理、健康和疾病、关怀和实践、信仰和准则有关的各种文化，为服务对象提供有意义和有效的护理关怀。学习跨文化护理理论，可以帮助助产士全面评估自身及服务对象的宗教、种族、性别、职业、社会地位等文化背景因素，提高助产士在解决服务对象健康问题过程中的文化胜任力，引导助产士为不同文化背景的服务对象提供科学系统的、符合其文化需求的、个性化的护理。

1. 理论学家及其背景介绍　玛德莱娜·莱宁格（Madeleine Leininger）是美国著名的跨文化护理理论学家，于20世纪50年代中期即开始跨文化护理研究。当时她在"儿童指导之家"工作，在与儿童及其双亲的接触过程中，观察并了解到儿童反复出现的行为差异由其不同的文化背景造成。此经历及其后的系统性研究，使她成为获得人类学博士学位的第一位专业护士，并于1985年首次提出了"跨文化护理理论"（transcultural nursing theory），并分别于1988年、1991年对该理论进行了详细阐述。

其具有代表性的著作包括《跨文化护理：概念，理论和实践》、《护理与人类学：两个交织的世界》、《照顾：人类的基本需要》、《文化照顾的多样性与普遍性》、《关怀：护理与健康的本质》等。经过莱宁格的努力，美国人类学学会于1968年批准成立了护理人类学分会；1974年美国成立了国家跨文化护理协会。上述贡献使莱宁格得到了国际护理学界及相关领域同行的高度认可。

2. 跨文化护理理论的主要概念和内容

（1）跨文化护理理论的主要概念：跨文化护理理论的重点是"文化"，其中心是跨文化护理和人类护理关怀。莱宁格围绕"文化"和护理关怀界定了文化、关怀、文化关怀和跨文化护理等新的概念，这些概念构成跨文化护理理论的核心。

1）文化（culture）：是指不同个体、群体或机构通过学习、共享和传播等方式塑造的，并随时间代代相传形成的模式化的生活方式、价值观、信仰、行为标准、个体特征和实践活动的总称，以一定的方式传承，并用以指导人的思维方式、生活决策和行为活动。主要表现在以下3个方面。①世界观：是指个体或群体对外部事物的看法，是关于自身生活或外部世界的价值观和价值取向等。

②文化与社会结构因素：社会结构是某一特定文化里，具有内在联系的、动态的一些结构或因素。文化与社会结构指许多因素构成的动态的、整体的和相互关联的文化或亚文化结构模式，包括宗教信仰、社会亲缘关系、政治法律、经济、教育、科技、文化价值、哲学、历史和语言等。③种族史：是指持有同种文化的某一特定群体内部人人皆知的、有文件记载的，且经过了长时期沿用并得到发展的经常性发生的行为、事件及其发展过程。

2）关怀（care）：是指为丧失某种能力或有某种需求的人提供支持性的、有效的及方便的帮助，从而改善机体状况或生活方式，更好地面对伤残或平静地面对死亡的一种行为相关现象。莱宁格认为，关怀在护理学中占主导地位，是护理的中心思想。关怀分为一般关怀及专业关怀：①一般关怀，是指在文化中通过模仿、学习并传播的传统的、民间的及固有的文化关怀知识与技能。②专业关怀，是通过教育机构或医疗卫生机构传授的、经过规范学习获得的专业关怀知识和技能，即护理。护理关怀体现在助产士与患者的护患关系中，以及各种各样的护理活动中。护理关怀与其他职业关怀不同。护理关怀是以患者的健康为目的，并从整体观念出发，为患者提供符合个人独特需要的关怀。

3）文化关怀（culture caring）：是指为了维持或促进个体与群体现有的或潜在的完好健康，应对伤残、死亡或其他状况的需要，通过一些符合文化的、能被接受和认可的价值观、信念和定势的表达方式，为个体或群体提供与文化相适应的综合性帮助和支持的行为。文化关怀具有多样性和统一性的特点：①文化关怀的多样性，是指同一文化内部或不同文化之间、同一群体内部或不同群体之间以及个体之间在关怀的信念、定义、模式、价值观、特征表现和生活方式等方面的差异性，从而衍生出不同的有关怀的意义、价值、形态和标志，使关怀与文化相适应，表现为多样性。②文化关怀的统一性，作为一个整体来看，人类在关怀的意义、定势、价值、标志及关怀方式等方面具有相似性或共性，这种相似性或共性是从人们对待健康、处境和生活方式或面对死亡的文化中衍生而来的，是人类共有的自然属性的反映。

4）跨文化护理（transcultural caring）：莱宁格认为跨文化护理通过文化环境和文化来影响服务对象的心理，使其能处于一种良好的心理状态，以利于疾病康复。在跨文化护理实施过程中，可采取以下几种方法：①文化关怀保存，是指通过帮助性、支持性和促进性的专业文化行为或决策，帮助特定文化中的群体或个体维持其有利于健康促进、疾病康复及应对伤残或死亡的价值观、信仰和生活方式；②文化关怀调适，是指通过帮助性、支持性和促进性的专业文化行为或决策，帮助特定文化中的群体或个体适应其他文化，或者在不同文化环境里与他人协作，从而对其健康产生有利的、有效的和积极的影响；③文化关怀重建，是指通过帮助性、支持性和促进性的专业文化行为和双方的共同决策，帮助服务对象改变其价值观与生活方式，或塑造一个全新的但有利于健康的生活行为。

5）与文化相匹配的关怀（culturally congruent care）：是指以文化和健康知识为基础，通过灵敏的、有创造性的、有目的的及有意义的方式，提供适应某个体或群体的价值观、信仰与生活方式的护理关怀，帮助其获得健康，更好地面对疾病、伤残或死亡。护士通过文化关怀保持、文化关怀调适与文化关怀重建3种护理关怀决策与行为方式，为服务对象提供与其文化相适应的护理关怀服务。

（2）跨文化护理理论的内容：在莱宁格的跨文化护理理论模式框架中，形象地把该理论描述为"日出模式（sunrise model）"（图4-4），构成了跨文化护理理论的主要内容。在此模式中，她详细描述了该理论以及各概念之间的联系，其目的是帮助研究和理解该理论的组成部分在不同文化中是如何影响个体、家庭和群体的健康状况的，以及如何运用跨文化护理理论展开护理关怀的。

从图4-4可以看出，"日出模式"犹如太阳升起。环形图的上半部分，描述了文化关怀、文化与社会结构及世界观的构成，这些构成因素影响着人们的关怀与健康。环形图的下半部分，是对个体、家庭、群体、社区或机构的健康产生影响的一般关怀系统和专业关怀系统，二者相互关联、相互影响，并可能相互转化。通过这两个系统的组成因素，可以了解服务对象的文化背景和健康状况，做出护理关怀决策和行为。根据服务对象上述因素的不同，进行文化关怀保存、文化关怀调适或文化关怀重建，达到为服务对象提供与其文化一致的护理关怀的目的。按照莱宁格的设计，护理关怀作为亚层次，包括文化关怀保存、文化关怀调适以及文化关怀重建3种关怀行为，是一般关怀和专业关怀间连接的桥梁。莱宁格的"日出模式"，包含以下4级（即4个层次）：

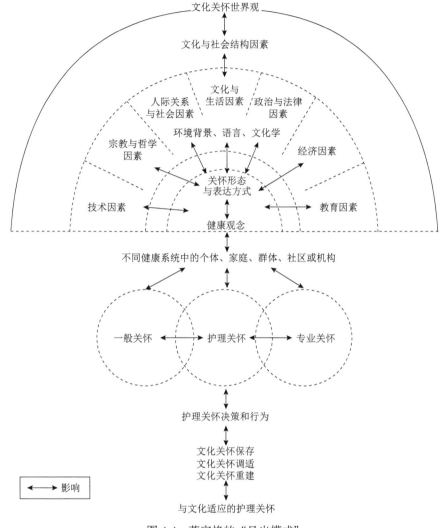

图4-4 莱宁格的"日出模式"

1）Ⅰ级（最外一层）——世界观和文化社会结构层：有人称其为超系统。描述了文化关怀、世界观与文化社会结构及其组成因素。文化关怀和世界观是文化社会结构的基础，并与文化社会结构相互产生、相互关联、相互影响、相互制约。亲朋关系与社会关系，文化价值与生活方式，政治与法律因素是不同文化的环境背景、语言与文化学产生的主要因素，与技术因素、宗教与哲学因素、经济因素、教育因素等组成文化社会结构的不同方面，并与文化社会结构相互影响。这一层可指导护士评估服务对象的关怀信念、世界观及所处的文化社会结构等，这些因素影响不同文化社会结构下的关怀形态以及服务对象对关怀的表达方式和对关怀实践的接受程度，是护士提供与文化相适应的护理关怀的基础。

2）Ⅱ级（第二层）——文化关怀与健康层：显示了不同文化背景和环境下的文化关怀形态以及文化关怀表达方式，解释个人、家庭、群体、社区或机构的健康、疾病及死亡的文化社会结构。第一层文化社会结构的各个组成因素影响和制约下的关怀形态及其表达方式决定了不同文化的健康观念。只有提供与文化相适应的护理关怀，建立、促进或维持与文化相适应的健康才是真正意义上的、完整的健康。

3）Ⅲ级（第三层）——健康系统层：包括一般关怀系统、专业关怀系统和护理关怀系统三个健康系统。一般关怀是传承于文化内部的、可以由非专业人员操作的，通过传承和传播等方式获得。而专业关怀则源于除特定文化之外的专业人员或机构，由专业人员操作，通过正规培养和训练获得。护理是一门研究关怀现象与活动的专业，它除了来源于相关科学知识和研究外，其理论与实践大多数来源于专业关怀系统，少部分来源于一般关怀系统。3 个系统相互关联、相互影响、相互制约。一般关怀系统与专业关怀系统在理论与实践方面的差异影响着个体的健康状况，并可能导致严重的护患冲突、潜在的疾病发生，甚至是死亡。对一般关怀系统和专业关怀系统的了解，有利于护士鉴别二者的异同点，促进文化关怀的实施。

4）Ⅳ级（第四层）——护理关怀决策和行为层：通过维持文化的护理关怀、调适文化的护理关怀和重建文化的护理关怀 3 种护理关怀决策和行为，提供与文化相适应的护理关怀，最大限度地满足服务对象的需要，促进服务对象恢复健康、积极面对疾病或死亡。对与现有健康不相冲突的、有利于健康的文化，实施维持文化的护理关怀；对与现有健康部分不协调的文化，取其有利方面而改变不利成分，进行调适文化的护理关怀；对与现有健康相冲突的文化，改变既往的文化成分，建立新的、有利于健康的文化关怀，即实施重建文化的护理关怀。

"人类无法与其所处的文化背景和社会结构相分离"是莱宁格跨文化护理理论的核心思想。该理论由多层次的研究复合而成，综合应用了 3 种方法来探讨和研究关怀的本质、意义及属性。①微观法：侧重于研究某种文化内的特定个体；②亚宏观法：介于微观和宏观之间的一种研究方法，侧重于研究某特定文化中的价值观和社会结构等；③宏观法：宏观研究各种文化间的跨文化关怀现象。

"让阳光升起并普照大地"是莱宁格对"日出模式"的描绘和诠释，意味着护士和护理科研人员要广开思路，综合考虑到服务对象文化的各个层面，分析其文化观念和行为对健康的影响；站在服务对象的角度，进入他们的文化世界，通过与服务对象的协作与共同决策，为其提供全面的、有效的文化关怀。这就要求护士在实际工作中不仅要有扎实的专业知识和精湛的护理技术，更要多层次地评估服务对象的文化背景、社会结构、世界观等。"日出模式"可以帮助护士评估不同文化中外显的因素、内隐的因素和意想不到的因素，是护理实践和护理研究的理论指南。

三、护理在满足服务对象文化需求中的作用

在医疗卫生保健这一横跨多种文化的行业中，护理专业作为其重要的组成部分，是一个跨文化的或是涉及多元文化的专业。护士需要为各种不同文化的人或人群提供健康照顾。了解文化对护理的影响以及相关的护理理论，可以帮助护士全面评估服务对象的宗教、种族、健康观念、生活习惯及传统的疾病治疗方法等文化背景因素，提供既适合共性需要又能满足个体需要的护理服务，并提供与文化一致的护理，以最大限度地满足服务对象的健康需求。

（一）文化背景对健康的影响

1. 文化背景影响疾病的发生原因　文化中的价值观念、态度或生活方式，可以直接或间接地影响某些疾病的发生、发展及转归。我国是一个幅员辽阔、统一的多民族国家，由于社会、历史、交通、自然条件等因素的制约，不同地区经济、科技、医药等发展水平不同，疾病的发生原因也不尽相同。例如，我国西北地区的人以豪饮为荣，以酒交友、待客，导致该地区酒精成瘾和慢性酒精中毒性精神障碍的发病率高于我国其他地区。

2. 文化背景影响疾病的临床表现　服务对象的文化背景不同，其对疾病的临床表现方式亦可不同。例如，传统文化造就了中国人克己忍耐的精神，人们尽量减少与节制自己的欲望和行为，不锋芒毕露，不标新立异，个性长期压抑后出现心理问题时，往往不以心理症状表现，而是通过躯体症状来表现，并且否认自己的心理或情绪问题，如"头疼、头晕、失眠、精神不振"是这类人出现

心理问题时最常见的求医主诉，其最明显的生理特点是感觉过敏和容易疲劳，且人们并不认为这是心理问题，往往寻求药物治疗。

3. 文化背景影响服务对象对疾病的反应　不同文化背景的服务对象对同一种疾病、病程发展的不同阶段反应不同。例如确诊癌症后，女性比男性的反应更加积极。因为中国文化要求女性贤惠、宽容，所以当女性遭受癌症的打击时，能够承受由此产生的痛苦和压力，表现出情绪稳定和态度积极；而社会要求男性挑起家庭和社会的重担，面临癌症时，男性认为自己没有能力为家庭和社会工作，产生内疚和无用感，感到悲观和失望。

教育程度也会影响服务对象对疾病的认知和反应。一般情况下，教育程度高的个体患病后能够积极主动地寻找相关信息，了解疾病的原因、治疗和护理效果；教育程度低的个体更多地认为治疗和护理是医务人员的事情，对疾病和治疗盲目乐观或过度恐惧，有时还会由于认知错误导致情绪障碍。如子宫切除后的女性，认为自己失去了女性的特征和价值，担心失去吸引力被丈夫抛弃，或认为自己不能进行性生活，导致性欲降低和性冷淡。有时不仅是服务对象出现错误认识，服务对象的丈夫、周围的亲戚、朋友也出现同样的认知错误。

4. 文化背景影响就医方式　文化背景和就医方式有密切关系。当个体遭遇生理、心理或精神上的问题时，如何就医、寻找何种医疗系统、以何种方式诉说困难和问题、如何依靠家人或他人获取支持与帮助等一系列就医行为，常常受社会和文化的影响。譬如，中国人有"混合"或"综合"的习惯，就医方式多是混合就医。如同求医于几个医院，中药、西药、补滋药同时服用，药物治疗和气功治疗等同时应用。此外，服务对象的就医还受经济条件的影响，经济条件好的个体出现健康问题时更倾向于立即就医，而经济条件较差的个体则会选择忍受疾病的痛苦而不去就医。

（二）文化护理的原则

助产士在实施文化护理中，应注意遵循以下 5 个方面的原则。

1. 综合原则　在对住院患者的护理过程中可以采取多方面的护理措施，如饮食护理、心理护理、支持护理等综合方法，使患者尽快适应医院的文化环境。

2. 教育原则　患者在住院期间往往有获得相关疾病信息知识的需求，助产士应根据患者的文化背景（如接受能力、知识水平），有目的、有计划、有步骤地对患者进行健康教育。可以采用个别或集体指导方法，通过讲解、板书、多媒体、宣传册等形式，进行疾病的预防、治疗、护理和康复知识宣教，使患者正确认识疾病，积极参与疾病的治疗和护理过程。

3. 调动原则　文化护理的目的之一就是调动患者的主观能动性和潜在能力，配合患者的文化需求，调动患者的参与意识，使患者积极配合疾病的治疗、护理，采取促进健康的良好行为，对疾病预后充满信心。

4. 疏导原则　在文化护理过程中，出现文化冲突时，应对患者进行心理疏导，使其领悟、接受新的文化环境中的护理。

5. 整体原则　实施文化护理时，不仅要考虑到患者本人的因素，还应评估其家庭、社会因素，争取得到各方面的合作、支持和帮助，帮助患者适应医院的文化环境。

（三）满足服务对象文化需求的策略

在健康服务系统里，护士既是帮助服务对象减轻、解除文化休克的重要成员，也是帮助服务对象尽快适应医院文化环境的专业人员。我国是多民族国家，由于人们所处的社会环境和文化背景不同，生活方式、信仰、道德、价值观和价值取向也不同。因此，护士应充分尊重不同文化背景下服务对象的文化需求、健康观念、信仰和行为方式，为其提供多层次、多体系、全方位、高水平、有意义、有效的护理，满足服务对象的文化需求，预防或减轻服务对象住院期间的文化休克。

1. 帮助服务对象适应医院的文化环境　服务对象因疾病住进医院，离开了原来熟悉的生活及工作环境，对医院这个新环境充满陌生感、焦虑感，甚至恐惧感。助产士应帮助服务对象尽快了解和熟悉医院的文化环境，有助于缓解其可能出现的文化休克。

（1）正确评估服务对象的文化背景：助产士须全面、系统地收集服务对象的文化相关资料，正确评估其文化背景及与健康有关的文化信息，包括对疾病的了解，对治疗及预防的认知等。

（2）帮助服务对象尽快熟悉医院环境：通过入院介绍使服务对象尽快熟悉和了解医院、病区、病室的环境、设备、工作人员及医院的规章制度等医院文化环境。

（3）尽量少用医学术语：如医学诊断名称、检查化验报告、治疗和护理过程的简称等可以造成服务对象与医护人员之间沟通交流的障碍，如备皮、灌肠、导尿、胃肠减压、闭式引流、心房缺损、心室缺损等医学名词常使服务对象对这些疾病诊断及检查治疗迷惑不解，感到恐慌，甚至产生误解，加重了服务对象的文化休克。因此，护士与服务对象进行沟通时应尽量少用医学术语。

2. 建立适合文化现象的护患关系　助产士与服务对象之间的关系既是符合治疗性的护患关系，又是适合文化现象的人际关系。助产士应了解沟通交流中的文化差异，结合服务对象的文化背景，采用符合其文化需求的语言和非语言沟通交流技巧，建立良好的护患关系。需考虑以下几点。

（1）理解服务对象对待助产士的态度：不少服务对象受文化观念的影响，对助产士持双重态度，即想依赖和不愿依赖的复杂心理。服务对象一方面对助产士的经验要求过多，依赖性很强，期望助产士替自己解除困难；另一方面不一定听从助产士的建议和安排，同一个问题会同时要求医师或其他医务人员解决。助产士应理解服务对象对待助产士的态度和行为，满足服务对象的文化需求。

（2）重视患者的心理体验和感受：不同文化背景的人对同一个问题有不同的解释模式，助产士不能因为患者使用了与助产士不同的文化模式来解释事情的发生及健康问题，就认为患者荒唐、可笑而取笑患者，甚至认为患者不可理喻而不理睬。此时助产士要根据患者的年龄、知识结构等文化背景与患者沟通，了解患者的心理与行为。

（3）掌握文化护理技巧：在人际关系中，服务对象把接触的人分成"自己人"和"外人"，并区别对待。对"自己人"较信任，畅谈心事，期待关心；对"外人"则保持距离，不够信赖。助产士在与服务对象交流时，除使用礼貌的语言、适宜的称呼外，还应考虑服务对象不同的文化背景从而采用恰当的沟通技巧，与服务对象建立起治疗性的护患关系，尽早成为服务对象的"自己人"，取得服务对象的信赖和合作。

3. 提供适合服务对象文化环境的护理　服务对象所处文化环境不同，其健康观念、生活方式、风俗习惯、信仰及价值观念等均不同。助产士面对不同民族与国度、不同语言与风格以及不同宗教信仰的服务对象，既要为其提供适合他们健康相关需要的共性护理服务，又要保证适应个体文化背景需要的特殊性护理服务；既要提供与其文化相适应的关怀，又要提供有利于健康水平提高的有效关怀。

（1）明确服务对象对怀孕或是孕期疾病的反应：助产士在护理过程中，应动态性地评估服务对象的健康问题，以及服务对象对健康问题的表达方式。东方文化强调人与人、人与自然之间的和谐。当人们的心理挫折无法表露时，往往把其压抑下来，以"否认"、"合理化"、"外射"等防卫机制来应对，或以身体的不适如头疼、胃口不好、胸闷等作为求医的原因。但如果助产士进一步询问，大多数服务对象会描述自己的内心困扰、人际关系和文化冲突。此时助产士不宜直接指出服务对象存在的是心理问题而非生理问题，以免引发服务对象对心理疾病的否认。助产士应进一步明确服务对象的社会心理问题，制订相应的护理措施，与服务对象及其家属共同完成护理活动。

（2）尊重服务对象的风俗习惯：首先，在饮食方面充分尊重服务对象的风俗习惯。其次，助产士应注意不要触犯服务对象的特殊忌讳和民族习俗。如隐私对于女性穆斯林患者尤为重要，当男性医师做检查时，要有女性护士在旁边。此外，在病情观察、疼痛护理、流产护理、尸体料理和悲伤表达等方面要尊重服务对象的文化模式。

（3）寻找支持系统：家庭是服务对象一个重要的支持系统，助产士应了解服务对象的家庭结构、家庭功能、亲子关系、教育方式等情况，利用家庭支持系统预防文化休克。例如在初产妇的护理中，可充分利用伴侣的爱心和关心，帮助其克服孤独感和恐惧感，应对及解决问题。

（4）注意价值观念的差异：助产士应注意不同文化背景下服务对象价值观念的差异。例如中国人主张"孝道"，对住院老人往往照顾得无微不至。为了尽孝，包揽了所有生活护理，却使得老年人丧失了自我、独立。

文化是一定历史、地域、经济、社会和政治的综合反映。不同民族、不同文化背景产生不同的行为规范，形成不同的社会形态。护理工作的对象是具有不同文化背景的人，其目标是满足服务对象的需要、促进服务对象的健康。因此，当人出现生理、心理或精神问题寻求帮助时，助产士要理解服务对象独特的风俗习惯、生活方式、文化信仰、价值观念等因素，以及这些因素对健康、疾病的应对方式等的影响，只有结合服务对象的文化背景做出全面的护理评估，才能从差异多元文化的角度提供与其文化相适应的个性化护理服务。

第四节　护患关系与人际沟通

人们为满足自身精神及物质需要，与他人建立起各种人际关系，运用语言符号或非语言符号进行沟通，以传递信息、交换意见、表达思想及情感等。在助产工作中，助产士需要运用恰当的沟通技巧，与患者、患者家属、医疗保健机构的其他医务人员进行有效沟通，以建立各种工作关系，进而获得患者全面而准确的健康信息，并以此为依据，为其制订个体化的护理计划，帮助其解决健康问题，满足其生理、心理、社会、精神文化等多方面的需要，使其尽早获得最佳的健康状态。因此只有学习人际沟通与护患关系的相关知识和技巧才能建立和发展良好的人际或护患关系。

一、人际关系概述

个体生活在社会中，必然要与他人接触和交往，从而形成各种各样的人际关系。人际关系是个体在社会中生存与发展的基本关系，反映个体或团体寻求社会需要满足的心理状态。明确人际关系的概念、特征、类型等，有助于建立和发展良好的人际关系。

（一）人际关系的概念

人际关系（interpersonal relationship）有广义和狭义之分。广义的人际关系是指社会中所有人与人之间的关系以及人与人之间关系的一切方面，包括经济关系、政治关系、法律关系等；而狭义的人际关系是指在社会实践中，个体为了满足自身生存与发展的需要，通过一定的交往媒介与他人建立并发展起来、以心理关系为主的一种显性的社会关系。

（二）人际关系的特征

人际交往是个体的基本需要，其本质与特征密切相关，其特征主要体现在以下6个方面：

1. 互动性（interaction）　是指人们在精神及物质交往过程中，心理和行为方面的交流特征，主要体现在以下3个方面。

（1）个人性（individuality）：是人际关系与社会关系的本质区别。社会关系是人们在共同的社会生活实践中形成的一切关系的总称，人际关系则表现在具体个人的交往互动过程中。如在人际关系中，教师与学生、上司与下属的社会角色因素退居次要地位，而对方是否为自己所喜欢或自己是否乐意接受对方上升到主要地位。

（2）直接性（immediacy）：是指人际关系是人们在直接的，甚至是面对面的交往过程中形成的一种关系，关系中的人能切实感受到它的存在。

（3）情感性（emotional）：不同人际关系会产生不同情感体验，表现为相互接近、吸引的联合情感或相互对立、排斥的分离情感。

2. 心理性（psychological） 人际关系反映的是人与人之间的心理距离，这种心理距离由个体社会需要的满足程度决定。如果双方在交往过程中都获得了各自社会需要的满足，相互之间就能产生人际接近或友好的心理关系。反之，就会产生疏远或敌对的心理关系。

3. 明确性（clarity） 人在整个生命过程中要形成许多不同的人际关系，但每种人际关系相互之间的关系双方都很明确。从纵向看，人的一生会先后形成母子、父子等血缘关系，同学、师生关系，同事关系，夫妻关系等；从横向看，每个人在同一时期扮演着多种角色，如一个人在工作岗位上是助产士，在家里是妻子，在商店里是顾客，在公车上是乘客等。

4. 渐进性（progressive） 社会心理学研究证明，人际关系会随着人们共同生活的历程按照一定的规律产生和发展，人际交往应循序渐进，不可急于求成。如个体与他人初次接触便询问对方隐私问题，就很可能引起对方的不安甚至反感。

5. 动态性（dynamic） 一个人从出生到死亡的生命过程中不断发生着人际关系的变化，表现在性质、形态、交往模式等方面。例如，一个人大学毕业后进入工作岗位，主要的人际关系从同学、师生关系转变为同事、上下级关系，此时个体需要做出相应的调整以适应人际交往模式的变化。

6. 复杂性（complexity） 人是自然属性及社会属性组成的统一体，复杂的生理、心理及社会因素决定了个体的复杂性，而由两个以上的人组成的人际关系更加复杂，表现为交往动机、交往心理、交往方式等多方面的复杂性。此外，人际关系的复杂性也体现在其社会性上，人际关系作为社会关系的一部分，必然要受生产关系及其他社会关系的影响，处于关系中的人会根据自身不同的社会背景来体验不同的人际关系。

二、人际关系的社会心理基础

人际关系是多门学科的研究对象，因此关于人际关系的基础理论也多种多样，本章将重点介绍以下理论观点。

（一）社会认知理论

社会认知（social cognition）的概念由美国教育心理学家、认知心理学家杰罗姆·布鲁纳（Jerom S.Bruner）于1947年提出，他认为知觉过程受社会心理因素的制约。

1. 理论的主要内容 社会认知是个体对他人、自己及人际关系的心理状态、行为动机和意向做出的推测与判断的过程，包括感知、判断、推测及评价等一系列的心理活动过程。个体在与他人的交往过程中，会运用个人经验和体会判断他人的内心活动，以及相互之间的人际关系。

2. 社会认知的基本过程 社会认知是个体对外界信息从表面认识到对本质属性的分析及判断的过程，会经历社会知觉、社会印象及社会判断3个阶段：①社会知觉（social perception）又称人际知觉，是对他人及自我所具有的各种属性及特征的一种整体性知觉，并在此基础上形成社会印象及判断，进一步对他人行为做出有根据的归因；②社会印象（social impression）是在社会知觉基础上形成的一种社会心理现象，即人们通过与知觉对象的接触，产生知觉，并将这些知觉信息综合在头脑中形成关于他人的整体印象，并留存在记忆中的过程；③社会判断（social judgment）是人们在社会知觉及社会印象的基础上对认知客体的评价及推论。

3. 社会认知的特征

（1）知觉信息的选择性：每个人通过其外表、神态、言语、能力、行为等方面的特征，时刻向他人传递个人的信息。

（2）社会认知的互动性：通过对自己的修饰，言谈、举止的选择，来改变认知者的印象。

（3）认知行为的一致性：将认知的对方作为一致性的认知对象来观察。

（4）社会认知的主观性：人们常根据有限的信息对他人做出判断、猜测。

4. 社会认知的偏差　人际交往过程中，个体的认知受到很多因素的影响，对他人的总体印象在有限的信息基础上形成，因此对他人的认知可能发生偏差。

（1）首因效应（primary effect）：又称第一印象，指观察者在首次与对方接触时，根据对方的仪表、打扮、风度、言语、举止等外显行为所做出的综合判断与评价而形成的初次印象。首因效应对他人以后的认知发挥重要作用，往往成为能否继续交往的根据。

（2）近因效应（recent effect）：指最后的印象对人的社会认知具有重要的影响。近因效应不同于首因效应，近因效应在信息断续被感知，以及感知客体是熟悉的人时具有重要作用。

（3）晕轮效应（halo effect）：又称人际关系中的光环效应，主要指人际交往中对一个人的某种人格特征形成印象后，依此来推测此人其他方面的特征。晕轮效应包括正晕轮和负晕轮，正晕轮是对他人的正面印象的推广，而负晕轮是对他人负面印象形成后对其他方面的泛化否定。

（4）社会固定印象（social stereotype）：指某个社会文化环境对某一社会群体所形成的固定而概括的看法。社会固定印象往往不以直接经验与事实材料为基础，而是以惯性思维为依据，形成固定的看法，而导致对他人认知的偏差。

（二）人际关系 PAC 分析理论

人际关系 PAC 分析理论又称相互作用分析理论（transactional analysis），由加拿大社会心理学家艾瑞克·伯恩（Eric Berne）于 1964 年在《人间游戏》一书中提出，是一种提高人际交往能力及促进沟通交流的方法。

1. 理论的主要内容　此理论基于弗洛伊德的心理"自我意识状态"理论，认为每个人在心理及性格上有 3 种自我状态：父母自我意识状态（parents ego state）、成人自我意识状态（adult ego state）及儿童自我意识状态（child ego state），分别用 PAC 表示。这三种状态是一个人在其成长过程中逐渐形成并成为其心理结构的组成部分。

（1）父母自我意识状态：处于父母自我意识状态的人常以父母对待子女的态度及行为来表现自己，以权威及优越感为特征。行为表现为凭主观印象、统治、命令、独断专行、滥用权威。特有的语言为"你应该"、"你不能"、"你必须"等。

（2）成人自我意识状态：处于成人自我意识状态的人以客观及理智的态度对待事物，以注重客观事实及理智分析为特征。行为表现为以客观的态度面对现实，待人接物冷静，慎思明断，能冷静而合乎逻辑地分析情况，尊重他人，明确自己行为的后果。特有的语言为"我的想法是"、"这可能是"。

（3）儿童自我意识状态：处于儿童自我意识状态的人具有儿童样的冲动。行为表现为无主见、好奇、冲动、遇事萎缩、感情用事、容易激动愤怒。特有的言语为"我猜想"、"我不知道"。

2. 按照 PAC 分析改善人际关系　PAC 分析理论认为虽然每个人都具有 3 种不同的人格意识状态，但人们在相互交往过程中都会表现出一种主导状态的人格意识。如果交往双方都按照对方的期望表现出相应的人格意识状态，属于"互补型"的人际关系，容易加深人际关系；如果交往双方没有按照对方的期望表现出相应的人格意识状态，则属于"交错型"的人际关系，容易导致误会、紧张及友好关系的中断。根据 PAC 分析，人们可以更好地了解相互作用过程中的心理状态，了解自己及他人的行为动机，分析人际交往过程中的心理意识状态，以利于人际关系的改善。

（三）人际关系平衡理论

人际关系平衡理论又称纽科姆"A-B-X"理论（Newcomb's A-B-X Model），是关于认知过程中人际互动与认知系统的变化及态度变化之间的相互关系的假说，由美国社会学者西奥多·纽科姆（Theodore M.Newcomb）于 1953 年提出。这一理论认为，人与人之间的关系，不仅由彼此的吸引力和交往所决定，还牵涉到第三者（图 4-5）。

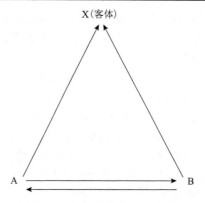

图 4-5 纽科姆的 A-B-X 理论

（1）理论的主要内容：此理论认为 A、B 代表相关的两个人，X 则表示沟通的客体（人、事、物或观念）。从图 4-5 中可以看出：A 与 B 和 X 之间构成了三角形的三个角。如果 A、B 存在友好关系，且对 X 的认识一致，那么 A-B-X 模型就形成一个稳固的等腰三角形。A 与 B 之间的吸引力越小，A 与 B 之间的距离就越大，但是为了保证这个模型对称，必须维持 A-X 和 B-X 这两条边对等的关系。如果 A 和 B 对 X 产生了不同的认识，那么 A-X 和 B-X 就无法形成对等关系，A-B-X 模型就会失去对称和平衡，而 A-B 之间的失衡关系会加速 A 和 B 关于 X 的不一致观点。

（2）平衡关系的四种情况（图 4-6）：①B 喜欢 A，A 喜欢 X，于是 B 也喜欢 X；②B 喜欢 A，A 不喜欢 X，于是 B 也不喜欢 X；③B 不喜欢 A，A 不喜欢 X，于是 B 喜欢 X；④B 不喜欢 A，A 喜欢 X，于是 B 不喜欢 X。以上 4 种情况 A-B-X 模型均形成了稳固的等腰三角形，交往的双方人际关系稳定。

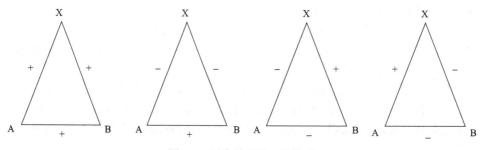

图 4-6 平衡关系的四种情况

（3）不平衡关系的四种情况（图 4-7）：①B 喜欢 A，A 不喜欢 X，而 B 喜欢 X；②B 喜欢 A，A 喜欢 X，而 B 不喜欢 X；③B 不喜欢 A，A 喜欢 X，而 B 也喜欢 X；④B 不喜欢 A，A 不喜欢 X，B 也不喜欢 X（负相关）。以上 4 种情况 A-B-X 模型无法保证对称和平衡关系，交往的双方人际关系紧张。

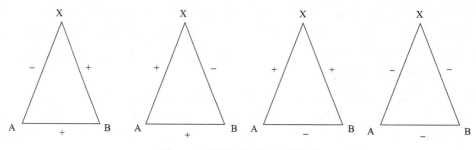

图 4-7 不平衡关系的四种情况

三者相乘为正，则三者关系协调，处于平衡状态，反之三者关系不平衡，甚至处于紧张、敌对状态，需要加强沟通，改变态度，恢复平衡。

（四）人际关系的心理方位与心理距离学说

1. 人际关系心理方位学说

（1）心理方位的概念：人际关系的心理方位是人际交往的双方在互动过程中产生的心理上的主导性及权威性的程度，是评价及衡量人际关系的基本指标之一。心理方位包含心理差位关系和心理等位关系两种状态，心理差位关系指人际交往中一方从心理上具有主导性或权威性，彼此之间具有心理上的上下之分的关系；心理等位关系指双方在交往过程中没有心理上的上下之分的关系。

（2）心理方位的基本类型：①按照心理方位的确定方式可划分为法定权威型和精神权威型。法定权威型，即确定交往双方心理方位关系的因素是社会地位或角色关系，属于外因性因素，不一定得到对方的心理认可；精神权威型，即确定交往双方心理方位关系的因素是双方心理上的共同认可，属于内因性因素。②按照心理方位的表现形式可划分为外显型心理方位和内隐型心理方位。外显型心理方位，即交往双方在角色行为的表现上具有明显的上下位之分，在公开场合承认彼此的心理差位关系；内隐型心理方位，即交往双方在角色行为的表现上不明显，旁观者难以分辨。③按照心理方位确定的时间可划分为始定位型心理方位关系和渐定位型心理方位关系。始定位型心理方位关系，双方在开始建立人际关系时就确定了心理方位关系，随着交往的加深，心理方位可能发生改变；渐定位型心理方位关系，双方在开始建立人际关系时没有确定心理方位，在人际互动过程中逐渐确立，最后形成固定的模式。

2. 人际关系的心理距离学说

（1）心理距离的概念：人际关系的心理距离指两个社会角色因情感亲疏程度而表现出的人际的心理距离的变化。人际的心理距离接近，为正性人际关系，一般用心理相容性表达；人际的心理距离疏远，为负性人际关系，一般用心理相斥性表达。

（2）心理距离的规律：人际关系的心理距离遵守一定的发展规律。①双向距离不等值的规律，由于人际交往的双方在社会文化、个人背景及个性心理特征等方面存在差异，且双方对心理距离等值与否的认知具有主观性，因此人际关系中双方的心理距离可能不会绝对相等，这也是引发人际冲突的主要原因之一。②认知距离与实际距离不等值的规律，认知距离是个体对人际关系心理距离的社会认知，常根据经验与体会确定，这种主观的判断与推测可能与实际距离存在偏差，偏差越大越可能引发个体的心理失衡，造成人际冲突。③基础距离与即时距离不等值的规律，基础距离是人际双方在长期交往中形成的心理距离，即时距离是双方在某一时刻或某一特定人际互动过程中产生的心理距离，在人际交往过程中，即时距离随着基础距离变化，基础距离越近，即时距离的调节越迅速，但是在一段时间内发生多次增大即时距离的事件，也会影响双方的基础距离。

（五）人际吸引

1. 概念 人际吸引又称为人际魅力，是人与人之间产生的彼此注意、欣赏、倾慕等心理上的好感，从而促进人与人之间建立感情的过程，表现为心理距离的缩短，其为人际交往的第一步。

2. 人际关系的影响因素

（1）接近吸引：一般来说，生活上空间距离较小，特征相似的人比较容易相互吸引。

（2）相互性吸引：相补吸引；相悦吸引。

（3）个人特质吸引：仪表吸引、才能吸引、品质吸引。

三、人际关系的发展原则及发展过程

人际交往双方相遇、相识、相知的发展过程可因个体差异有长有短。不同学者对人际关系的发展有不同理解。

（一）人际关系的基本原则

人际关系的原则（principle of interpersonal relationship）是人们根据人际关系发展规律所归纳的人际行为原则，是人们在人际交往过程中应该遵循的标准或规则。

（二）人际关系的建立及发展

1. 人际关系发展状态学说　美国心理学家乔治·列文格尔（George Levinger）和雅普·斯诺克（Jaap D. Snoek）于1972年提出，人际关系从完全无关系到亲密关系要经过一系列的发展过程，并以人际关系状态图直观地描述了人际关系发展状态的一般规律。

（1）零接触状态：指双方尚未明确意识到对方的存在，双方完全无关。

（2）开始注意状态：指交往的真正开端，表现为对交往对象的注意、选择、认同等多种形式的心理及社会活动，分为以下两种。

1）单向注意状态：指一方开始注意到另一方的存在，试图了解对方，但尚无任何接触或联系。

2）双向注意状态：指双方均注意到对方，但仍以旁观者的态度注意，没有直接接触。

（3）表面接触状态：指一方或双方受对方的吸引，主动接近对方，通过直接接触形成表面接触的人际关系联结，但尚无任何感情卷入。此状态是双方的"第一印象"，对人际关系能否建立及发展具有重要意义。

（4）情感卷入状态：指双方开始情感交流，共同的心理领域被发现且彼此相互感知，表达并分享彼此的感觉、情感及愿望。按照情感融合的程度可分为以下3种状态。

1）轻度卷入状态：指双方共同的心理领域范围较小，有一定的心理距离，情感联系处于较低水平，彼此间沟通仅局限于个人的兴趣、爱好等较浅层次的内容。

2）中度卷入状态：指双方感受到较多的共同心理领域，心理距离不断缩小，情感联系及融合范围逐渐扩大，开始将对方视为知己，分享彼此的私人信息、意见及情感等深层次问题。

3）深度卷入状态：指双方感受到许多的共同心理领域，心理距离不断接近，情感联系及融合达到相互依赖的程度，彼此间具有高度一致的感觉，双方无需任何语言就能完全理解对方的体验及感受。

人际关系的发展虽然是一个渐进的过程，但在任何阶段都可能发生停滞。现实生活中，许多人际关系都停留在中度卷入阶段上往复循环，只有极少数能发展到深度卷入阶段。

2. 人际关系的恶化过程　美国人际传播学者朱迪·皮尔逊（Judy C. Person）在《人际关系》一书中提出了人际关系的恶化过程。她认为人际关系的恶化是冲突、内耗及侵犯的结果。根据冲突及内耗的性质及程度，可以将人际关系的恶化过程分为分歧、冷漠、疏远及终止四个阶段。

（1）分歧阶段：此阶段以双方的共同情感逐步消失，差异逐渐显现为特征。在人际关系发展的任何时期，都可能存在个体间的差异，当人际关系处于上升阶段时，分歧或差异会被忽视或忽略。而到一定程度时，个体的属性表现出来，双方的差异也会逐渐显现而出现分歧。

（2）冷漠阶段：此阶段以一方或双方的冷漠为特征。交往双方开始放弃增进沟通的努力，交往的氛围冷淡，言语沟通和非言语沟通都缺乏热情。

（3）疏远阶段：此阶段以双方的回避及疏远为特征。交往的一方在痛苦情绪体验的基础上，产生对双方人际关系的反感甚至厌恶倾向。表现为疏远的具体行为，并渗透到彼此关系的各个方面，形成了远距离甚至是零距离的接触状态。

（4）终止阶段：此阶段以人际关系的结束为特征。由于双方的不断冷漠及疏远，导致人际关系进一步恶化，双方完全失去联系，表现为对关系的任何想象都会产生负性情绪，向对方传递保持距离的信息，千方百计地终止人际关系。

人际关系的恶化过程不会完全按照一个简单的逻辑推理过程而孤立完成，它受到个人、社会、心理环境及时间因素的影响。许多人际关系在恶化过程中，受到经济、法律、互利等因素的影响，可能会使双方的关系一直维持在冷漠阶段。

四、护患关系

护患关系是护理人际关系的核心，是帮助性的专业关系，只有建立在相互信任、相互理解的基础上，才能更好地满足服务对象的各种需要，为其提供真正高质量的护理服务。因此，护士有必要学习护患关系的相关理论知识，以促进建立和发展良好的护患关系。

（一）护患关系的概念及特征

1. 护患关系的概念　护患关系（nurse-patient relationship）是护理工作过程中护士与患者在相互尊重并接受彼此文化差异的基础上，形成和发展的一种工作性、专业性和帮助性的人际关系。护患关系是护士与患者之间在特定环境及时间段内互动所形成的一种特殊的人际关系，以患者的治疗和护理为中心，也会受到其他人际关系的影响，包括医护关系、护护关系、护士与家属及其他人员的关系。

2. 护患关系的特征　护士与患者的双向关系在特定的背景下形成，以一定的目的为基础。因此，护患关系有其自身的特性，具体表现为以下几点。

（1）工作关系：护患关系是护士为了满足护理工作的需要，以专业活动为中心的一种职业行为。不管患者是何种身份、年龄、性别、职业，护士都要一视同仁，应用自身的专业技能满足患者生理、心理、精神等方面需要的人际关系。

（2）以患者为中心的关系：护患关系以保证患者的身心健康为目的，因此，护患交往必须以解决患者的护理问题为核心，以维护和促进患者的健康为宗旨，以对患者的作用及影响为评价标准。

（3）多方位的关系：护患关系不仅局限于护士与患者之间，还涉及医生、亲属、后勤人员及行政人员等，这些关系会多角度、多方位地影响护患关系。

（4）短暂的关系：护患关系是在护理服务过程中存在的一种人际关系，护理服务结束，这种人际关系就会随之结束。

（二）护患关系的基本内容

护患双方受到生理、社会心理、文化环境、教育、经济等多种因素的影响，在互动过程中形成不同内容的护患关系，主要包括以下几种。

1. 技术性关系　是护患双方在一系列的护理技术活动中所建立起来的，以护士拥有相关的护理知识及技术为前提的一种帮助性关系。在这种技术关系中，护士拥有技术并将所掌握的技术服务于患者，故处于主动地位。技术性关系是护患关系的基础，是维系护患关系的纽带。如果护士没有扎实的护理知识、良好的护理技能，以满足患者在疾病的治疗及护理方面的需要，则难以建立和维持良好的护患关系。

2. 非技术性关系　是护患双方在交往中所形成的道德、利益、法律、价值等方面的关系，体现护士的服务态度和服务作风等内容，主要包括以下几个方面。

（1）道德关系：是非技术关系中最重要的内容。由于护患双方受所处的地位、教育、经济、职业等多种因素的影响，在护理活动中容易对一些问题或行为在理解及要求上产生矛盾或分歧。为了避免矛盾，护患双方必须按照一定的道德规范来约束自身的行为，并尊重对方的权利与利益。

（2）利益关系：是指护理活动中护患双方发生的物质和精神方面的利益关系。患者的利益表现在支付了一定的费用后得到有效的治疗与护理，解除病痛，恢复健康。护士的利益表现在付出劳动后得到物质报酬，以及由于患者康复而得到的精神利益。

（3）法律关系：是指护患双方在护理活动中各自的行动和权益都受到法律的约束和保护，并可在法律规定范围内行使各自的权利和义务。如法律规定，护士从业应具有相应的资格、权利、责任及行为规范，患者享有医疗等权利。

（4）文化关系：护理活动在一定的文化背景、文化氛围中进行。因此，护患关系也是一种文化。护患双方在交往过程中需尊重对方，并根据对方的文化背景采用不同的沟通方式。

（5）价值关系：是指护患双方在护理活动的相互作用及影响中实现了人的社会价值。护士通过运用护理知识与技能促进患者康复，实现了人生价值。患者接受护理服务后恢复健康重新返回工作岗位，以实现个人的社会价值。

在医疗服务过程中，技术与非技术两个方面的交往是相互依赖、相互作用、相互联系的。非技术性交往的成功可以增进患者对护理的依赖性及护士对工作的热情，从而有利于技术性交往，而技术性交往的失败如护士打错针、发错药等，也会影响非技术性交往。

（三）护患关系的基本模式

1956年，美国精神科医生托马斯·萨斯（Thomas S.Szasz）和马克·荷伦德（Marc H.Hollender）在《内科学成就》上发表《医患关系的基本模式》一文，提出医患关系的3种模式。护患关系的基本模式在此基础之上建立，并根据护患双方在建立和发展护患关系的过程中所发挥的作用、心理方位、主动性及感受性等因素的不同，分为以下3种基本模式。

（1）主动-被动型：是一种传统的、单向性的、以生物医学模式及疾病的护理为主导思想的护患关系模式，其特征是"护士为患者做什么"。在此模式下，护士处于主导地位，将自身的意见施加于患者，患者处于被动接受护理的从属地位，绝对服从护士的处置与安排。护患双方存在显著的心理差异。

此模式过分强调护士的权威，而忽略了患者的主观能动作用，只适用于昏迷、休克、精神病、智力严重低下的患者及婴幼儿等，此类患者缺乏正常的思维与自理能力，需要护士具有高度的责任心、耐心及职业道德。

（2）指导-合作型：是微弱单向的，以生物-医学-社会心理及患者的护理为主导思想的护患关系模式，其特征是"护士教会患者做什么"。在此模式下，护士仍处于主导地位，但患者有一定的主动性，可以向护士提供有关自己疾病的信息，也可以提出意见和要求，但应以执行护士的意志为基础，以主动配合为前提。护患双方存在微弱的心理差位。

此模式中护患关系仍然不完全对等，如果护士过分强调"合作"，就很容易忽视患者的意见，只适用于急危重症、重病初愈、手术及恢复期的患者等，此类患者神志清楚，但病情重，病程短，对疾病的治疗及护理了解少，需要依靠护士的指导，以便更好地配合治疗与护理。因此，需要护士有良好的护理道德，高度的工作责任心，良好的护患沟通及健康教育技巧，使患者早日康复。

（3）共同参与型：是双向的、以生物-医学-社会心理及人的健康为中心的护患关系模式，其特征是"护士帮助患者自我恢复"。在此模式下，护患双方处于平等地位，双方相互尊重，相互学习，相互协商。患者不仅要合作，还应积极主动地参与护理讨论，向护士提供自身体验，并在体力允许的情况下，独立完成某些护理措施，如洗头、服药等。护患双方为心理等位关系。

此模式中，护士积极协助患者进行自我护理，双方对护理目标、护理方法及护理结果都较为满意，主要适用于慢性病患者，此类患者不仅清醒，而且对疾病的治疗及护理比较了解。因此，护士应全面了解疾病对患者生理、心理、精神等各方面的影响，以患者的整体健康为中心，尊重患者的自主权，给予充分的选择权，以恢复患者在长期患病过程中丧失的信心和自理能力，使其在功能受限的情况下有较高的生活质量。

在临床实践中，这3种模式是客观存在的，并没有好坏之分，选择哪一种关系模式不仅取决于患者的疾病性质，而且需考虑到患者的人格特征等。此外，护士同患者间的关系类型不是固定不变的，而是随着患者病情的变化，可以由一种模式转向另一种模式。例如，对一个昏迷患者，入院初期可按照"主动-被动"模式进行护理，随着患者病情的好转及意识的恢复，可以逐渐转入"指导-合作"模式，当患者进入康复期，就逐渐变为"共同参与"模式。

（四）护患关系的分期

护患关系的建立与发展一方面是出于患者身心健康的需要；另一方面是出于护士工作的需要。

因此，护患关系的建立与一般人际关系的建立规律有所区别，其过程可分为以下 3 个阶段。

（1）观察熟悉期：是指护患双方从开始接触到熟悉，并初步建立信任关系的阶段。此期护士需向患者介绍治疗环境及设施、医疗场所各项规章制度、参与治疗的医护人员等，并初步收集患者生理、心理、社会文化及精神等各方面信息与资料。患者也应主动向护士提供相关资料，为进一步治疗与沟通奠定基础。在此阶段，护士与患者接触时展现的良好仪表、言行及态度等都有利于护患间信任关系的建立。

（2）合作信任期：是指护患双方在初步建立信任关系的基础上开始护患合作，是护患关系最重要的阶段。此期护士需与患者共同协商制订护理计划。护士对患者应一视同仁，尊重患者人格，维护其权利，主动提供周到的服务，而患者也应做到遵守相关制度，配合护士完成护理计划。在此阶段，护士的知识、能力及态度等都是建立良好护患关系的基础。

（3）终止评价期：是指护患双方通过密切合作，达到了预期护理目标，护患关系即将进入终止阶段。此期护士应在此阶段来临前为患者做好准备，并进行有关评价，如护理目标是否实现，患者对自己目前的健康状况是否满意，患者对护理服务是否满意等。此外，护士也需要对患者进行相关健康教育及咨询，并根据患者具体情况制订出院计划及康复计划。患者也应对自身健康状况及护理服务做出正确的评价，为结束护患关系做准备。在此阶段，护士还应继续关注患者的健康状况，不能掉以轻心，避免患者病情反复。

（五）促进护患关系的方法

护患关系是一种专业性的帮助关系，良好的护患关系不仅可以帮助患者战胜疾病，恢复身体健康，而且对保障及恢复患者的心理健康有重要意义。而在促进护患关系向良性方向发展的过程中，护士起着主导性作用。因此，护士有必要掌握促进护患关系的方法与技巧。

1. 创造和谐氛围，尊重患者意愿 护士应着力创造一个有利于护患沟通的和谐氛围，使患者在安全、支持性的环境里，保持良好的心态接受治疗并恢复健康。护士还应充分尊重患者的意愿，平等对待每一位患者，使患者感受到被理解和被接纳，减轻患者由于患病而引发的心理问题，以发展良好的护患关系。

2. 获得患者信任，鼓励共同决策 护士需主动与患者沟通交流，提供关于疾病的信息，做好心理护理，还应用良好的沟通技巧获得患者的信任，并鼓励患者共同决策，由此帮助患者缓解焦虑、平复情绪，而且可增强患者对护士角色功能及护理工作的认识，有助于消除由于角色定位模糊对护患沟通造成的影响，更好地满足患者的需求。

3. 提高业务水平，维护双方权益 精湛的业务水平不仅可以增加患者的信任感，有助于护患关系的建立，还是保障护患双方合法权益的重要条件。护士是维护患者权益的主导者，必须为患者提供齐全的护理服务。如果由于护士的理论及技能因素为患者的健康埋下隐患，甚至导致不良后果，护士则负有不可推卸的责任。

4. 注重沟通技巧，促进角色转换 良好护患关系的建立与发展，需要在沟通过程中实现。护士运用良好的沟通技巧，不仅可以避免护患间产生误解或冲突，而且有利于增加彼此间的了解和信任，进而促进良好护患关系的建立。此外，护士要理解患者因患病而承受的社会心理负担，运用恰当的沟通技巧协助患者减少角色冲突，促进角色转换。

五、人际沟通

人际沟通随着人类社会的形成而产生，是人类社会交往的基本形式，是人们彼此之间运用语言符号系统或非语言符号系统传递信息的过程，也是建立人际关系的基础。理解人际沟通的基本知识，能促进人们之间的有效沟通。

（一）人际沟通的概念

1. 概念 沟通（communication）作为一个社会心理学名词，有狭义及广义之分。狭义的沟通指以信息符号为媒介，人与人之间所进行的信息、思想及感情的交流。广义的沟通是指人类整个社会的沟通，不仅包含信息、情感及思想的沟通，同时也包含相互作用个体的全部社会行为，以及采用各种大众传播媒体所进行的沟通。本章所指的沟通为人际沟通（interpersonal communication），是人与人之间借助语言和非语言行为，进行彼此间传递信息、思想及感情的过程。

2. 意义

（1）信息沟通的功能：人与人之间通过人际沟通交流信息，既可以将信息传递给他人，又可以获得自己需要的信息。

（2）心理保健的功能：人们通过沟通，可以诉说自己的喜怒哀乐，促进双方的情感交流，增加个人的安全感，消除孤独、空虚等情绪，化解忧虑及悲伤，从而使人心情愉悦、精神振奋，维持正常的精神心理健康。

（3）自我认识的功能：人与人之间的不断交往及沟通，为个体提供了大量的社会性刺激，不仅有利于个体社会性意识的形成与发展，而且在个体与他人的比较中可以认识及完善自己。美国心理学家里昂·费斯廷格（Leon Festinger）曾说："人在缺乏客观非社会标准的情况下，会通过与他人的对比来认识及评估自己。"

（4）建立及协调人际关系的功能：通过沟通，人们明确在社会中需要遵循的团体规范和社会行为准则，规范自身的社会行为，保证社会处于和谐、稳定、有序的状态之中。此外，当社会成员间出现误会或冲突时，通过人际沟通，理解他人的处境和感受，认识自己的缺陷或向他人表明自己的思想、观点或意见，可消除矛盾，从而协调人际关系。

（5）改变知识结构、态度及能力的功能：在与他人交往和沟通过程中，可以获得对自己有意义的知识、信息和社会经验，从而改变自己的知识结构，提高综合能力。此外，通过与他人交换意见，分享思想及感受，可以改变自己原有的态度，对人、事、物形成正确的认识。

（二）人际沟通的基本特征

1. 人际沟通的发生不以人的意志为转移。
2. 人际沟通的每一个个体都是积极的个体。
3. 人际沟通使用的信息代码及其规则必须是沟通双方都认同的。
4. 人际沟通必须保证内容与人际关系的统一。
5. 人际沟通涉及语言和非语言行为。
6. 人际沟通受内部因素、情境因素的制约。
7. 人际沟通是整体信息的交流。

（三）沟通交流的基本要素

人际沟通是由多个要素组成的动态的和多维的复杂过程，各构成要素及相互间的关系见图4-8。

1. 沟通的触发体（referent） 沟通的触发体指能触发个体进行沟通的所有刺激或理由，包括各种生理、心理、精神或物质环境等因素，有时又称信息背景。一个信息的产生，常会有一个信息背景，包括信息发出者过去的经历、对目前环境的感受、对信息发出后产生的后果的预测等。

2. 信息发出者和信息接收者 信息发出者（sender）又称为信源，是将信息编码并传递的人。信息发出者把观点和情感转换成语言或非语言的符号并将其组成信息的认知过程称为编码。信息编码的方式受信息发出者个人的生活背景、教育程度、价值观、抽象推理能力等因素的影响。

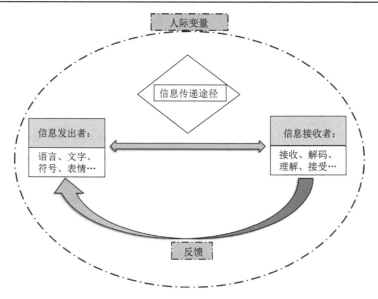

图 4-8　人际信息交流的基本模式

信息接收者（receiver）是接收信息以及将信息解码的人。信息接收者理解及感受信息发出者所发出信息的过程称为译码。由于传递的信息受到信息发出者背景因素的影响，信息接收者在译码时需要考虑信息发出者的背景资料，以准确地理解信息。此外，信息接收者受其教育程度、抽象推断能力、价值观、生活背景的影响，对信息可能有不同的理解及诠释。信息接收者译码的准确性在很大程度上取决于沟通双方在知识、经历及社会文化背景方面的相似度。如果译码后的信息含义与信息发出者表达的意义一致，则沟通有效。反之，如果信息接收者错误地解释了信息发出者传递的信息，将会导致无效的沟通。

3. 信息（message）　是指信息发出者传达的思想、观点、意见、感情、态度和指令等。信息具有一定的内容及意义，可能还带有背景因素的色彩及信息发出者的风格。信息通过一定的符号（如面部表情、语言等）来表示，这些符号又按一定的规则（如语法规则）组织，这种有组织并能表达一定内容意义的符号称为代码。

4. 传递途径（channel）　也称信道，是指信息由一个人传递到另一个人所通过的渠道，是通过视觉、听觉、嗅觉、味觉、触觉传递和接收信息的手段或媒介。沟通的途径要适合传递的信息，应有助于使信息发出者表达的信息更清晰。在人际交往中，信息往往通过多种渠道传递，信息发出者在传递信息时使用的沟通途径越多，人们越容易正确地理解信息的内容。

5. 反馈（feedback）　是由信息接收者返回到信息发出者的信息，也称为反映。反馈可以是语言的、非语言的，或者二者兼有。反馈有利于了解信息是否准确地传递给信息接收者，以及信息的意义是否被准确地理解。因此，在沟通过程中，信息发出者应时刻注意寻求信息接收者的反馈，以确认自己发出的信息是否被信息接收者准确地接收。

6. 人际变量（interpersonal variables）　是影响信息发出者和信息接收者双方的因素，包括感知、教育和生长发育水平、社会文化、价值观和信念、情绪、性别、角色和关系以及身体健康状况等。如同样的信息内容，向两个不同的个体发送，很可能出现不同的解释。

7. 环境（environment）　是信息发出者与信息接收者相互作用的场所。为了获得有效的沟通，沟通的环境应该满足参与者对物理或情感上舒适及安全的需求。噪声、温度过高或过低、存在使人分心的事物以及缺乏隐私的空间，容易使人产生混淆、紧张和不适而影响沟通。

知 识 拓 展

知 觉 检 核

在人际沟通过程中,如果一个人一厢情愿地认为自己的理解是事实,可能会给彼此间的沟通带来很多麻烦,即使理解是正确的,然而义正词严、一针见血的评价很可能让对方进入防卫状态。知觉检核(perception checking)的技巧为这些问题的解决提供了更好的方法。完整的知觉检核程序包括:①描述注意到的行为;②列出关于此行为至少2种可能的诠释;③请求信息发出者对行为诠释做澄清。例如,"当对方下车后大力地关上车门"(行为);"不确定对方是否在生气"(第一种诠释);"或者对方只是比较匆忙"(第二种诠释);"对方真正的感觉是怎样?"(请求澄清)。知觉检核有助于正确了解他人,它并不假设第一印象正确,其目的是相互了解,因此进行知觉检核需要沟通双方彼此配合。

使用知觉检核的时候,有几点注意事项:

完整性:知觉检核,不需要包含完整的步骤才能奏效,比如单一的诠释加上请求澄清:"你最近很久没来坐坐,发生什么事了吗?"或者只是简单的"怎么了?"。

非语言行为的一致性:控诉的语调或是有敌意的姿态会和要求澄清的真诚语言相矛盾,因为你的非语言信息暗示了你对别人真正的态度,仿佛你早已对此下了断言。

文化支配:低语境环境(北美和欧洲)和高语境环境(亚洲),"直言直语"这样的技巧或根据文化的差别而效果迥异。

保留颜面:知觉检核的沟通方式,除了为澄清疑惑的信息外,还可以作为给别人"留面子"的一种沟通方式。

(四)沟通交流的层次

美国心理学家约翰·鲍威尔(John J.Powell,1925—2009年)在《为什么我不敢告诉你我是谁?》*Why I Afraid of Tell You Who I Am*? 一书中提出,根据人际交往中交往双方的信任程度、参与程度及个人希望与他人分享感觉程度的不同,可以将沟通分为以下几个层次。

1. 一般性沟通(cliché conversation)　是沟通的最低层次。沟通的双方仅涉及一些表面性的、肤浅的、社会应酬性话题,如问候类的话语或谈论天气等,不涉及个人的问题。此层次的沟通适用于初次交往的双方,因为属于一般性交谈,所以双方有一定的安全感。如果双方有意建立更深层次的人际关系,将会结束这种表面意义上的沟通,向更深的层次转移。

2. 事务性沟通(fact reporting)　是沟通的双方仅简单地陈述个人的实际情况,是一种纯工作性质的沟通,目的是将信息准确地传递给对方。沟通过程中不掺杂个人的意见及感情,也不涉及私人关系。当沟通的双方感到对方是可以信任的时候,沟通才能移向较深层次。

3. 分享性沟通(shared personal idea and judgment)　是沟通的双方除了传递信息外,还分享个人的观点和判断。该层次的沟通需要建立在一定的信任基础之上,沟通者希望表达自己的观点和判断,并与对方分享,以达到相互理解的目的。

4. 情感性沟通(shared communication)　指沟通的双方除了分享对某一问题的观点和判断外,还会表达及分享彼此的感觉、情感及愿望。通常交往时间长、信任程度高的人们才会进入该层次沟通。

5. 共鸣性沟通(peak communication)　是沟通的最高层次,指沟通的双方达到了一种短暂的、高度一致的感觉。在此层次,有时沟通的双方不需要任何语言就能完全理解对方的体验、感受以及希望表达的含义。不是所有的人际沟通都能达到这一层次,只有非常相知的人才能进行共鸣性沟通。

在人际沟通过程中，沟通的各种层次均可出现，在不同的情景中，面对不同的沟通对象，应针对沟通的内容选择适合的沟通层次。

（五）沟通交流的基本方式

按照沟通的方式不同可以将人际沟通分为语言性沟通及非语言性沟通两种。

1. 语言性沟通（verbal communication）　使用语言、文字或符号进行的沟通称为语言性沟通。语言是把思想组织为有意义的符号工具及手段。只有当信息发出者与信息接收者清楚地理解了信息的内容，语言才有效。语言性沟通的类型有以下几种。

（1）书面语言（writing language）：以文字及符号为传递信息工具的交流载体，即写出的字，如报告、信件、文件、书本、报纸等。书面沟通不受时空限制，传播范围广，具有标准性及权威性，并便于保存，以便查阅或核查。

（2）口头语言（oral language）：以语言为传递信息的工具，即说出的话，包括交谈、演讲、汇报、电话、讨论等形式。口头语言具备信息传递快速、反馈及时、灵活性好、适应面广以及可信度较高等优点。口头语言沟通是所有沟通形式中最直接的方式。

（3）类语言（analogous language）：指伴随沟通所产生的声音，包括音质、音域及音调的控制，嘴型的控制，发音的清浊、节奏、共鸣、语速、语调、语气等的使用。类语言可以影响沟通过程中人的兴趣及注意力，且不同的类语言可以表达不同的情感及态度。

2. 非语言性沟通（non-verbal communication）　指不使用词语，而是通过身体语言传递信息的沟通形式，伴随着语言沟通而存在的一些非语言的表达方式和情况称为非语言性沟通，包括面部表情、目光的接触、手势、身体的姿势、气味、着装、沉默，以及空间、时间和物体的使用等。非语言性沟通的类型有以下几种。

（1）环境安排（environment arrangement）：环境包括物理环境及人文环境，物理环境包括建筑结构、空间的布置、光线、噪声的控制等；人文环境包括是否需要有他人在场，环境是否符合沟通者的社会文化背景，能否满足隐私的需求等。环境的安排及选择体现出信息发出者对沟通的重视程度。

（2）空间距离及空间位置（space distance and space position）：美国精神病学家和系谱专家罗伯特·索默（Robert Sommer，1929—2021年）认为，每个人都有一个心理上的个体空间，这种空间像一个无形的"气泡"，是个人为自己所划分出的心理领地，一旦领地被他人触犯或占领，就会产生非常不舒服的感觉。因此与他人沟通时要有意识地控制、调节彼此之间的距离，根据对方的年龄、性别、人格特征、文化教养以及与对方所处的沟通层次，选择合适的人际距离。同时在沟通中也应注意，个体在人际沟通中所选择的空间位置，会以无声的语言表达其社会地位、心理感受、态度、人际关系、希望承担的角色及义务等。例如，在乘坐电梯时，个体会根据同乘电梯人的年龄、性别及彼此的人际关系等，来选择站立的位置。

（3）仪表（appearance）：包括一个人的修饰及着装等，可以向他人显示其社会地位、身体健康状况、婚姻状况、职业、文化、自我概念及宗教信仰等信息。当沟通的双方见面时，外表会首先被对方关注。仪表可以影响沟通双方对彼此的感知、第一印象及接受程度。

（4）面部表情（facial experience）：通过面部肌肉的协调运动来表达情感状态或对信息的反应。面部表情是非语言沟通中最丰富的表达，人类的面部表情主要可以分为以下八类：感兴趣—兴奋、高兴—喜欢、惊奇—惊讶、伤心—痛苦、害怕—恐惧、害羞—羞辱、轻蔑—厌恶、生气—愤怒等。面部表情是一种共同的语言，尽管人们来自不同国家、不同文化背景，但是面部表情所表达的感受和态度却相似。面部表情所传递的信息可以是对真实情感的展现，可以与真实的情感相矛盾，也可以是对真实情感的掩饰。如法国作家罗曼·罗兰（Romain Rolland）曾说："面部表情是多少个世纪培养成功的语言，比嘴里讲得更复杂到千百倍。"

（5）目光的接触（eye contact）：通常发出的是希望交流的信号，表示尊重对方以及希望听对方讲述。目光的接触是人际最传神的非语言表现，主要用于表达感情、控制及建立沟通者之间的关系。缺乏目光的接触，则表示焦虑、厌倦、有戒心、缺乏自信或其他信息。此外，目光接触的水平影响沟通交流的结果，最理想的情况是双方面对面、眼睛在同一水平上的接触。

（6）身体的姿势（body posture）：包括手势及其他身体姿势，体现了一个人沟通时特定的态度及当时所包含的特定意义，可以反映出态度、情绪、自我概念和健康状况。此外，手势可以用来强调或澄清语言信息，有时手势和其他非语言行为结合起来可以替代语言信息。

（7）触摸（touch）：是人际沟通时最亲密的动作，可以传递关心、牵挂、体贴、理解、安慰、支持等情感。触摸是一种无声的安慰，是一种很有效的沟通方式。但是，触摸也是一种非常个体化的行为，对不同的人具有不同的含义。触摸受性别、年龄、文化及社会因素的影响，它是一种容易被误解的非语言表达方式。因此，在运用触摸时，应注意对方的文化及社会背景，清楚自己触摸的意义，有选择地、谨慎地使用。

知 识 拓 展

发现身体语言的秘密

著名的精神分析学家弗洛伊德曾发现：某位患者在绘声绘色地讲述她的婚姻生活是多么幸福时，却下意识地将订婚戒指在手指上滑上滑下，于是根据她的身体语言耐心询问，患者终于讲出了自己生活中的苦闷和种种的不如意。很显然，行为暴露了该患者无声的身体语言与有声语言之间的矛盾。心理学家认为身体语言的产生源于大脑，当一个人的大脑进行某种思维活动时，大脑会支配身体的各个部位发出各种细微信号，这是人们无法控制而且难以意识到的。因此，身体语言大都发自内心深处，极难压抑和掩盖。

（六）人际沟通的主要障碍

人际沟通是信息在两个或两个以上个体之间的传递过程。很多因素可能对沟通造成阻碍，可能来源于环境、也可能来源于信息发出者或接收者。

1. 信息发出者

（1）缺乏沟通动机：不愿意沟通或很勉强地进行沟通。例如，沟通的双方在交谈过程中，怕暴露隐私，对自己的情况不愿意详细介绍，仅能提供一些分散的信息，造成双方沟通的阻碍。

（2）缺乏沟通技能：不知道如何确定必要的信息、编码、选择合适的沟通渠道以及排除各种干扰等。例如，一次传递的信息量超载，发出信息后不注重反馈，以及编码不当等。

2. 信息接收者

（1）对信息不感兴趣：有许多信息，发出者认为很有必要，但信息接收者并不认同。这种认识上的差异，使接收者被动地接收信息，一般不会得到满意的沟通效果。此外，如信息接收者对发出者怀有敌意、不信任或紧张恐惧，也会影响双方的有效沟通。

（2）缺乏处理信息的能力：有些接收者由于某种原因，如听觉障碍或其他原因不能接收信息，或不知如何寻找适当的沟通渠道来接收信息，接收了信息也不知道如何解码或解码不当，以致不能理解信息的真正含义，影响了沟通的效果。

3. 传递途径 包括途径选择错误、方法无吸引力、工具失灵、外界干扰太大等。例如，当噪声较大时，运用语言方式进行交流，会受到干扰，影响双方的沟通效果。

4. 环境 双方所处环境的光线、温度、安全性及私密性等不佳，未能满足参与者对物理环境的要求或情绪的舒适及安全的需求，因而对沟通的效果造成了影响。例如，在公共场所交谈时，若涉及隐私问题，可能由于私密性不佳，而影响双方的倾诉。

（七）促进有效沟通的技巧

1. 倾听　不仅仅是指礼貌注视和频频点头，它是非常复杂的活动。尽管人类进行简单思考的速度为 150m/s，而信息接收者会集中注意力将信息发出者所传递的所有信息（包括语言和非语言信息）进行分类、整理、评价以及证实，以使信息接收者能够较好地了解信息发出者所说话语的真正含义，即信息接收者不仅听信息发出者说什么，还应根据他所表现的非语言行为来正确解释他所说的话。

倾听过程的元素包括以下几种。

1）听到（hearing）：听是声波传到耳膜引起振动后经听觉神经传送到大脑的过程。听到是一个生理过程，受到很多因素的影响，包括倾听者的听觉水平以及背景噪声等。

2）专注（attending）：是集中注意力，不受其他声音以及进入视野的其他事物的干扰，从而能听清他人所说的话和看清他人所展示的非语言行为。倾听过程中，倾听者并不是专注于每一个听到的信息，而是有选择地滤掉一些信息，愿望、需求、欲望和兴趣等会决定倾听者的选择焦点。

3）理解（understanding）：是倾听者弄清楚说话者所传递信息的意思的过程。沟通学者用倾听忠诚度（listening fidelity）形容倾听者所理解的意思和说话者试图传达的意思之间的匹配程度。

4）回应（responding）：是倾听者对说话者所表达的语言信息和非语言信息的反馈。在积极的倾听过程中，倾听者对说话者给予清楚的反馈，将有助于说话者重新评价自己的沟通。

5）记忆（remembering）：是倾听者记住所接收信息的一种能力。如果倾听者无法记住听到的信息，将枉费其对倾听做出的努力，也会影响双方后续的沟通。

2. 同理他人

（1）概念：同理（empathy）是指侦察和确认他人的情绪状态，并给予适当的反应。也就是说，同理是设身处地以对方的立场去理解其心境的历程。

1）侦察和确认阶段：这是同理的第一个阶段，是指识别和确认他人的感受。此阶段强调的是知觉技巧，要求能够根据对方的语言和非语言线索来确认其情绪状态。

2）适当的反应阶段：同理的第二个阶段强调适当的反应。适当的反应需要运用良好的沟通技巧让对方知道：了解对方所发生的事情；了解对方的心理感受；愿意听对方继续讲下去；愿意给予对方安慰和帮助。

（2）同理他人技巧的使用会让对方觉得，你虽然不是他，但是，你懂他的心，了解他的意思，知道他的感受。当一个人具有同理心时，会让与其沟通的人有一种真正被理解的感觉。

知 识 拓 展

黄金法则与白金法则

人际交往中的黄金法则和白金法则：

黄金法则（golden rule）："你想人家怎样待你，你也要怎样待人"，即待人如待己，个体要像对待自己一样去对待他人。但是一些伦理家指出，在别人不想被以相同的方式对待的情况下，黄金法则不太起效。例如，某人喜欢戏谑嘲弄并不意味着其有权利去戏谑别人，因为对方很可能会觉得这种类型的幽默冒犯或者伤人。为应对这种情况，米尔顿·贝内特（Milton Bennett）提出了白金法则，白金法则（platinum rule）："别人希望你怎样对待他们，你就怎么对待他们"，即待人如所欲，按照别人所希望被对待的方式对待别人，按照白金法则行事的时候，可能考虑到了别人，而损害了自己的需要。但是，这样思考的好处显而易见，良性行为的一个必然要求是同理的能力，它有助于个体认识到相同的情境下，别人想要的和我们想要的有可能不同。

3. 自我暴露　个体通过自我暴露可以让他人了解自己，从而有利于发展亲密关系。

（1）概念：自我暴露（self-disclosure）是指个体在自愿的情形下，将纯属个人的、重要的、真实的内心所隐藏的一切向他人吐露的历程。在人际关系中，自我暴露是必要的历程，通过自我暴露，向对方传递信任，展现愿意与对方更深入交往的诚意。自我暴露的过程通常渐进而缓慢，但是，随着自我暴露的增多，人际关系也更趋亲密、稳固。

（2）约哈里窗口：美国心理学家约瑟夫·勒夫特(Joseph Luft)和哈灵顿·英格汉姆(Harrington Ingham)于 20 世纪 50 年代提出的约哈里窗口（Johari window），可以用来探讨自我暴露与人际关系间的关联。如图 4-9 所示，一个人的自我可以分割成四扇窗，分别为开放的自我、盲目的自我、隐藏的自我和未知的自我。

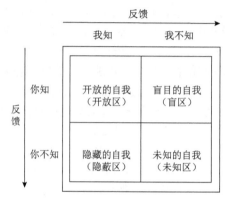

图 4-9 约瑟夫·勒夫特和哈灵顿·英格汉姆：约哈里窗口

1）开放的自我（open self）：即自己知道，他人也知道的部分。每个人的"开放的自我"会因对象、因时、因地而改变。例如，对于好朋友，"开放的自我"会增大；对于陌生人，"开放的自我"会缩小。"开放的自我"的大小即表示自我暴露的程度。

2）盲目的自我（blind self）：指自己不知道，而他人知道的部分。例如，口头禅、小动作或心理防御机制，个人不察觉，他人却看在眼里。

3）隐藏的自我（hidden self）：指自己心知肚明，他人却被蒙在鼓里的部分。例如，人们想表露却尚未表露的态度，刻意抑制、隐瞒的动机、想法或已经发生的事实，如伤心的往事。

4）未知的自我（unknown self）：指的是自己不知道，他人也不知道的部分。可以说，这是自我尚未开发的一片处女地。例如，个人的某些才能最初并未显露，直到某个机缘巧合，才显露出这一才能。

六、助产工作中的沟通

在助产实践过程中，助产士与孕产妇及其家属之间进行有效的沟通是做好助产工作的基本前提，是发展和维系护患关系的基础及必要手段。助产士通过学习并运用恰当的沟通技巧，才能获得孕产妇的信任，从而获得更全面的相关信息，为其制订个体化的整体护理方案，以满足孕产妇生理、社会心理、精神文化等多方面的需要，帮助其顺利度过妊娠和分娩阶段。

（一）护患沟通的概念

护患沟通（nurse-patient communication）是护士与患者之间信息交流及相互作用的过程。所交流的信息与患者的护理及康复直接或间接相关，同时也包括双方思想、感情、愿望及要求等多方面的沟通。

（二）护患沟通的目的

1. 有助于建立良好的护患关系 护患之间积极、有效的沟通有助于建立一个相互信任、理解、关怀的护患关系，为实施护理工作创造良好的社会心理氛围。大多数患者对就诊医院尤其是医护人员是否满意，不仅仅在于他们能否判断诊断、治疗处置及护理措施是否优劣，更在于医护人员是否有责任心和耐心，是否真心关注患者患病体验和就医经历，而这一切都是医护人员通过和患者的沟通来实现的。在沟通的过程中，护士积极关注的态度、恰当得体的语言与非语言运用、真诚有效的共情都有助于促进和谐护患关系的建设维护。

2. 有助于患者的健康　护患之间良好的沟通有助于护士全面收集资料，了解患者的情绪、心理状况、个体需求等；同时也有助于护士为患者实施解释告知、健康指导、康复锻炼、心理护理等，以帮助患者实现预防并发症，提高其自我护理能力，促进康复的目的。

3. 有助于实现护理目标　护士与患者通过沟通商讨其患者的健康问题、护理目标及护理措施，鼓励患者参与疾病的治疗和护理，与患者共同努力，实现护理目标。

4. 有助于提高护理质量　护患间真诚的沟通，有助于护士向患者提供相关的咨询及心理支持，及时收集患者的反馈，促进其身心健康，提高护理质量。

（三）护患沟通的特征

（1）内容特定性：护患之间的沟通是专业性、目的性、工作性的沟通，有特定的内容要求。护患间沟通的内容主要涉及患者在患病期间遇到的生理、心理、社会、精神、文化等方面的问题。

（2）患者中心性：护患间沟通的一切信息均以患者健康及生命安危为中心，以满足患者的需要为出发点和归宿，同时需尊重、信赖、同情、理解及关怀患者。

（3）渠道多样性：护患间的沟通不仅涉及护士与患者，也涉及护士与患者家属、医生及其他相关的健康工作人员的沟通。

（4）过程复杂性：沟通是需要护士应用护理学、社会心理学、人文学、医学等知识，并根据患者年龄、文化程度、社会角色等特点组织沟通的内容，并采用适当的沟通方式，与患者进行有效沟通，以满足双方的需求。

（5）信息隐私性：当护患间沟通的信息涉及患者的隐私时，具有一定的法律及道德意义，需要护士自觉地保护患者的隐私，不能在患者未授权的情况下散播出去。

（四）护患沟通的常用技巧

1. 交谈的技巧

（1）合适的词语：在护患沟通的过程中，护士应充分考虑患者的知识背景、理解能力和感受，选择通俗易懂的、患者能理解的词语与其进行沟通，并尽量口语化，少用或不用患者不易理解的医学术语和医院常用的省略语。如护士术后要观察患者的"排气"情况，就可以用通俗的话询问患者是否"放屁"。必要时，护士也需要因地制宜地学习当地的方言，便于和本地患者无障碍沟通。

（2）合适的语速：护患沟通时，护士应充分考虑患者的精神状态、听力情况，以适当的速度表达信息的内容，给患者一定的时间去消化和理解，以促进有效沟通。

（3）合适的语音和语调：谈话者的语音和语调可以影响信息的含义，从而影响沟通的效果。情绪也可以直接影响说话的语音和语调。因此护患沟通的过程中，护士要注意调整自己的情绪，通过恰当的语音语调传递正确的信息，避免因情绪不良而导致说话的语音语调改变，对患者造成不必要的伤害。

（4）语言的清晰和简洁：谈话者清晰及简洁的语言有助于信息接收者在短时间内准确地理解所传递的信息，也是防止护理差错发生的有效方法。如护士在告知患者一些药物的用法和围手术期注意事项等信息时，应清晰准确地说明，并举一些有助于理解的例子，以重复信息的重要部分，以免引起患者的误解。如护士告知糖尿病患者"明天早上8点，不吃早餐来抽血"，但是患者理解为"不吃早餐，那可以喝水呀"，结果第2天早上患者喝了水过来，导致当天不能抽血进行实验室检查。

（5）适时地使用幽默：护患沟通过程中，护士恰当地使用幽默，可以缓解患者情绪紧张，从而减轻其心理压力，如讲笑话、分享有趣的事件或情景、使用双关语等。但是，在使用幽默时，要选择恰当的场合，如在患者出现严重的健康问题而心情沮丧时使用幽默，可能让患者感觉不被尊重或你对他漠不关心。

（6）时间选择及话题相关性：时间的选择在沟通中非常重要。如果沟通时间选择不当就可能阻碍有效沟通的进行。在临床实际中，护士与患者相互作用的最佳时间是患者表示出对沟通感兴趣的时候。同时，如果沟通的信息与目前的情境具有相关性或重要性，沟通将会更加有效。如当一位产妇正在为如何哺喂新生儿发愁时，此时，护士提供母乳哺育的指导就非常贴切。

（7）恰如其分的赞扬：选择恰当的时机和恰当的方式表达对患者的赞许是增加护理关系的催化剂。赞扬要依据具体事实的评价，内容要具体，尽量少用"你很棒！"、"你表现得非常好！"等简单的词汇。如护士表扬术后的患者"刚才你捂着腹部伤口咳嗽的动作，非常棒！值得其他病友学习！"这位患者得到的肯定，将成为他重整旗鼓的动力。

（8）适宜有分寸的道歉：护理工作中，有时难免会出现点过失，护士需要向患者表达歉意。但是，要把握适宜的道歉分寸，既要体现诚心，又要避免把责任全部揽在自己身上，承担不必要的法律责任。

（9）负面信息告知：作为一名护士，你可能要与患者一起经历从患病到康复，或者出现不良的预后，甚至是死亡。随着情况的改变，护士需要创造性地采用不同的沟通技巧。对于如何向患者传达负面的信息，护士既要选择安静、平和、方便谈话的环境，把握合适的时机，实事求是、准确而慎重地告知患者或者患者家属；同时，又要注意关注患者的病情轻重、人格特点，循序渐进地进行渗透，尽可能减少对患者的精神刺激，以免加重病情。

2. 倾听的技巧 语言交流是双向的，信息发出者如何通过语言传递信息固然重要，但信息接收者积极地倾听同样重要。

（1）使用有效的非语言沟通：中国人说话一般都比较含蓄和委婉。在倾听的过程中，要从信息发出者的语音、语调、姿势、动作和面部表情来理解对方的真实感受。如护士在采集病史过程中，以同样或略低高度坐在患者对面，视线是平视或者比平视略低的角度眼神接触，但不是一直盯着对方看，态度要从容不迫和温文尔雅，必要时可以适当触摸。

（2）以开放性语言提问：在倾听过程中，可以有目的地适当提问，以保证对接收信息的正确理解，在询问病史时，提问要采用开放式语言，如"如何"、"怎么样"、"为什么"尽量避免封闭式提问，如让人回答"是或否"的提问，以获得更多更全面的信息。

（3）理解性回应：厘清你听到内容的重点或者澄清易混淆的谈话内容，最好是以稍微不同的说法再叙述一遍，如此才不会让患者觉得你在重复她的话。同时，对谈话的内容表现出有兴趣的反应，如适当使用"嗯、啊、哦、这样喔、然后呢"等语言回应，点头、不一样的面部表情或重复谈话里的一两个重点词语，表示你在积极聆听。对于患者的感受，要表现出理解对方的感受。

（4）避免使用批评性字眼：护士在聆听患者表达的过程中，尽量避免使用评价、批评或者一些负面性的语言，如"正常吗"、"够吗"、"这是错误的"等语言。

（五）助产工作中常见的沟通错误

在助产实践过程中，不当的沟通技巧会导致信息传递受阻，甚至产生信息被扭曲或无效沟通的现象，从而破坏助产士与孕产妇之间的关系。因此，助产士在沟通过程中，应尽量避免以下情况的发生。

（1）突然改变话题或打断对方谈话：在交谈过程中，当孕产妇的意思尚未表达清楚时，助产士可能以直接改变主题的方式打断其说话，这不仅是不礼貌的行为，而且可能歪曲孕产妇的本意，会阻碍其说出有意义的信息，甚至会失去对助产士的信任。

（2）虚假或不恰当的保证：在助产实践过程中，助产士为了缓解孕产妇的焦虑或恐惧心理，在没有明确把握的情况下，随意做出一些虚假或不恰当的保证。如助产士与一位妊娠期高血压疾病的孕妇进行健康指导，为了缓解孕妇对于胎儿宫内状况的担心，就说"你的血压只是高一点点，胎儿在宫内肯定不会缺氧的"。这种保证很可能无效，甚至让孕产妇感觉到助产士对其问题不重视，影响良好护患关系的建立。

（3）主观判断或说教：助产士在进行健康指导的过程中，如"你不应该这么想"、"你再不听我的，等一下就给你剖宫产"、"你不要说了，听我的就是了"之类的话，通常有一种命令式和说教的强调，让其感觉到：我的想法不对，更加加重孕产妇的焦虑，可能使其感到助产士根本就不理解自己，进而不愿意与助产士讨论其所担心的问题，就会妨碍沟通的有效性。

（4）快速下结论或提供解决问题的方法：因为产科的工作节奏快，为了赶时间，在与孕产妇沟通过程中，如果助产士快速下结论或者直接提供解决问题的方法，容易忽视孕产妇的叙述，可能会使得信息获取不完整。有时，孕产妇可能只需要一个理解他感受的"倾听者"，并不需要提供解决方法的"建议者"。

（5）调查式或封闭式提问：有时，助产士对孕产妇刨根问底持续提问，尤其是对其不愿意讨论和回答的问题也要问个究竟，这会让孕产妇感觉到被利用或不被尊重，从而产生抵触情绪。同时，在采集病史时，如果采用封闭提问，导致沟通无法顺利进行，则助产士无法获得更多的信息。

（6）刺激性负面语言：在与孕产妇沟通过程中，慎用刺激性负面语言，如"你如果不注意卫生，会阴伤口就会感染裂开"，结果导致该产妇听后非常焦虑，担心伤口裂开，使其情绪低落，影响亲子关系的建立。

（六）促进及培养助产士的沟通技巧

娴熟的沟通技巧是建立良好护患关系的基础，也是助产士的一项必备技能。需要得到医院管理者及助产士自身的重视，并加以培养和实践。

1. 医院管理者需加强对助产士沟通能力的培训

（1）培养助产士的职业化态度：助产士是否具备良好的职业化态度决定其为孕产妇服务的行为质量。医院管理者应注重培养护士良好的职业化态度，不仅是护患沟通任务完成的前提，而且是整个护患沟通的核心要素。

（2）沟通知识及技巧的培训：掌握扎实的沟通理论知识是培养良好沟通能力的基础，是熟练运用沟通技巧提高沟通能力的必要条件。管理者可以通过举办各种不同形式的沟通技巧培训班，帮助助产士掌握沟通理论知识和锤炼沟通技巧。

（3）将沟通能力纳入护理质量考核的指标：医院护理管理者应制订科学合理、易于实施的沟通能力考核标准，定期考核评估助产士的沟通能力，帮助助产士认识自身的不足，规范护患间的沟通行为。为进一步改进护理质量提供依据。

2. 助产士自身注重沟通能力的培养　沟通能力是一种能证明和让对方发现你具有社会工作能力的一种能力，是个人的核心竞争力所在。因此，助产士自身需要注重沟通能力的培养。

（1）提高业务技术水平，增加患者的信任感：扎实的助产专业知识以及娴熟的助产技能是获得孕产妇信任的前提，因此，助产士应注重专业知识和技能的培养，不断提高自身的业务水平，才能在保障母婴安全的前提下，进一步满足孕产妇的沟通需求，提高服务质量。

（2）修炼沟通性情和技巧，提高沟通能力：若要取得良好的沟通效果，不但要主动自学沟通相关知识和积极参加医院组织的沟通能力培训班，还要修炼良好的自我性情和意识，在工作中，刻意加以实践和训练，才能切实地提高沟通的能力。

1）认识自我：要说服他人，先要说服自己；要了解他人，先要了解自己；这样才能"知己知彼，百战不殆"。我们要做到清晰地认识自我，才能进行自我价值的正确定位，才会从社会认同和社会道德的高度来克服物质自我、精神自我的片面诱惑,真正形成社会自我的修炼体系和意识动机。

2)情绪管理:要想成为情绪的主人和"EQ 高手",我们应摆正一个基本的人生态度:均衡的处世态度,乐观的为人情怀。在心平气和、海纳百川的指引下,接纳我们所接触的不同文化背景、不同社会经济地位和不同个性特征的孕产妇,我们的沟通才会是有效的。

3)换位思考:是建设性沟通、人际关系持续性发展的重要元素。换位思考到底是什么呢?其实,就是从对方的立场来思考事情,通俗来说,是"理解"别人的想法感受。

4)语言修饰:语言表达恰当与否的真谛是你能否在恰当的时候和适当的场合用得体的方式表达你的观点。要想具有较好的言辞修饰和表达能力,要求我们不断学习、博览群书,才能提高语言沟通能力和非语言沟通能力。

5)实践锻炼:我们具备了修炼沟通意识的理念之后,还应在实践中锤炼沟通技巧。无论是在学习期间,还是实习工作期间,我们都应主动尝试在各种场合与各种人群沟通。因为,凡是与人打交道的工作,实践经验会比书本知识重要和实用很多。每个人的性格特点不同,所处情境不同,与之沟通的方式也会不一样。只有在实践中磨炼自己,不断总结经验,才能逐渐学会有效沟通的技巧,以满足不同疾病患者在任何情境下对沟通的需求。

第五节　护理程序

护士在临床工作中需不断运用科学思维对复杂的临床情境做出合理决策。护理程序作为一种工作方法和科学思维框架,可以引导护士在实施服务对象为中心的整体护理过程中,识别确定和处理服务对象现存或潜在的健康问题。作为一名助产学专业学生,你将从学习护理程序的 5 个步骤开始:护理评估、护理诊断、护理计划、护理实施和护理评价。随着你对护理程序的深入学习,你会发现这 5 个步骤相互联系,且需要根据服务对象反应的变化随时调整,以满足服务对象生理、心理、社会等方面的整体需要。

一、概述

护理程序从收集资料入手,全面评估服务对象的需求及健康状况,发现并确定护理问题,制订并实施相应的护理计划,最后进行效果评价。护士通过这种科学发现问题和系统解决问题的过程,使服务对象得到完整的、适应个体需要的护理服务。

(一)护理程序的概念及发展历史

1. 护理程序的概念　护理程序(nursing process)是一种有计划、系统而科学的护理工作方法,目的是确认和解决服务对象对现存或潜在健康问题的反应。它是一个综合性、动态性、决策性和反馈性思维及实践过程。综合性是指运用多学科知识来处理服务对象对健康问题的反应;动态性是指根据服务对象健康问题的不断变化提出并随时调整护理措施;决策性是指针对服务对象的健康问题决定采取哪些护理措施;反馈性是指实施护理措施后的效果又反过来决定和影响下一步护理措施的制订。因此,护理程序是以增进和恢复人类健康为目标所进行的一系列护理活动,包括评估服务对象的健康状况,列出护理诊断,制订护理计划,实施护理计划及对护理效果进行评价。

2. 护理程序的发展历史　美国护理理论学家莉迪亚·赫尔(Lydia Hall)在 1955 年首先提出护理程序的概念,认为护理程序是一种观察、测量、收集资料及分析结果的科学工作方法。继赫尔之后,美国护理理论学家多萝西·约翰逊(Dorothy Johnson)、艾达·奥兰多(Ida Orlando)、欧内斯廷·威登贝克(Ernestine Wiedenbach)等尝试将护理程序描述为 3 个步骤,但具体内容各异。约翰逊将护理程序分为评估、决定及行动。奥兰多认为护理程序包括患者行为、对护士的反应及护理行动。而威登贝克则将护理程序分为识别、行动及评价,首次将评价纳入护理程序中。1967 年,美国护理学家海伦·尤拉(Helen Yura)确定护理程序包括评估、计划、实施及评价 4 个步骤。1973

年，美国公共健康护理学家克里斯汀·盖比（Kristine Gebbie）在护理程序中加入了护理诊断，使护理程序成为 5 个步骤。1973 年，美国护士协会规定护理程序包括评估、诊断、计划、实施及评价 5 个步骤，并将其列入护理实践标准。1982 年，美国注册护士执照考试将护理程序纳入考试结构。1984 年，美国医疗机构认证联合委员会要求医疗机构必须以护理程序的方式记录护理全过程。

3. 护理程序的步骤 护理程序由护理评估、护理诊断、护理计划、护理实施和护理评价 5 个相互联系、相互影响的步骤组成。

（1）护理评估（nursing assessment）：是护理程序的第一步，是有目的、有计划、系统地收集服务对象生理、心理、社会及文化方面的健康资料并进行整理，发现和确认其健康问题。

（2）护理诊断（nursing diagnosis）：在评估基础上对所收集的资料进行分析，确定并从护理角度描述服务对象的健康问题。

（3）护理计划（nursing planning）：对护理诊断所涉及的健康问题制订出一系列预防、减轻或消除这些问题的护理措施及方法，包括排列护理诊断顺序、确定预期目标、制订护理措施及书写护理计划。

（4）护理实施（nursing implementation）：是护士及服务对象按照护理计划共同参与实践护理活动。

（5）护理评价（nursing evaluation）：将服务对象对护理活动的反应、护理效果与预期的护理目标进行比较，以评价目标完成情况。必要时，应重新评估服务对象的健康状态，引入下一个护理程序的循环（图 4-10）。

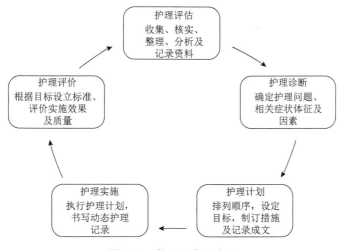

图 4-10　护理程序示意图

4. 护理程序的特征

（1）护理程序以识别和解决服务对象的护理问题及反应为目标：护理程序依据评估结果识别护理问题，并全面计划组织护理活动，目的是满足服务对象生理、心理、社会等方面的整体需要，帮助其达到符合自身状况的最佳健康状态。

（2）护理程序以服务对象为中心：护理程序以服务对象具体情况和需求设计护理活动为主要特征。例如护士需评估服务对象的习惯、日常活动及个性需求等情况，并充分参考评估资料制订个性化护理方案。

（3）护理程序的运用处于动态变化中：护理程序的运用随着服务对象反应的变化随时调整。当服务对象情况发生变化时，护理诊断、护理计划应随之进行调整。

（4）护理程序以系统论为理论基础：在工作中需考虑到系统中各要素的关系和相互作用。例如，护士在护理因外伤入院的患儿时应考虑到,患儿家长可能将更多的时间和精力用于照顾受伤患儿而忽视对其他子女的照顾。护士在制订护理计划时应充分考虑家庭系统中不同子系统的作用和影响。

（5）护理程序的运用需要持续的沟通和互动：在运用护理程序过程中,需要护士与服务对象、家属、同事、医生及其他人员持续沟通、密切合作,以全面满足服务对象的需要。

（6）护理程序适合任何场所、任何服务对象：无论服务对象是个人、家庭,还是群体,无论其工作场所是医院、家庭病房、社区诊所,还是保健康复机构,护士都可应用护理程序开展工作。这种有目的、有计划的科学工作方法,为实施整体护理和高质量护理提供了保证。

（二）护理程序的相关理论基础

护理程序是在吸收多学科理论成果基础上构建而成,这些理论相互联系、相互支持,共同为护理程序提供理论支持,同时又在护理程序实践过程中的不同阶段、不同方面发挥着特有的指导作用。

1. 系统论（systems theory）　最早于20世纪20年代由美籍奥地利生物学家路德维希·贝塔朗（Lud-wig V.Bertalanffy）提出。他认为应将有机体当作一个整体或系统考虑。1937年,他又进一步提出和发展了一般系统理论（general systems theory）。20世纪60年代后,系统论得到广泛应用,其理论与方法渗透到有关自然和社会的许多学科领域,日益发挥重大深远的影响。护理学领域也不例外,系统论已成为护理程序的主要支持理论。

（1）系统的概念：系统（system）是由相互联系、相互作用的要素所组成的具有特定结构与功能的有机整体。系统广泛存在于自然界、人类社会及人类思维中。

（2）系统的特征：虽然系统各有不同,但都具有以下共同特征。

1）集合性：每个系统都由两个或两个以上要素组成,单个要素或简单事物不能称为系统。

2）整体性：系统中每一个要素都具有独特的结构和功能,但系统的功能并不是各要素功能的简单相加。理想的系统整体功能大于各要素功能之和,具有孤立要素所不具备的新功能。

3）相关性：系统与要素及各要素之间相互影响,任何要素的变化都会影响其他要素甚至整个系统。例如,当一个人循环系统发生病变,就可能影响其神经系统、消化系统的功能。

4）层次性：系统由要素构成,同时自身又是组成更大系统的要素之一。因此,系统具有不同层次。例如人作为一个系统是由呼吸、循环、消化、神经等多要素构成,同时人又组成了更大的系统,如家庭、社区及社会。

5）动态性：系统内部需要不断调整以达到最佳功能状态。同时,系统还要与环境进行物质、能量及信息的交换,以适应环境,维持生存和发展。

（3）系统的分类：系统按照其与环境的关系分为开放系统和闭合系统。

1）开放系统：通过输入、输出和反馈与周围环境不断进行物质、能量和信息的交换。输入是指物质、能量和信息由环境进入系统的过程,如人摄入食物、获取新信息等。反之,物质、能量和信息由系统进入环境的过程称为输出,如人体排泄、发出信息等。系统的输出反过来再进入系统并影响系统的功能状态,称为反馈。反馈是开放系统与环境相互作用调控的过程。开放系统正是通过输入、输出和反馈保持与环境的协调、平衡并维持自身稳定。因此,人是一个开放系统（图4-11）。护士应视服务对象为一个整体,认识到服务对象的健康问题是整个系统失调的结果,而非单一的功能障碍。

2）闭合系统：与周围环境没有任何物质、能量和信息的交换。闭合系统是相对的、暂时的,在现实生活中几乎不存在。

（4）系统论与护理程序：护理的服务对象是人,人是由生理、心理、社会、精神、文化等多要素组成的系统；人是一个开放系统,不断与外界环境进行物质、能量及信息的交换,以维持生命和健康状态；人是一个动态系统,健康机体内可能存在潜在致病因素,患病机体内也存在有利于康复的因素,人的健康状态总是相对的,并保持动态变化。

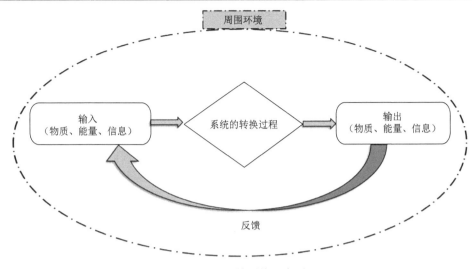

图 4-11 开放系统示意图

护理程序以满足服务对象身心需要、恢复或促进健康为目标,要求把服务对象看作一个具有多要素的整体来认识与环境的关系。护理程序作为一个开放系统,与周围环境相互作用。护理程序中的输入为服务对象的健康状况、护士的知识与技能水平、医疗设施等,经过正确评估和科学决策,制订最优护理计划并实施;输出为实施护理措施后服务对象的心理状况和健康水平,评价预期健康目标实现的程度,并进行信息反馈。若护士能够全面准确地收集资料,做出符合实际情况的护理诊断,制订周密细致的护理计划并深入落实各项护理措施达到预期目标,护理程序终止;反之,若由于资料收集不全或不真实,诊断不准确,计划不详,或护理措施落实有偏差,导致目标未达到,则需要重新收集资料,修改护理计划及实施过程,直至达到预期健康目标(图 4-12)。

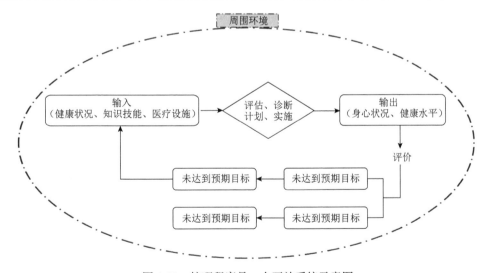

图 4-12 护理程序是一个开放系统示意图

2. 控制论(cybernetics) 于 1948 年由美国数学家诺伯特·维纳(Norbert Wiener)首先提出,其主要研究动物和机器中控制及通信的规律,即各种开放系统控制规律的科学,应用范围覆盖了工程学、生物学、经济学、社会学、人口学等领域,现代社会的许多新概念和新技术几乎都与控制论有着密切关系。控制论可应用于任何系统,研究系统行为的操纵控制和反馈调节,即系统在何种条件下处于稳定状态,采取何种措施可使系统稳定,以及如何使系统从一种稳定状态向另一种所期望的稳定状态过渡。

黑箱（black box）是控制论中的一个重要概念，是指那些既不能打开箱盖，也无法从外部观察内部状态的系统。黑箱方法是指只通过考察系统外部，分析系统的输入、输出及其动态过程，根据研究对象的功能及行为推断系统内部结构和机制。将这种方法引入到护理程序中，服务对象相当于黑箱，通过观察其外部功能、行为是否达到预期目标，进行信息反馈，控制调节系统的再输入，直到系统输出的功能及行为达到预期目标。

3. 其他相关理论　在护理程序运用过程中，还引入并运用了其他相关理论，诸如需要理论、压力与适应理论、成长与发展理论、信息论以及解决问题论等。这些理论在护理程序运用的不同阶段、不同方面发挥着独特的指导作用。需要理论常用于指导收集或整理服务对象的资料，以便明确服务对象的身心需要；按照需要层次的划分，有利于排列护理诊断的优先顺序，确定护理工作的重点。压力与适应理论可帮助护士观察和预测服务对象的生理反应和心理反应，判断服务对象的适应水平和能力，并依此制订护理计划，采取护理措施减轻压力源的作用，提高服务对象的适应能力。成长与发展理论有助于帮助护士评估不同年龄阶段服务对象的身心变化及健康问题并提供相应护理。信息论研究信息的获取、传输、贮存、处理和交换等，可赋予护士与患者交流的技巧与知识，从而确保护理程序的最佳运行。解决问题论揭示了问题解决过程的规律及相应策略，可帮助护士有效进行护理干预。护理程序是解决问题论在护理学专业中的具体实践。

二、护理评估

护理评估是护理程序的第一步，通过系统而有计划地收集服务对象生理、心理、社会、精神和文化等方面资料，并加以整理与分析，以判断服务对象的健康问题，为护理活动提供可靠依据。

（一）护理评估的概念

护理评估（nursing assessment）是指有系统、有组织地收集资料，并对资料加以整理与分析的过程，目的是明确服务对象所要解决的健康问题。评估是一个动态、循环的过程，贯穿于护理程序各个步骤，既是确立护理诊断和实施有效护理措施的基础，也是评价护理效果的参考。

（二）护理评估的内容

评估内容应包括服务对象生理、心理、社会等方面的整体资料，对所收集到的各种资料应进行详细客观的记录。

1. 评估的内容　在进行护理评估时，护士需要从护理的角度全面了解服务对象对健康问题的身体、心理、社会、文化等反应。内容主要包括一般资料、生活状况及自理程度、健康评估资料及心理社会评估等。

（1）一般资料：①服务对象姓名、性别、年龄、职业、民族、婚姻、文化程度、住址等；②此次住院的情况，主诉、现病史、入院方式、医疗诊断及目前用药情况；③既往史、家族史、有无过敏史；④对健康的预期，对治疗方案、家庭照顾方案、治疗结果等的预期。

（2）生活状况及自理程度：①饮食形态，饮食的种类、营养搭配及摄入、食欲、咀嚼及吞咽情况。②睡眠休息型态，睡眠、休息后的体力恢复情况以及是否需要辅助睡眠；排泄型态，排便、排尿情况以及有无排便异常。③健康感知与健康管理型态，保持健康的能力以及寻求健康的行为、生活方式、保健知识及遵从医嘱的情况，对疾病的认知情况。④活动与运动型态，生活自理能力、活动能力、活动耐力的情况以及躯体有无活动障碍。

（3）健康评估资料：包括生命体征、身高、体重、各系统的生理功能及认知感受型态。①神经系统：意识状态、定向力和语言能力等。②皮肤黏膜：皮肤的颜色、温度、干燥程度、弹性、完整性、伤口外观、眼睛和口腔黏膜等。③呼吸系统：呼吸节律、频率、有无呼吸困难及咳嗽、咳痰情况、呼吸方式及呼吸音是否正常等。④循环系统：心率、心律、心音、有无杂音，组织有无水肿、脱水，以及足背动脉搏动情况等。⑤消化系统：有无消化道症状如恶心、呕吐、腹痛、腹胀等反应，腹部有无肌紧张、压痛、反跳痛，有无造瘘口、引流管，以及引流液的颜色、性质及量等。⑥女性生殖系统：女性月经周期及月经量是否正常，外阴、阴道及乳房有无异常，性生理及心理情况等。⑦肌肉骨骼系统：骨骼发育情况、活动能力、活动耐力、步态等。⑧认知感受型态：服务对象的感受性如有无疼痛、眩晕、麻木、瘙痒等；感觉如视觉、听觉、嗅觉、味觉、触觉有无异常；认知过程如思维活动、记忆能力等有无障碍。

（4）心理社会评估：是运用心理学和社会学的理论及方法，对人的心理、行为及精神、价值观、社会状况等方面进行评估的过程。准确评估护理对象的心理社会状态有利于全面认识和衡量个体的健康状况。评估内容主要包括以下4项：①自我感知与自我概念型态，有无焦虑、恐惧、沮丧、愤怒等情绪反应；有无负罪感、无用感、无能为力、孤独无助感、自我否定等心理感受。②角色与关系型态，可体现服务对象的支持系统，如就业状态、角色问题（配偶、子女家庭成员）和社交状况。③应对与压力耐受型态：近期有无重大生活事件，应对能力，应对方式，应对效果及支持系统等。④价值信念型态：人生观、价值观及宗教信仰等。

2. 评估的方法

（1）会谈：护士通过与服务对象和家属会谈来收集有关服务对象健康状况的信息，并与服务对象建立信任关系。会谈前护士需回顾服务对象既往史和现病史，考虑可能影响会谈效果的因素。初步会谈可依照护理评估框架系统有组织地收集资料。针对会谈中不明确或有疑问的地方，护士需进一步询问澄清，明确问题及其相关因素。

（2）观察：是借观察者的感官有目的地收集有关服务对象的资料，通常与会谈或健康评估同时进行，也可单独进行。住院期间，护士通过连续性观察可收集与护理诊断相关的证据，评价实施护理后的效果。护士应特别注意观察患者的非言语表现，以证实或澄清主观资料，或补充会谈遗漏的信息。

（3）健康评估：是收集客观资料的方法之一。护士运用视诊、触诊、叩诊、听诊、嗅诊等方法，对患者进行全面体格检查，了解患者的阳性体征，确立护理诊断，从而制订护理计划。

（4）阅读文献：包括服务对象的病历、各种护理记录及有关文献等。

（三）资料的分类

1. 按照资料的来源划分

（1）主观资料：指服务对象对自己健康状况的认知和体验，包括知觉、情感、价值、信念、态度、对个人健康状态和生活状况的感知，通常无法被具体观察或测量。

（2）客观资料：指检查者通过观察、会谈、体格检查和实验室检查等方法获得的健康资料，如口唇发绀、水肿、血压升高、体重下降等。

当护士收集到主观资料和客观资料后，应将二者加以比较和分析，以证实资料的准确性。例如服务对象自述不痛，但护士观察到服务对象眉头皱起、拳头紧握，测量脉搏加快等。当主观资料与客观资料不一致时，护士需综合判断，必要时进一步收集其他资料以全面了解情况。

2. 按照资料的时间划分

（1）既往资料：指与服务对象过去健康状况有关的资料包括既往史、治疗史、过敏史等。如过去手术史、吸烟史、所用避孕方法、过去血糖状况等。

（2）现在资料：指与服务对象现在健康状况有关的资料，如现在的血压、脉搏、睡眠、饮食、排便状况等。

护士在收集资料时，需要将既往资料和现在资料结合起来比较分析。

（四）资料的来源

（1）服务对象：对于意识清楚、精神稳定，非婴幼儿患者，护士可通过会谈、观察、健康评估等法来获取资料。服务对象的年龄、语言沟通能力及注意力决定其参与评估及提供资料的程度。

（2）家属及重要关系人：重要关系人包括主要照顾者及对服务对象的健康有重大影响者，如父母、配偶、兄弟姐妹、其他亲戚、朋友、同事等。对意识不清、精神状态不稳定、语言障碍者及婴幼儿，其家属或重要关系人是获取资料的重要来源，甚至是唯一来源。

（3）其他医务人员：主要是指共同或曾经参与照顾服务对象的医疗成员，包括其他护士、医师、营养师、康复师、药剂师等。

（4）病历和记录：病历包括服务对象既往史和现有健康情况，如症状、病程及治疗等，以及辅助检查的客观资料，如 X 线片、实验室检查报告等。社区记录包括社区卫生记录和儿童预防接种记录等。病历和记录上已有资料不需重复询问，只有存在疑问时才需澄清。

（5）医疗护理文献：医学、护理学及其他相关学科的文献回顾可为病情判断、治疗和护理等提供理论依据。

（五）护理评估的步骤

护理评估分为收集资料、核实资料、整理资料、分析资料和记录资料 5 个步骤。

1. 收集资料　是护士系统、连续地收集服务对象健康状态信息的过程，可根据医院设计的入院患者护理评估单进行。

2. 核实资料

（1）核实主观资料：主观资料常来源于服务对象的主观感受，因此，不可避免地会出现一定偏差。核实主观资料是运用客观方法进一步验证主观资料，而非对服务对象不信任。

（2）澄清含糊资料：如果在资料收集整理过程中发现有些资料内容不够完整或不够确切，应进一步进行取证和补充，以保证资料的完整性及准确性。

3. 整理资料　是将收集的资料进行归纳、分类，以明确服务对象的护理需求，确定护理问题。资料的分类可按美国社会心理学家马斯洛的人类基本需要层次理论、美国护理理论学家玛乔丽·戈登（Marjory Gordon）的 11 种功能健康型态或 NANDA-I 护理诊断分类系统 Ⅱ 进行诊断分类。

（1）按马斯洛的人类基本需要层次进行整理分类：主要包括生理需要、安全需要、碍于归宿需要、尊重需要、求知需要、审美需要及自我实现需要。

（2）按戈登的 11 种功能性健康型态整理分类：主要包括健康感知-健康管理型态、营养-代谢态、排泄型态、活动-运动型态、睡眠-休息型态、认知-感知型态、角色-关系型态、自我认识-自我概念型态、性-生殖型态、应对-压力耐受型态、价值-信念型态。功能健康型态分类可指导护士进行病史采集和体格检查，提供评估项目，以及组织评估资料的框架。

（3）按 NANDA-I 护理诊断分类系统 Ⅱ 进行诊断分类（见附录三）：主要包括健康促进、营养、排泄/交换、活动/休息、感知/认知、自我感知、角色关系、性、应对/压力耐受性、生活原则、安全/保护、舒适、生长/发育。NANDA-I 类系统中每一个领域和分类都很明确，有助于护士在该分类系统中定位护理诊断。

4. 分析资料　是护士将收集的资料转换为信息的过程，即对这些资料赋予判断和含义，如高或低，正常或异常，重要或不重要。在此过程中，护士可能需要收集新资料，并找出与异常资料相关的因素或危险因素。

（1）检查有无遗漏：将资料进行整理分类后，应仔细检查有无遗漏，及时补充，以保证资料的完整性和准确性。

（2）找出异常：收集资料的目的在于发现服务对象的健康问题。因此护士应掌握常用指标的正常值，将所收集到资料与正常值进行比较，并在此基础上进行综合分析，以发现异常情况。

（3）找出相关因素和评估危险因素：对于评估中发现的异常资料，应找出其相关影响因素。有些资料虽然目前还在正常范围，但是由于存在危险因素，若不及时采取预防措施，以后很可能会出现异常，损害服务对象的健康。

护理评估通过收集服务对象的健康资料，对资料进行组织、核实和分析，确认服务对象对现存的或潜在的健康问题或生命过程的反应，为做出护理诊断和进一步制订护理计划奠定了基础。

5. 记录资料　是护理评估的最后一步，目前国内各医疗机构的护理评估表格格式尚未完全统一，一般可根据收集资料时的分类方法，各机构自行设计表格记录。记录时应遵循全面、客观、准确、及时的原则，并符合医疗护理文件书写要求。

三、护理诊断

护理诊断是护理程序的第二步，是在评估的基础上对所收集的健康资料进行分析，从而判断服务对象现存或潜在的健康问题及引起健康问题的原因。

（一）护理诊断的概念及命名意义

1. 护理诊断的概念　1990 年，北美护理诊断协会（North American Nursing Diagnosis Association，NANDA）提出并通过了护理诊断的定义：护理诊断（nursing diagnosis）是关于个人、家庭、群体或社区对现存或潜在的健康问题及生命过程反应的临床判断，是护士为达到预期的健康结果选择护理措施的基础，这些预期结果应能通过护理职能达到。

从护理诊断定义可以看出，护理诊断关注人类对健康问题/生命过程的反应。不同个体对同样的环境会产生不同的反应，这些反应基于多种因素（如遗传、生理、健康状况、患病经历等），同时会受到患者文化、种族、性别、家庭环境等的影响，需要护士以患者为中心在全面评估基础上做出合理的护理诊断。护理诊断是护士执行其独立性功能的表现，但并不能涵盖所有护理活动。

2. 护理诊断的命名意义　在护理工作中，使用统一命名的护理诊断具有以下意义。

（1）促进护理学科的发展：护理学是一门独立的学科，具有自身独特的理论基础。护理诊断发展专业术语，为护理学科向科学性的方向发展奠定了基础。

（2）有利于临床护理质量的提高：护理诊断为护士有针对性地制订护理计划提供了依据，便于护士有目的、有计划地为服务对象提供高质量护理，体现了以人的健康为中心的护理理念。

（3）引导护理教育和研究向专业化方向发展：护理诊断能将教学和研究重点指向服务对象的护理问题，而非医疗问题，为护理专业化发展提供指引。

（4）促进护理信息管理现代化：护理诊断的统一命名，便于护理信息的储存和提取，也使应用计算机进行护理资料管理成为现实。

（二）护理诊断的发展历史

护理诊断的概念于 1950 年由美国护理学家路易斯·麦克迈纳斯（Louise McManus）首先提出。1953 年美国护理学家弗吉尼亚·弗莱（Virginia Fry）认识到护理计划中应包括护理诊断这一步骤，并强调护士应充分发挥其独立性功能。直到 1973 年，美国护士协会出版的《护理实践标准》一书才将护理诊断纳入护理程序，并授权在护理实践中使用。同年，在美国全国护理诊断会议上，提出了护理诊断的基本框架，并成立了全国护理诊断分类小组。1982 年 4 月召开的第五次会议因有加拿大代表参加，而将分类小组改名为北美护理诊断协会。2002 年 NANDA 为体现护理诊断在全球的广泛应用，更名为 NANDA International（NANDA-I）。

（三）护理诊断的分类方法及标准

针对健康问题的性质可将护理诊断分为现存的、潜在的、健康的、综合的护理诊断 4 种类型。护士需明确不同类型的护理诊断，才能结合服务对象实际情况，制订出满足个体需要的护理计划。

（1）现存的护理诊断（actual nursing diagnosis）：是对服务对象进行评估时所发现的当前正存在的健康问题或反应的描述。书写时，通常将"现存的"省略而直接陈述护理诊断名称，如气道清除无效、皮肤完整性受损即为现存的护理诊断。

（2）潜在的护理诊断（risk nursing diagnosis）：是对易感服务对象的健康状况或生命过程可能出现反应的描述，有学者翻译为危险的护理诊断。服务对象目前虽尚未发生问题，但因危险因素存在，若不进行预防处理就可能会发生健康问题。潜在的护理诊断要求护士有预见性，能够识别当前危险因素，预测可能出现的问题。例如，术后患者存在感染的危险，躁动的患者存在受伤的危险。

（3）健康的护理诊断（wellness nursing diagnosis）：是对个体、家庭或社区服务对象具有的达到更高健康水平潜能的描述。健康的护理诊断表明服务对象目前具有良好的健康行为，也许服务对象并不知道，这种健康行为可能随着时间的推移而减弱或丢失。健康的护理诊断目的是强化这些健康行为，帮助健康人促进健康。例如，一位母亲的护理诊断为"愿意加强母乳喂养"，护士应帮助这位母亲坚持母乳喂养的良好行为。

（4）综合的护理诊断（syndrome nursing diagnosis）：是指一组由某种特定的情境或事件所引起的现存的或潜在的护理诊断。例如，强暴创伤综合征是指受害者遭受违背意愿的、强迫的、粗暴的性侵犯后所表现的持续适应不良反应，包括情感反应、多种躯体症状，生活方式发生紊乱的急性期和生活方式重整的长期过程等。

（四）护理诊断的组成部分

护理诊断有 4 个组成部分：名称、定义、定义性特征和相关因素。

1. 名称　每一项 NANDA-I 公认的护理诊断都有其特定名称。名称是对服务对象健康状况的概括性描述，常用改变、受损、缺陷、无效或有效等特定描述语，如气体交换受损、躯体移动障碍、知识缺乏等。

2. 定义　NANDA-I 在经过临床实践确认后，对每个护理诊断做出明确的定义。定义（definition）是对名称的一种清晰的、准确的表达，并以此与其他护理诊断相鉴别。每一个护理诊断都具有其特征性定义。

有些护理诊断的名称虽然十分相似，但仍可通过定义中彼此的差异而区分开。例如，充盈性尿失禁的定义是与膀胱过度扩张相关的非自主性尿液流出；压力性尿失禁的定义是伴随增加腹压的活动，出现尿液突然流出。虽然二者都是尿失禁，但前者的原因可能是膀胱过度扩张，而后者的原因可能是膀胱无过度扩张而出现的非自主性少量尿液流出。因此，确定护理诊断时必须对诊断的定义有充分的认识从而加以鉴别。

3. 定义性特征　明确诊断依据是正确做出护理诊断的前提。定义性特征（defining characteristics）是指做出护理诊断的临床判断依据，常是患者所具有的一组症状、体征以及有关病史。

例如，护理诊断"气体交换受损"的定义性特征包括动脉血气异常、呼吸型态异常、呼吸困难、高碳酸血症等。

定义性特征也可以是危险因素。危险因素是增加个体、家庭、群体或社区对非健康事件（如与环境相关、心理性、遗传性）易感性的影响。对于潜在的护理诊断，其定义性特征则是危险因素本身。

4. 相关因素　护士要制订出有针对性的预期目标和护理计划，必须明确护理诊断的相关因素。相关因素（related factors）是指引发服务对象健康问题的原因或情境，常见的相关因素包括以下几个方面。

（1）病理生理方面：指与病理生理改变有关的因素。如体液过多的相关因素可能是右心衰竭。

（2）心理方面：指与服务对象的心理状况有关的因素。如活动无耐力可能由疾病后服务对象处于较严重的抑郁状态引起。

（3）治疗方面：指与治疗措施有关的因素（用药、手术创伤等）。例如，语言沟通障碍的相关因素可能是使用呼吸机时行气管内插管所致，便秘可能是由于药物的副作用所致。

（4）情境方面：指环境、情境等方面的因素（陌生环境、压力刺激等）。如睡眠型态紊乱可能与住院后环境改变有关，社交隔离的原因可能是个人价值观与文化规范不一致，或难以建立人际关系。

（5）年龄方面：指在生长发育或成熟过程中与年龄有关的因素。如婴儿、青少年、中年、老年各有不同的生理、心理、社会、情感等方面特征。

（五）护理诊断的形成过程

护士运用自身的专业知识、经验及直觉确定服务对象的需求，得出正确的护理诊断，识别相关因素、症状和体征，并正确陈述护理诊断。可通过以下步骤形成护理诊断。

1. 感知问题　护士通过回顾并分析所收集到的资料，发现异常情况或确定服务对象的需求。如果护士采用护理分类系统（见本章第二节）整理资料，可更为快捷地找出护理问题。

2. 排除过程　护士不断对比分析患者资料，确定病因及相关因素，排除不准确的护理诊断。

3. 综合数据　有些护理问题由多种原因造成，护士需综合考虑患者的整体资料，确定护理诊断的相关因素，并提出假设。例如某产妇在分娩过程中出血较多，且由于宫缩疼痛导致其恶心、呕吐、进食减少。因此，护理诊断应为体液不足；尿色深、口唇干燥、血压降低；与出血、呕吐、进食减少有关。

4. 验证假设　查询 NANDA-I 体系中护理诊断的详细信息，将患者评估资料中可能的病因、相关症状和体征与 NANDA-I 护理诊断的诊断依据、相关因素/风险因素对比分析，确定护理诊断的正确性。

5. 陈述护理诊断　护理诊断的陈述包括 3 个要素：①P——健康问题（problem），指服务对象现存的和潜在的健康问题；②E——原因（etiology），是指引起服务对象健康问题的直接因素、促发因素或危险因素。疾病的原因多比较明确，而健康问题的原因往往因人而异，如失眠，其原因可能有焦虑、饥饿、环境改变、体位不舒适等，而且不同的疾病可能有相同的健康问题；③S——症状或体征（symptoms or signs），指与健康问题有关的症状或体征。

护理诊断的陈述方式主要有以下 3 种：

（1）三部分陈述：即 PES 公式，多用于现存的护理诊断，例如：

睡眠型态紊乱（P）：入睡困难（S）——与环境改变有关（E）

自主通气受损（P）：呼吸困难（S）——与脊髓损伤导致通气量减少有关（E）

（2）两部分陈述：即 PE 公式，只有护理诊断名称和相关因素，而没有临床表现，例如：

皮肤完整性受损（P）：与长期卧床导致局部组织受压有关（E）

便秘（P）：与生活方式改变有关（E）

（3）一部分陈述：只有 P，多用于健康的护理诊断，例如：愿意加强应对（P）。

以上 3 种陈述方式中，两部分陈述，即 PE 公式最为常用。

（六）护理诊断与医疗诊断的区别

护理诊断和医疗诊断虽同为诊断，但功能却大不相同。护理诊断描述服务对象对其现存或潜在健康问题的反应，护士根据护理诊断可制订出符合服务对象需求的护理计划，帮助其适应和改善所面临的健康问题；而医疗诊断则代表医生基于病史、症状、体征、实验室检查及病程所确立的疾病名称，可用来作为医疗团队治疗疾病的依据。二者主要区别见表 4-1。

表 4-1　护理诊断与医疗诊断的区别

项目	护理诊断	医疗诊断
临床判断对象	对个体、家庭及社区的健康问题或生命过程反应的临床判断	对个体病理生理变化的临床判断
描述内容	描述个体对健康问题的反应	描述一种疾病

续表

项目	护理诊断	医疗诊断
问题状态	现存或潜在的	多是现存的
决策者	护士	医疗人员
职责范围	属于护理职责范围	属于医疗职责范围
适用范围	使用个体、家庭、社区的健康问题	适用于个体疾病
数量	可同时有多个	通常只有一个
稳定性	随健康状况变化而改变	一旦确诊不会改变

并非所有并发症都是合作性问题。若并发症可通过护理措施预防和处理，属于潜在的护理诊断。若并发症不能由护士预防和独立处理，处理决定来自医护双方，护理措施的重点是监测，则属于合作性问题。

（七）书写护理诊断的注意事项

1. 应使用统一的护理诊断名称，所列名称应明确、简单、规范，以利于护士之间的交流与探讨，规范教学。

2. 列出护理诊断应贯彻整体的观点，可包括生理、心理、社会、精神及文化各方面。一个护理诊断针对一个健康问题，一个患者可有多个护理诊断，并随病情的发展而变化。

3. 避免用症状或体征代替护理诊断。例如某患者大便次数增多，呈黄色稀水样便，伴明显口渴、尿量减少，其护理问题应是体液不足：与腹泻造成体液丢失有关，而不是把资料当中的腹泻、少尿等表现当作护理诊断。

4. 护理诊断应明确相关因素，因为护理措施多是针对相关因素制订。同样的护理诊断可因不同的相关因素而具有不同的护理措施，如便秘：与背部受伤引起排便时疼痛有关；便秘：与心力衰竭所致缺氧造成肠蠕动降低有关。虽然二者诊断相同，但护理措施应根据不同的相关因素制订。

5. 护理诊断知识缺乏的陈述方式较特殊，其陈述方式为知识缺乏：缺乏 XX 的知识。如知识缺乏：缺乏妊娠期保健的知识。

6. 避免使用可能引起法律纠纷的语句。例如，将一个长期卧床患者的护理诊断书写为皮肤完整性受损：与护士未及时给患者翻身有关；有受伤的危险：与病房照明不足有关。可能会引起法律纠纷，对护士造成伤害。

7. 避免价值判断。如卫生不良：与懒惰有关；社交障碍：与缺乏道德有关等。

四、护理计划

护理计划（nursing plan）是护理程序的第三步，是护士在评估及诊断的基础上，综合运用多学科知识，对服务对象的健康问题、护理目标及护理措施的一种书面说明，通过护理计划，可以使护理活动有组织、有目的、有系统地进行，以满足服务对象的需要。

（一）护理计划的目的和意义

（1）指导护理活动：护理计划按照健康问题的主次顺序进行组织和排列，使护理活动更加有目标、有组织，是护士满足服务对象需要的行动指南。

（2）实现个体化护理：护理计划针对服务对象的健康问题制订，目的是解决服务对象的健康问题，满足其独特的需要。因此，护理计划可为服务对象的个性化提供保障。

（3）有利于护士之间的沟通：护理计划可帮助各班次护士之间进行沟通，保证护理活动的连续性和协调性。

（4）提供护理评价的标准：确定预期目标是护理计划的重要步骤。预期目标既可为护理活动指明方向，又可为护理评价提供依据。

（5）增进护患关系：鼓励服务对象参与制订护理计划，在调动其积极配合的同时，增进护患关系。

（6）提高护士的业务水平和能力：制订护理计划，要求护士综合运用医学、护理学、人文社会科学知识以及评判性思维等，促进护士业务水平和能力的提高。

（二）护理计划的种类

护理计划始于住院护士初次接触服务对象建立护患关系，结束于服务对象离开医疗机构终止护患关系，可分为住院护理计划和出院护理计划。

1. 住院护理计划 是指护士根据评估资料制订个体化的住院护理计划，其目的是：①为交班后护士进行连续的护理服务提供依据；②排列本班护理活动的优先顺序；③判断需要解决的核心问题；④协调护理活动，以一次护理活动解决服务对象多个问题。

2. 出院护理计划 是住院护理计划的延续，始于患者入院，贯穿于整个住院期间，直至患者出院，因此，护士要根据患者的情况及出院后的需求及时修订计划。护士为患者制订科学系统的出院计划，再通过建立医院与社区、康复机构、养老机构等健康服务机构的有效沟通机制，提供恰当的出院后延续性护理，可有效降低患者再入院率。

（三）护理计划的过程

护理计划包括4个方面的内容：①排列护理诊断的优先顺序；②确定预期目标；③制订护理措施。

1. 排列护理诊断的优先顺序 当服务对象出现多个护理诊断/问题时，需要先对这些护理诊断/问题进行排序，以便根据问题的轻、重、缓、急来安排护理工作。排序时要考虑到护理问题的重要性和紧迫性，把对服务对象生命威胁最大的问题排在最前面，其他问题依次排列。

（1）护理问题分类：根据优先次序可分为首优问题、中优问题和次优问题三类。

1）首优问题：指对生命威胁最大，需要立即解决的问题。如心排血量减少、气体交换受损、严重体液不足、组织灌流量改变等问题。在紧急情况下，尤其是急危重症患者，可同时存在几个首优问题。

2）中优问题：指虽然不直接威胁生命，但对服务对象在精神上和躯体上造成极大痛苦，严重影响健康的问题，如急性疼痛、压力性尿失禁、体温过高、睡眠型态紊乱、有受伤的危险、有感染的危险、焦虑、恐惧等。

3）次优问题：指个人在应对发展和生活变化时所遇到的问题，这些问题与疾病或其预后并不直接相关，但同样需要护士给予帮助，使问题得到解决，以便帮助服务对象达到最佳健康状态，如社交孤立、家庭作用改变、疲乏、精神困扰等。护理诊断的优先顺序在疾病的全过程中不是固定不变的，而是随病情的发展而变化的。

（2）护理诊断排序的原则

1）按照马斯洛需要层次理论排列：人的生理需要未满足的问题应优先解决，如与空气有关的气体交换受损、与食物有关的营养失调、与排泄有关的尿潴留等。但马斯洛学说并未说明各种生理需要的优先顺序，因此，应将对生理功能平衡状态威胁最大的问题排在最前面，如对氧气的需要优先于对水的需要，对水的需要优先于对食物的需要。

2）排序时考虑服务对象的主观需求：由于服务对象是人，同样的需求对不同的人，其重要性可能不同，尤其针对较高层次的需求，排序应尽可能将服务对象的认知情况纳入其中。在与治疗、护理原则不冲突的情况下，服务对象认为最为迫切的问题可考虑优先解决。

3）排序并非固定不变：随着病情的变化，威胁生命的问题得以解决，生理需要获得一定程度的满足后，中优问题或次优问题可上升为首优问题。

4）关于潜在的护理诊断和合作性问题：通常应优先解决现存问题，但有时潜在的护理诊断和合作性问题比现存问题更重要，需要列为首优问题。

2. 确定预期目标 预期目标也称预期结局，是指服务对象通过接受照护之后，期望能够达到的健康状态或行为的改变。预期目标针对护理诊断而提出，是选择护理措施的依据，也是评价护理措施的标准。

（1）预期目标的种类：根据实现目标所需时间的长短可分为短期目标和长期目标。

1）短期目标：是指在较短的时间内（几天或几小时）能够达到的目标，适用于住院时间较短、病情变化快者。

2）长期目标：是指需要相对较长时间（数周、数月）才能够达到的目标。长期目标需要护士针对一个长期存在的问题采取连续性干预才能解决，如长期卧床的服务对象需要护士在整个卧床期间给予精心的皮肤护理以预防褥疮的发生，长期目标可以描述为卧床期间皮肤完整无破损。

（2）预期目标的陈述方式：预期目标的陈述包含5个要素，主语、谓语、行为标准、条件状语、评价时间。

1）主语：预期目标是期望服务对象经过照护后所产生的改变，因此目标的主语应是服务对象或其重要关系人，也可以是服务对象的生理功能或机体的一部分，如患者体重、皮肤、尿量等。有时服务对象在目标陈述中充当主语时，可被省略。

2）谓语：是指主语将要完成且能被观察或测量的行为。

3）行为标准：是指主语完成该行为将要达到的程度，如距离、速度、次数等。

4）条件状语：是指服务对象完成该行为所处的条件状况，并非所有目标陈述都包括此项。

5）评价时间：是指服务对象在何时达到目标中陈述的结果。这一要素可督促护士帮助服务对象尽快达到目标。部分持续性目标没有明确的时间限制，例如，患者维持气道通畅是指患者出院前始终保持气道通畅。结合表4-2分析上述各要素。

表 4-2　预期目标的陈述方式举例

评价时间	主语	条件状语	谓语	行为状语
出院前	患者	每隔1日	排出	柔软成形的大便
3日后	患者	拄拐	行走	50m

（3）确定预期目标的注意事项

1）预期目标应以服务对象为中心：目标陈述的是服务对象的行为，而非护理活动本身，更不是描述护士的行为或护理措施。

2）具有明确的针对：一个预期目标只能针对一个护理诊断，一个护理诊断可有多个预期目标。因此，一个目标只能用一个行为动词，若出现多个行为动词会造成无法判断目标是否实现。

3）预期目标应切实可行：预期目标应有据可依，而且是服务对象所能达到的，如要求一位截瘫患者3个月内下床行走，是不可能达到的。

4）预期目标应具体：预期目标应可观察或可测量，目标中行为动词避免使用含糊不清、不明确的词，如2周内患者吸烟量减少应改为2周内患者每日吸烟量减至5支。

5）预期目标应有时间限制：预期目标应注明具体时间，如3日后、1小时内、出院时等，为确定评价时间提供依据。

6）关于潜在并发症的预期目标：潜在并发症是合作性问题，仅通过护理往往无法阻止，护士只能监测并发症的发生与发展。如潜在并发症：心律失常的预期目标不能是住院期间患者不发生心律失常，因为护士无法阻止心律失常的发生。

3. 制订护理措施　护理措施是帮助服务对象实现预期目标的具体实施方法。护理措施的制订必须针对护理诊断。结合服务对象的具体情况，运用护理知识和经验做出决策。

（1）护理措施的分类

1）独立性护理措施：指护士不依赖医嘱，而是运用护理知识和技能可独立完成的护理活动。例如，帮助患者抬高水肿的肢体，完成日常生活活动；持续评估；住院环境管理；指导腹部术后患者咳嗽时保护切口；预防感染、预防危险问题的措施；提供健康教育和咨询等。

2）合作性护理措施：指护士与其他医务人员共同合作完成的护理活动，如护士与营养师共同制订符合服务对象病情的饮食计划。

3）依赖性护理措施：指护士执行医嘱的护理活动，如遵医嘱给药、更换伤口敷料、外周静脉置管、诊断性检查的准备工作等。

（2）制订护理措施的注意事项

1）护理措施应具有科学依据：护理措施的科学依据来源于各个学科包括自然科学、行为科学及人文科学等。护士应依据最新最佳科学证据，结合服务对象的实际情况，运用个人知识技能和临床经验，选择并制订恰当的护理措施。禁止将无科学依据的措施用于服务对象。

2）护理措施应有针对性：护理措施针对护理诊断提出的原因而制订，其目的是达到预期的护理目标。

3）护理措施应切实可行、因人而异：选择护理措施一方面要从护士数量、业务水平和医院设施的实际情况出发；另一方面也要符合服务对象的病情、年龄、性别、体力、认知水平、愿望及要求等。

4）护理措施应保证服务对象的安全：护士为服务对象提供护理过程中，应首要保证安全，例如协助冠心病患者下床活动时，应循序渐进，避免活动过度而诱发心绞痛。

5）护理措施应具体细致：护理措施的描述应准确明了，以利于护理同一服务对象的其他护士正确执行护理措施。制订时应参阅其他医务人员的病历记录，意见不一致时应协商达成共识。

6）鼓励服务对象参与制订护理措施：鼓励服务对象或家属参与制订护理措施，能使其乐于接受与配合，保证护理措施的最佳效果。

（3）护理措施分类与护理结局分类：在 NANDA-I 护理诊断的基础上，美国护士会和国际护士会将护理诊断分类（NDC）、护理措施分类（NIC）和护理结局分类（NOC）融为一体，先后发展出适用于不同护理实践领域的护理实践分类系统。

NIC 是对护士所执行的护理措施进行全面、标准化的一种分类方法。第 7 版 NIC（2018 年版）包含 7 个领域、30 个类别、565 项护理措施，包括生理和心理社会方面、疾病的治疗、预防和健康促进方面的措施。NIC 对于临床护理记录、医疗机构间的护理沟通及数据整合、护理效益评价、能力评价、护理研究和护理教育具有积极作用。

NOC 主要是通过测量来评估和量化服务对象状况的改变，促进护理工作的系统化、标准化和规范化，进而提高护理工作效率和质量。第 6 版 NOC（2018 年版）包含 7 个领域、34 个类别、540 项结局，其中每项结局都是一个具体概念，涉及患者、家庭照顾者、家庭和社区各个层面，可用于评估服务对象、设定护理目标以及评价护理措施的效果。NOC 可监测疾病的各个阶段或经过一段时间护理后的结局，有利于在护理全过程中对患者进行评价。虽然 NDC、NIC 和 NOC 的发展是独立进行的，但三者互相联系，有机结合，使这 3 个分类系统可以相互衔接，成为一个统一的分类系统。

（四）护理计划的格式及内容

书写护理计划有利于医疗团队成员之间的沟通，便于分配工作时间与资源，并有助于提高护理质量。各个医疗机构护理计划的书写格式不尽相同，内容一般包括护理诊断、预期目标、护理措施和护理评价 4 个栏目。

标准护理计划是根据临床实践经验,推测出在某一特定护理诊断或健康状态下服务对象的共性问题,由此而形成的护理计划表格。护士只需在一系列护理诊断中勾画服务对象有关的护理诊断,按标准计划去执行。随着护理信息系统在临床的应用,护理计划可由系统智能生成。护士通过点击相应疾病名称,系统将呈现相应的护理诊断及诊断依据、护理目标和护理措施,其中护理诊断遵循首优原则排序。护理计划明确了服务对象健康问题的轻、重、缓、急及护理工作重点,确定了护理工作的目标,制订了实现预期目标的护理措施,为护士解决服务对象的健康问题、满足其健康需要提供了行动指南。

五、护理实施

护理实施(nursing implementation)是护理程序的第四步,是将护理计划付诸实践的过程。通过实施,可以解决护理问题,并可以验证护理措施是否切实可行。

1. 实施的过程

(1)实施前思考:要求护士在护理实施前思考以下问题。

1)做什么(what):回顾已制订好的护理计划,保证计划内容是科学的、安全的、符合服务对象目前情况。护士每一次接触服务对象,可实行多个针对不同护理诊断的护理措施。因此在实施前护士应将这些护理措施组织起来,以保证正确有序的执行。

2)谁去做(who):确定护理措施是护士自己做,还是与其他医务人员共同完成,需要多少人配合一起完成。一旦护士为患者制订好护理计划,计划可由下列几种人员完成:①制订护理计划的护士;②其他护士、医生、营养师等;③患者及家属在护士指导下完成。

3)怎么做(how):实施时将使用哪些技术和技巧,回顾技术操作规范和仪器操作的步骤。

4)何时做(when):根据服务对象的具体情况、健康状态,选择执行护理措施的时间。如有关患者饮食指导的健康教育应安排在家属探视时间。

5)何地做(where):确定实施护理措施的场所也十分必要,尤其对于涉及患者隐私的操作,更应注意环境的选择。

(2)实施前准备

1)重新评估:由于服务对象的健康状况不断发生变化,评估应贯穿于护理程序全过程。如果护士与服务对象在接触过程中收集到的健康资料具有临床意义,需重新审视并调整护理计划。当护士满足服务对象的护理需求后也应重新评估服务对象,因此在实施前护士需重新评估。

2)审阅和修改护理计划:护士需注意护理计划是否适合服务对象现阶段情况,护理诊断是否准确,预期目标是否合适。如果发现计划与服务对象情况不符合,需要立即修改护理计划,包括:①修订评估栏内服务对象资料,使之能反映其当前状况。新加入资料应注明日期,以利于其他医护人员了解服务对象情况的改变。②修订护理诊断,删除与服务对象当前状况无关的护理诊断,增加符合其现状的护理诊断。调整优先顺序和预期目标,并注明修订时间。③修订护理措施,使之与新的护理诊断相对应。

3)分析所需知识和技能:随着科学技术的发展,护士常需要使用新的设备和技术,若实施护理措施所需知识和技能存在欠缺,应及时补充,必要时查阅资料或请教他人,弥补不足。

4)预测可能的并发症及预防措施:护士应凭借自己的专业知识和经验,充分评估和预测实施过程中可能出现的并发症及存在的危险因素,采取必要的预防措施。

5)组织资源:在实施护理措施前,护士要根据预期目标和护理计划,准备人力资源和环境资源。人力资源包括医护人员、家属及重要关系人。制订措施时必须充分评估他们在知识、技能、时间、经济能力等方面给服务对象提供帮助的能力。

(3)实施过程:在实施护理计划过程中,护士需运用专业能力满足患者需求,帮助其达到预期的健康目标。具体包括：①将所计划护理活动加以组织，任务落实；②执行医嘱，保持医疗和护理有机结合；③解答服务对象及家属的咨询问题；④及时评价实施的效果及护理质量，观察病情，处理突发急症；⑤继续收集资料，及时、准确地完成护理记录，不断补充和修正护理计划；⑥与其他医务人员保持良好关系，做好交班工作。

2. 实施护理计划的常用方法

（1）操作：即护士运用各种相应的护理技术执行护理计划，如皮肤护理、雾化吸入、静脉滴注、心肺复苏等。

（2）管理：护士将护理计划的先后次序进行排序，必要时委托其他护士或医务人员执行护理措施，确保护理活动有效进行，使服务对象最大限度受益。有些护理活动并不直接针对某种服务对象，如急救车的维护、医院环境的控制、物资供应等。

（3）教育：护士需评估服务对象对信息的需求，以及影响其接收信息能力的相关因素，如文化因素、社会因素等，对服务对象及其家属进行疾病的预防、治疗、护理等方面的教育。

（4）咨询：当护士提供健康咨询时，不仅要解除服务对象对健康问题的疑问，还要合理运用沟通技巧为其提供心理支持，帮助其认识并管理现存的压力，以促进健康。例如，一位年轻女性在照顾年迈患病的母亲时，不仅需要知识和技术指导，更需要心理支持。

（5）记录与报告：详细记录护理计划的执行情况及病情变化情况，及时向医生报告患者出现的身心反应、病情的进展情况。

3. 护理实施的动态记录　护理记录是护理实施阶段的重要内容，是护理活动交流的重要形式。将实施过程完整、准确地记录下来有助于其他医护人员及时了解情况，为下一步治疗和护理提供可靠依据。护理记录要求描述准确客观、简明扼要、重点突出，体现动态性和连续性，可采用文字描述或填表的形式。

（1）护理记录的内容：包括实施护理措施后服务对象、家属的反应及护士观察到的效果，服务对象出现的新的健康问题与病情变化，所采取的治疗和护理措施，服务对象的身心需要及其满足情况，各种症状、体征，器官功能的评价，服务对象的心理状态等。

（2）护理记录的方法：护理管理者提倡在临床实践中使用具体而统一的护理实践及程序表格，护士只需记录护理中所遇到的特殊问题。然而，这种方法有一定的法律争议，从法律的角度来讲，如果在表格中没有相应的记录，就可以认为护士没有做相应的工作。因此，医院及其他健康机构要求护士认真、详细、完整地记录护理过程。

临床护理记录的方式有多种，在此主要讨论常用的 3 种方法。

1）以问题为中心的记录（problem-oriented record, POR）：按照主观资料（S）、客观资料（O）、分析（A）、计划（P）、干预（I）、评价（E）的格式进行记录，是以护理诊断为基础，根据每一问题做出护理干预措施的书面计划。SOAPIE 格式的记录包括以下几个方面。

S=主观资料（subjective data）：服务对象、家属或相关人员所提供的资料。

O=客观资料（objective data）：对服务对象进行客观检查获得的资料，包括体格检查，如血压；或行为反应，如情感等。

A=分析（assessment）：护士对所收集的主观资料和客观资料进行整理分析，明确护理问题，以及确定患者当前状况或进展情况。

P=计划（plan）：将要对服务对象实施的治疗和护理措施。如果每天的计划是重复的，则不必在每天的记录表格里书写。

I=干预（intervention）：实际执行的护理措施。

E=评价（evaluation）：护理措施实施后，对服务效果以及对存在问题的评价（表4-3）。

最新版以问题为中心的记录方式省去了前两步，将主观资料（S）和客观资料（O）并入第三步分析（A），形成以分析为起始的记录方式 APIE，在临床得到广泛使用。

表 4-3　以问题为中心的记录

POR	记录内容
S 和 O（主观资料和客观资料）	服务对象口头表述；护士直接观察或检查所获得的资料
A（分析）	整理和分析所获得的主观资料、客观资料
P（计划）	针对健康问题制订合理的护理措施
I（干预）	描述实际执行的护理措施
E（评价）	重新评价所实施的护理措施，判断是否达到目标

2）要点记录表格（focus charting）：是记录护理实施的另一种常用方法，它不同于以问题为基础，而是强调要点，记录中包括资料、措施和反应（DAR）。

D=资料（data）：支持所陈述要点的资料或护士对服务对象观察所获得的相关资料。

A=措施（action）：针对要点所立即采取的或将要采取的措施，以及对目前所实施计划的评价。

R=反应（response）：服务对象对治疗或护理措施的反应（表 4-4）。

表 4-4　要点记录表格

要点表格	记录内容	护理程序步骤
D（资料）	支持所陈述要点的资料及护士对患者观察所获得的相关资料	评估
A（措施）	针对要点立即采取或将要采取的措施	计划和实施
R（反应）	服务对象对治疗或护理的反应	评价

记录的要点可以是下面任何一部分：①护理诊断；②服务对象目前所关注的事物或其行为；③服务对象健康状况或行为的改变；④服务对象治疗中有意义事件。需要指出的是，要点并不指医疗诊断。例如某腹部术后患者的护理要点是疼痛，采用 DAR 记录如下：

D：患者手按腹部切口，表情痛苦，拒绝翻身，疼痛评分为 9 分（0～10 分）。

A：静脉输液硫酸吗啡 4mg。

R：患者疼痛评分为 2 分，表示愿意配合翻身。

3）问题、干预、评价系统记录表格（PIE）：是一种系统记录护理诊断和护理过程的方法，适用于连续性照护的记录，具体内容包括以下几部分。

P=问题（problem）：列出服务对象存在的健康问题（护理诊断），是该记录方法中重要的组成部分，所涉及问题的名称和数目均应在记录中体现。

I=干预（intervention）：为解决存在的问题而采取的护理措施。

E=评价（evaluation）：记录护理措施实施的结果，包括服务对象的反映以确定护理措施是否有效，以及护理效果是否有进展（表 4-5）。

表 4-5　系统记录表格

PIE	记录内容	护理程序步骤
P（问题）	护理诊断及预期结果（若结果无改变，无需在每天记录中重复书写）	诊断和预期结果
I（干预）	为解决存在的问题所采取的护理措施	计划和实施
E（评价）	评价服务对象对护理干预的反应，确定干预效果	评价

护士在护理实践中需详细记录护理程序的实施过程,上述 3 种记录方式在美国等西方国家已被护士广泛采用,我国护理将根据有关法律规定及护理专业组织的具体要求建立相应记录标准。护理实施是落实护理计划的实际行动,计划实施以后服务对象的健康状况是否达到预期结果,下一步的护理活动应如何进行,还需要护理评价来完成。

六、护理评价

护理评价(nursing evaluation)是护理程序的最后一步,是按照预期目标所规定的时间,将护理服务对象的健康状况与预期目标进行比较并做出评定和修改。

1. 护理评价的目的和意义

(1)了解服务对象对健康问题的反应:护理的主要功能是帮助服务对象处理对健康问题的反应。

(2)验证护理效果:通过护理评价,可以了解实施各项护理措施后,服务对象的需要是否满足,健康问题是否解决,预期目标是否达到。

(3)监控护理质量:护理评价是护理质量调控的重要方法。

(4)为科学制订护理计划提供依据:护士通过对护理评价的记录,为科学制订护理计划提供依据,为护理研究和发展护理理论提供资料。

2. 护理评价的过程

(1)建立评价标准:护理评价主要针对预期目标,即判断护理效果是否达到计划阶段所确定的预期目标。预期目标可指导护士确定评价阶段所需收集资料的类型,并提供判断服务对象健康与否的标准。

(2)收集资料:为评价预期目标是否达到,护士可通过直接访谈、检查、评估服务对象,访谈家属及翻阅病历等方式收集相关主客观资料。

(3)评价预期目标是否实现,即评价通过实施护理措施后,原定计划中的预期目标是否已经达到,可通过以下两个步骤进行。

1)列出实施护理措施后服务对象实际行为或反应的变化。

2)将服务对象的反应与预期目标比较,判断预期目标实现的程度:①预期目标完全实现;②预期目标部分实现;③预期目标未实现。

为便于护士之间的合作与交流,护士在对预期目标实现与否做出评价后,应记录结论,包括评价结论(预期目标达到的情况)及支持资料(支持评价结论的服务对象的反映),然后签名并注明评价时间。

(4)重审护理计划

1)在评价的基础上,对目标部分实现或未实现的原因进行分析,找出问题之所在。可询问的问题包括:

a)所收集的基础资料是否真实、全面、准确?

b)护理诊断是否正确?

c)预期目标是否合适?

d)护理措施是否有针对性且得到有效落实?

e)服务对象及家属是否积极配合?

f)病情是否已经改变或有新的问题发生? 原定计划是否失去了有效性?

2)对健康问题重新估计后,做出全面决定。一般有以下 4 种可能:

a)停止:问题已经解决,停止采取护理措施。

b)继续:护理问题有一定改善,但仍然存在,预期目标与护理措施恰当,计划继续进行。

c)取消:对潜在的护理问题若未发生,通过进一步收集资料,确认后取消。

d）修订：目标部分实现或未实现，对诊断、目标、措施中不适当之处加以修改。

3）合作性问题的评价：由于合作性问题是由医生和护士共同干预以达到预期目标，如果目标没有达到或进展不显著，并不能说明护理计划或干预措施不合理。

护理评价虽然是护理程序的最后步骤，但并不代表必须到护理的最终阶段才能评价。实际上，从收集资料开始，评价就不停地进行。评价可按时间分为以下三类。①及时评价：护士实施护理程序的每一个步骤或每一项护理措施后，根据服务对象的反应及病情变化进行评价。②阶段评价：主管护士进行一个阶段的工作之后进行的评价，如同级护士互评、护士长的定期查房等。③最终评价：服务对象出院、转科或死亡后的总体评价。由此可见，评价过程贯穿于护理程序的始终。

护理程序是护士通过科学解决问题的方法确定服务对象的健康状况，明确服务对象关于健康问题的身心反应。其目的是帮助服务对象满足各种需要，恢复或达到最佳健康状态。运用护理程序不仅能提高护理质量，促进服务对象恢复健康，而且能培养护士的逻辑思维，增强其发现问题和解决问题的能力，提高其业务知识和技能水平，改善护患关系，同时护理程序中完整的护理记录可为护理科研与护理理论的发展奠定坚实的基础。

第六节　护理理论和模式

一、奥瑞姆的自护理论

自护理论是国际上最富有影响力的理论之一，属广域性理论，由美国著名的护理理论家多罗西娅·奥瑞姆提出。该理论认为个体应对其健康有关的自我护理负责，护理介入的目的是帮助个体提高自我护理能力。自理理论中着重阐述了3个问题，即什么是自理，人何时需要护理，以及护士如何提供护理。

（一）奥瑞姆简介

著名的护理理论家奥瑞姆1914年出生于美国马里兰州巴尔的摩市的一个工人家庭。她在20世纪30年代毕业于美国华盛顿特区普罗维登斯医院护理学校，获大专学历；1939年在美国天主教大学获护理学学士学位，1945年获该校护理教育硕士学位。她先后从事过儿科、内外科、急诊科的护理工作；1939年到普罗维登斯医院底特律护校任教；1945年任该校校长；1949年担任美国印第安纳州卫生局医院和机构服务部的护理负责人；1957年受聘于国家卫生教育福利部教育司，主管护士培训工作；1959年回到母校天主教大学任教并担任护理系主任；1984年退休。奥瑞姆的一生护理经历十分丰富，曾先后担任过临床护士、护理管理者、教育者、咨询者和研究者等多种角色，她在护理多个领域的经验和经历为其发展护理理论打下了坚实的基础。

（二）自护理论的主要内容

奥瑞姆自护理论主要由三部分组成，即自我护理理论、自我护理缺陷理论和护理系统理论。这些理论结构分别从不同的侧面阐述了自我护理理论、自我护理缺陷理论以及自我护理与护理的关系，既相对独立又相互联系，共同构筑了自护理论的有机整体。

1. 自护理论　在自护理论（theory of self-care）中，着重说明了什么是自我护理，人有哪些自我护理需要，哪些因素会影响个体的自我护理能力。该理论认为每个人都有自我护理的需要，而自我护理需要根据个人的不同健康状况以及生长发育的不同阶段而有差异；当自我护理需要小于或等于个体的自我护理能力时，人就可以完成自我护理。

（1）自护（self-care）：也称自理或自我照顾。自理是个体为维持生命，确保自身结构完整和功能正常，增进健康与幸福而采取的一系列自发的、连续的、有目的的调节行为和自我照顾活动。自理可以通过学习或经他人的帮助、指导而获得。自理活动贯穿于人的日常生活中，正常成年人都能进行自理活动。但幼儿、老年人、精神障碍者、残疾人等由于各种原因导致个体的自理活动受限，需要依赖他人，如父母、监护人或照顾者的照顾，称为依赖性照顾（dependent care）。

（2）自护能力（self-care agency）：是指个体从事自理活动或实施自理行为的能力，此能力受年龄、成长水平、生活经历、文化背景、健康状况、可获得的资料及条件等因素的影响。不同的人，甚至同一个人处于不同的发展阶段或健康状况下，其自理能力也有差异。

自理理论认为人的自理能力包括以下 10 个方面：①维持并训练对影响个体内外部环境的因素保持警惕的能力；②对执行自理活动的身体能量的控制能力；③对执行自理活动的躯体运动的控制能力；④在自我照顾框架范围内的推理能力；⑤目标指向自我照顾的行为动机；⑥做出并执行自理决策的能力；⑦获得、保持并运用有关自理所需的技巧性知识；⑧完成自理活动所需的认知、感知、操作、沟通等全部技能；⑨有效安排自理活动的能力；⑩寻求恰当社会支持和帮助的能力。为幼儿、老年人、残疾人等提供照顾的能力者统称为依赖性照顾能力者（dependent care agency）。

（3）基本条件因素（general conditions factors）：是反映个体生活状况特征及其生活条件的一些因素，能影响个体的自理能力。奥瑞姆认为十个基本条件因素：年龄、性别、生长发育阶段、健康状况、社会文化背景、健康服务系统、家庭系统、生活方式与行为习惯、环境因素、可获得的资源及利用情况。

（4）治疗性自理需要（therapeutic self-care demands）：人的自理活动不是盲目的，而是有目的、有意识地为满足自理需要而进行的自我照顾活动；治疗性自理需要就是指个体在某一个时期内，所面临的所有自理需要的总和，包括一般的自理需要、发展的自理需要和健康欠佳时的自理需要。

1）一般的自理需要（universal self-care requisites）：是与维持人的结构和功能的完整性有关的需要。包括：①摄入足够的空气、水和食物；②提供与排泄有关的调节和控制，如保持排便通畅的需要；③维持活动、休息和睡眠的平衡；④维持独处与社会交往的平衡；⑤预防或避免对生命和健康有害的因素；⑥努力达到群体所认同的身体、心理、社会等各方面正常发展状态。

2）发展的自理需要（developmental self-care requisites）：指在人的生命发展过程各阶段所产生的、与发展阶段息息相关的特殊自理需要，或在成长发展过程中遇到不利事件时产生的需要。包括：①不同发展时期的特殊需要，如婴儿期有学会控制大小便、说话、走路的需要，青少年期有自我认同的需要，女性成年期的怀孕、生产，老年期则需要接受身体的衰老、适应退休后生活等；②在成长发展过程中遇到不利事件产生的需要，如由于失学、失业、失去亲人、地震、车祸等事件发生，个体有正确应对这些不利情况的需要。

3）健康欠佳时的自理需要（health deviation self-care requisites）：指人遭受疾病、损伤、残疾或特殊病理变化，或在疾病诊断治疗过程中产生的自理需要，包括以下 6 个方面：①寻求及时的、适当的治疗和护理，如患病时及时就医；②认识、预防、警惕和应对疾病导致的身心反应，如糖尿病可能引起糖尿病足，患者要学会足部的日常护理措施；③遵医嘱正确进行治疗与康复，如按时服药，定期复查等；④认识、警惕、应对、调整由于医疗护理措施引起的不适或不良反应，如化疗可致脱发，卧床可能引起压力性损伤等；⑤修正自我概念，调整、接受和适应自己患病的事实及对治疗的需要，适应患者角色；⑥学会在患病及治疗情况下生活，适应因疾病、诊断、治疗措施等对个体生活带来的影响，以促进自我发展，如结肠癌手术后，患者需要适应带有人工肛门的生活。

2. 自我护理缺陷理论（theory of self-care deficit） 是自理理论的核心，重点阐述了人什么时候需要护理。奥瑞姆认为当人的自理能力不足以满足其治疗性自理需要时，就出现了自我护理缺陷，此时就需要护理介入和帮助。人出现自理缺陷的主要原因可能是因病导致其自理能力下降，或自理需要增加，使其自理能力低于治疗性自理需要。当人的自理能力能满足其当前所有的自理需要时，人就处于一种平衡状态；当人的自理能力无法满足其治疗性自理需要时，平衡就被破坏，出现了自理缺陷。此时，为使平衡得以恢复，就需要借助外在的力量，如护士的帮助。因此，自理缺陷的出现是人需要护理介入的原因。

3. 护理系统理论（theory of nursing system） 阐述了如何通过护理系统来帮助个体克服自理缺陷满足自理需要，解释了如何提供护理的问题。护理系统是由护士为患者提供照顾的护理行为和患者自身的自理行为共同构成的行为系统。护理系统由护士根据患者的自理需要和自理能力设定。

护理系统包括三类，即完全补偿护理系统、部分补偿护理系统和支持教育系统。护理系统中护士和患者需要采取的行动类型和职责范围（图 4-13）。

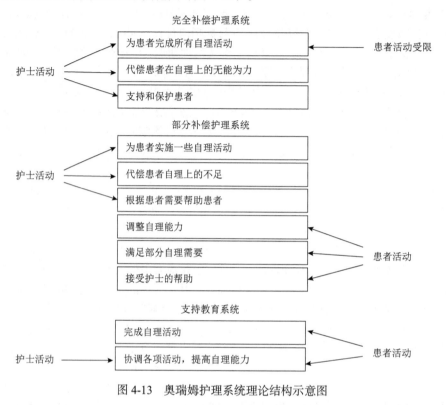

图 4-13 奥瑞姆护理系统理论结构示意图

（1）完全补偿护理系统（the wholly compensatory nursing system）：指患者完全没有能力完成自理活动，需要护士给予全面的护理。全补偿护理系统适用于以下情况：①患者在神志和体力上均没有能力进行自理，如昏迷或全身麻醉未醒的患者。对于此类患者，护士要判断患者有哪些自理需要，并代替患者完成所有的自理活动。②患者神志清楚，知道自己的自理需要，但体力上没有能力去完成，如高位截瘫者。③患者虽然有完成自理活动所需的体力，但由于智力和精神等原因，无法对自己的自理能力做判断和决定，如严重智力障碍或精神障碍的患者。

（2）部分补偿护理系统（the partly compensatory nursing system）：是指患者有部分自理能力，但在满足患者自理需要的过程中，需护士和患者共同努力来完成所需的自理活动。部分补偿系统适用于能完成部分自理活动，但在某些方面缺乏自理能力的患者，护士的责任是帮助患者完成自己所不能完成的自理活动。帮助的方式包括代替其完成部分自理活动，协助其完成部分自理活动，或者教会患者自理的方法，提高其自理能力。

（3）支持教育系统（the supportive-educative system）：是指患者有能力完成全部自理活动，但其中某些自理活动需要通过学习相关知识或技能才能完成，护士的职责从前两个系统的"替他做"、"帮他做"过渡为"支持他做"，患者需要在护士协助下做出决策、控制行为、学习相关知识和技能。如护士教会糖尿病患者如何自我照顾，包括饮食控制、适度锻炼、遵医嘱服药和定期测血糖等。

护理系统是一个动态的行为系统。选择护理系统的依据是患者的自理需要和自理能力。同一患者在不同的患病阶段，因其自理需要和自理能力的变化，其护理系统的选择可能不同，如一个住院手术的患者,在手术前准备期可选择部分补偿系统;在全身麻醉手术期间和手术后全身麻醉未清醒前,宜选择完全补偿护理系统;清醒后可选择部分补偿护理系统;而出院前可选择支持-教育系统。

（三）自护理论对护理学四个基本概念的阐述

（1）人:是一个有自理能力的个体。自我护理是人生命过程的重要组成部分,人能够并且愿意为自己或自理能力不足的家庭成员实施护理。人有学习和发展的能力,人不是通过本能而是通过学习来达到自我护理。人都会经历自理活动受限的时期,即人可能由于疾病或其他原因出现不能照顾自己的情况,就产生了自理不足或缺陷,需要他人的帮助。

（2）健康:认同 WHO 对健康的定义,即健康不仅仅是没有疾病或虚弱,还是身体、心理和社会文化的安适状态。人的身体、心理和社会方面的健康是不可分割的;健康与疾病是一个动态变化的过程,在不同的时间,人可能处于不同的健康状态;保持内外环境的平衡、稳定与人的健康紧密相关。

（3）环境:是与人生存有关的所有外部因素的总和,包括物理、化学、生物、社会等各方面因素。

（4）护理:主要致力于预防服务对象的自理缺陷发展和为有自理缺陷的个体提供治疗性自理帮助。对于健康的个体,护理以满足其一般的自理需要和发展的自理需要为主;对于患病的个体,护理则应注意满足其一般的自理需要、发展的自理需要和健康不佳时的所有自理需要。

（四）自护理论与护理实践

自护理论被广泛地应用于护理实践、教育和科研等各个领域,是目前临床上应用最为广泛的护理理论之一。自护理论与护理程序有机结合,形成以自护理论为基础的三步式护理程序。

1. 诊断与处置（nursing diagnosis and prescription） 诊断与处置相当于一般护理程序中的评估和诊断两个步骤,是在收集资料的基础上确定患者为何需要护理和需要哪些护理。具体内容为:

（1）收集资料:包括评估患者的健康状况、医生对患者健康状况的意见、患者对自身健康状况的认识、评估患者有哪些自理需要、自理能力如何等内容。

（2）分析与判断:是针对收集的资料进行分析与判断,包括患者目前和今后一段时间内有哪些治疗性自理需要,患者为完成这些自理活动需要具备哪些自理能力;患者是否存在自理缺陷,自理缺陷表现在哪些方面,自理缺陷的原因是什么;患者在自理能力方面还有哪些潜力。

2. 设计及计划（design and plan） 相当于一般护理程序中的计划阶段。在此阶段,护士需要根据服务对象的自理能力和治疗性自理需要设定护理系统,即从完全补偿系统、部分补偿系统和支持教育系统中选择适合个体情况的护理系统,然后根据所选择的护理系统,设计护理方案,拟定护理措施。针对如何提供护理,奥瑞姆提出了以下 5 种具体的护理方式:

（1）替患者做:即由护士代替患者完成自理活动,满足治疗性自理需要,如为昏迷患者翻身、术后患者换药、输液等。

（2）指导患者做:如指导卧床患者进行床上活动和功能锻炼等。

（3）为患者提供生理和心理支持:如为癌症的患者提供心理支持、疼痛管理等。

（4）提供促进患者发展的环境:如为活动不便的老人进行居家环境的改造,在厕所安装扶手、去除门槛等。

（5）提供与自理有关的知识和技能的教育:如指导糖尿病患者胰岛素注射的方法等。

3. 实施与评价（management and evaluation） 相当于一般护理程序的实施及评价部分。此阶段要求护士根据所选择的护理系统和所制订的计划,对服务对象实施护理,并评价护理结果。同时,根据服务对象实际情况不断调整护理系统,修改护理方案。

（五）在护理和助产中的应用

奥瑞姆的自护理论在实践中经过不断地发展和完善,得到了广泛的应用,为护理学科的完善和发展做出了杰出的贡献。在临床护理和社区护理中,自护理论指导护士科学地评估患者,合理设计护理系统，安排护理计划，从而提高护理质量。在助产工作中，特别是在产后照护阶段，助产士由简单重复的技术操作者变成了健康的宣传者，使产妇了解生育知识，适应母亲角色，掌握护理孩子的技能。产妇回到家后，能更好地对自己的宝宝进行护理和观察，促进母乳喂养的成功。

二、罗伊的适应模式

罗伊的适应模式是一个有着广泛影响力的广域型理论。该模式深入地探讨了人作为一个适应系统在应对环境刺激过程中的适应机制、适应方式和适应过程。罗伊认为人是一个适应系统，人的生命过程是对内外环境中各种刺激进行不断适应、不断调整的过程；护理的目的是促进人的适应性反应和提高人的适应性，从而提高人的健康水平。

（一）适应模式的主要内容

1. 理论框架 适应模式以适应（adaptation）为核心，指出"人是一个整体性的适应系统"。适应是"个体或群体通过感觉和思考，运用意识和选择，去建立人与环境之间的协调整合的过程和结果"。人作为一个适应系统在结构上可分为五部分：输入、控制、效应器、输出和反馈，其中，适应系统的输入由刺激和个体的适应水平组成；控制过程指个体所采用的应对机制，包括生理调节器和认知调节器；这两种应对机制作用于 4 种效应器：生理功能、自我概念、角色功能和相互依赖；适应系统的输出是人通过对刺激的调节与控制所最终产生的行为，分为适应性反应和无效反应；而反应又会作为新的刺激反馈到人体这个适应系统中。适应模式的基本结构见图 4-14。

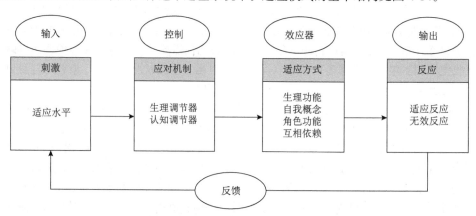

图 4-14 罗伊适应模式的基本结构示意图

2. 理论具体内容

（1）刺激（stimuli）：是能激发个体反应的任何信息、物质或能量单位。刺激可来自外部环境，也可来自内部环境。来自外部环境的刺激称为外部刺激，如空气、光线、声音、温度等；来自内部环境的刺激称为内部刺激，如疾病、疼痛、体温、血压等。环境中的各种刺激可分为以下几种。

1）主要刺激（focal stimuli）：是指人当前所面临的引起人生行为变化最主要的、直接的刺激。但主要刺激也处于不断的动态变化过程中。如对于一个手术后的患者，在术后的两三天，疼痛可能是一个主要刺激；但随着疼痛程度的减轻及其他问题的出现，疼痛可能不再是患者关注的焦点，也就不再是主要刺激。

2）相关刺激（contextual stimuli）：是指除主要刺激外对人的行为变化有影响的其他内、外部刺激。相关刺激对机体产生的影响可能是负性的，也可能是正性的。如对于焦虑的患者，听一些舒缓的轻音乐有助于缓解其焦虑，因此，焦虑是患者的主要刺激，而轻音乐便是一个正向的相关刺激。

3）固有刺激（residual stimuli）：是指原有的、构成本人特征的刺激，这些刺激可能对当前的行为有影响，但其影响作用不确定或者未得到证实，如文化背景、以前的经历等。例如，一个老年人不按医嘱要求服用降压药，主诉事情多，经常忘记，文化程度为文盲。不按医嘱服药是这个人当前的主要刺激，事情多是相关刺激，老年、文化程度低是固有刺激，因为护士推测这两个因素可能对主要刺激引起问题有影响，但具体有无影响尚不确定。

（2）适应水平（adaptive level）：人所承受或应对刺激的范围和强度构成适应水平，换句话说，适应水平描述的是人能在多大程度上承受刺激并做出适应性反应。如果刺激的数量和强度在人的适应水平之内，系统将输出适应性反应；如果超出人的适应水平，则输出无效反应。适应水平受机体的身心发展水平和应对机制等影响，不同的人适应水平不同，同一个人其适应水平也处于动态变化中。

（3）应对机制（coping mechanism）：是人作为一个适应系统面对刺激时的内部控制过程。个体的应对机制有两类：生理调节器（regulator）和认知调节器（cognator）。生理调节器是人先天所具备的应对机制，它通过神经-化学-内分泌的作用，调节和控制个体对刺激的自主性反应；认知调节器是人后天习得的应对机制，通过认知、信息处理、学习、判断和情感调适等途径，对刺激和行为进行调节和管理。

（4）适应方式（adaptive mode）：适应方式是人对刺激通过生理调节和认知调节后的效应器（effector），是机体应对刺激后的反应和表现形式，包括以下 4 个方面。

1）生理功能（physiological mode）：是与人的生理需要相关的适应方式类型，包含九大组成部分，即氧气、营养、排泄、活动及休息、防御、感觉、水电解质平衡、神经功能和内分泌功能。生理方面的适应目的是维持人的生理完整性，反映人的生理健康水平。

2）自我概念（self-concept mode）：是人在某一时间对自己的感觉、评价和信念。自我概念由两部分组成：躯体自我和人格自我。躯体自我是人对自己躯体的感知与评价，包括身体形象及躯体感觉；人格自我是人对自己的智力、能力、性情、伦理道德、社会地位等方面的感知和评价，包括自我理想、自我统一及道德伦理精神自我三个方面。自我概念方面的适应目的是维持人在心理方面的完整性，与人的心理健康有关。

3）角色功能（role function mode）：是指个体履行所承担的社会角色以及满足社会对其角色期待的情况。人的角色可分为主要角色、次要角色及临时角色。主要角色与个人的性别及年龄相关，如儿童角色、妇女角色、老人角色等，是一个人行为方式的决定因素。次要角色是通过个人能力或血缘及社会关系获得的，是个体社会功能的体现，如教师角色、母亲角色等。临时角色，又称业余角色，是人的业余生活或临时性的活动所赋予的角色。角色功能的适应目的是维持人在社会方面的完整性，与人的社会健康有关。

4）相互依赖（interdependence mode）：是指人与其重要关系者或者支持系统间的相互关系。重要关系者是指对个体具有重要意义的人；支持系统是指帮助个体满足爱、尊重等需要的一组人群或组织。在相互依赖模式中，一个人必须具有给予及接受爱和帮助的能力。相互依赖方面的适应目的是维持人的社会关系的完整性，与情感和精神健康密切相关。

（5）输出：内外环境中的刺激作用于人体后，人通过应对和调节最终产生的行为是系统的输出。输出的结果有两种：适应性反应或无效反应。适应性反应（adaptive response）有利于促进人的完整性。无效反应（ineffective response）不利于维持人的完整性。人对变化能否适应取决于输入刺激的强度和范围、人在当时适应水平以及应对机制的综合效应。护理的主要目标是要促进人体的适应性反应，减少或消除无效反应，从而促进人体恢复和维持健康。

（二）适应模式对护理学四个基本概念的阐述

（1）人：是一个整体的适应系统。在这个陈述中整合了整体、系统、适应三大概念，即人是具有生理、心理和社会属性的有机整体；人作为一个开放系统，处于不断与其环境互动的状态，在系统与环境间存在着信息、物质和能量的交换；为了保持自身的完整性，人要不断地去适应环境的变化；适应是促进人的生理、心理和社会完整的过程与结果。

（2）健康：是处于和成为一个完整和全面的人的过程及状态。人的完整性表现在有能力达到生存、成长、繁衍、自主和自我实现。适应是为了促进和保持人的完整性，因此健康就是成功的适应。

（3）环境：人体内部和外部的所有刺激构成环境的主要成分。这些因素有大有小，可以是积极的，也可以是消极的。任何环境的变化都需要人付出能量去适应。

（4）护理：是一门应用性学科，它通过促进人与环境的互动来增进个体或群体的整体适应能力。护理的目标就是促进适应性反应，减少或消除无效反应。为此，护士可采取以下措施：①积极控制各种刺激，使刺激能作用于人的适应范围之内；②强化生理、心理等应对机制，提高人的适应水平，增强机体对刺激的耐受力；③鼓励个体通过学习，创造性地运用应对机制，以应对刺激，维持机体的完整性，增进健康。

（三）适应模式与护理实践

罗伊将适应模式与一般护理程序相结合，构建了以其适应模式为基础的六步式护理程序：一级评估、二级评估、护理诊断、制订护理目标、实施护理干预和评价。

1. 一级评估（first level assessment） 是指护士收集与生理功能、自我概念、角色功能和相互依赖4种适应方式有关的行为，又称行为评估。评估的内容包括以下几点。

（1）生理功能：涉及氧合、营养、排泄、活动及休息、防御、感觉、水电解质平衡、神经功能和内分泌功能。其中无效反应在生理功能方面的表现，如缺氧、营养不良、腹泻、便秘、尿失禁、失眠、发热、疼痛、压力性损伤、水肿、电解质紊乱、血糖过高、血压过高等。

（2）自我概念：包括躯体自我和人本自我方面的功能表现。其中无效反应在自我概念方面的表现有自卑、自责、自我形象紊乱、无能为力感等。

（3）角色功能：包括个体在家庭、单位、社会等各种角色的功能情况。其中无效反应可表现为角色不一致、角色冲突等。

（4）相互依赖：涉及个体与其重要关系人、支持系统的互动状态方面的行为。其中无效反应的表现如孤独、分离性焦虑等。

2. 二级评估（second level assessment） 是对引发服务对象行为改变的3种刺激的评估，又称刺激评估。在这一阶段，护士要对所有可能的内、外部刺激因素进行全面评估，识别主要刺激、相关刺激和固有刺激。

（1）识别主要刺激：按照优先顺序，排在第一位的应该是对系统体性影响最大的刺激，即为主要刺激。主要刺激既可以来自系统内部，也可以是生理方面的，也可以是心理社会方面的，如患病、住院、结婚、分娩等都可以成为主要刺激。

（2）识别相关刺激：是除主要刺激外，对系统的输出行为有影响的刺激，可视为诱因。常见的相关刺激如吸烟、饮酒、药物、压力、角色功能、社交方式、家庭结构及功能等。

（3）识别固有刺激：固有刺激是对系统的输出行为影响尚不确切的因素，常为性别、文化背景、信仰等。

3. 护理诊断 在适应模式中，护理诊断是对"人作为适应系统"的适应状态的陈述或判断。护士通过一级评价和二级评估，可明确服务对象的无效反应及其原因，进而可推断出护理问题或护理诊断。

4. 制订护理目标 制订目标就是为了对护理活动的预期结果做出清晰的描述。护理目标是通过护理干预后，期望服务对象出现的行为改变。目标的制订应以服务对象为中心，且应是可观察的、可测量的，服务对象可达到的。

5. 实施护理干预 护理干预包括对护理措施的制订和落实。护理干预一方面可针对改变刺激而设计，如消除刺激、增强刺激、减弱刺激或改变刺激，目的是对刺激进行调整，使刺激的总和限制在护理对象的应对范围内。护理干预另一方面也可着重于提高人的应对能力和适应水平，从而使全部刺激能作用于人的适应范围内，促进适应性反应。

6. 评价 即确定所实施的干预措施是否有效。评价时，护士可继续通过一级评估和二级评估收集服务对象的健康资料，将服务对象的输出行为与目标行为进行比较，以确定目标是否达到。如果目标没有达到，要进一步分析目标行为未出现的原因，并根据评价的结果调整护理干预和措施。

（四）在护理和助产工作中的应用

罗伊的适应模式在临床护理、护理教育、护理研究领域及助产工作中得到广泛应用。

1. 在临床护理领域 适应模式可以指导护士应用观察和交谈技术对护理对象的适应方式、刺激因素等做出个性化评估，制订个性化的护理计划，采取针对性的护理措施，调控影响护理对象的各种刺激，扩大护理对象的适应范围，提高应对能力，促使护理对象适应性反应。

2. 在护理教育领域 罗伊的适应模式用于指导制订各层次护理课程设置的概念化框架，使得学生明确护理的目的，即促进和改善不同健康疾病状态下的人在生理功能、自我概念、角色功能和相互依赖4个方面的适应能力与适应反应。

3. 在护理研究领域 罗伊的适应模式被用作理论框架来开发研究工具、探索多种类型患者及其家属的体验和反应。

4. 在助产工作中 助产士也可以借鉴罗伊的适应模式，为孕产妇制订个性化的分娩计划和产后康复计划，从而提高分娩满意度和延续性生育助产服务的品质。

三、纽曼的健康系统模式

纽曼的健康系统模式为广域型理论，它以开放系统为基础，从人的角度探讨了服务对象系统与环境的互动关系。模式着重阐述了服务对象系统对其环境中现存和潜在压力源的反应以及如何恰当地运用一级预防、二级预防或三级预防的活动来维持或恢复系统的平衡。该模式对护士开展公共卫生护理、社区精神护理等有着重要的指导作用。

（一）系统模式的主要内容

系统模式是一个以开放系统为基础所构建的护理模式。该模式重点阐述了4个方面的内容：与环境互动的服务对象系统、压力源、个体面对压力源所作的反应以及对压力源的预防（图4-15）。

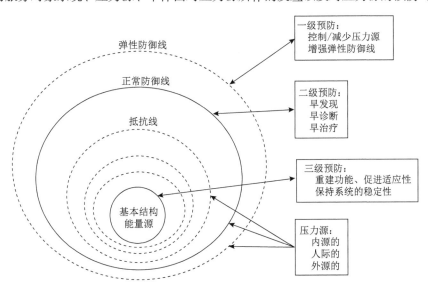

图4-15 纽曼健康系统模式示意图

1. 服务对象系统　在系统模式中，人是一个与环境持续互动的开放系统，称为服务对象系统（client system）或个体系统。该个体系统可以是一个人，也可以是家庭、群体或社区。个体系统是由 2 个变量（生理、心理、社会文化、发展和精神）组成的整体系统，这个整体系统可用一个核心和一系列同心圆来表示其结构。

（1）个体系统的 5 个变量：个体系统包含 5 个变量，即生理变量，指机体的结构和功能；心理变量，指个体的心理过程和关系；社会文化变量，指社会和文化功能及其相互作用；发展变量，指生命的成长发展过程；精神变量，指精神信仰和信念。无论个体处于健康还是疾病状态，个体系统都是由这 5 个相互联系的变量组成的动态复合整体。

（2）基本结构（basic structure）：又称能量源，它是个体所需的生存因素和其先天的内外部特征的综合，包括生物体维持生命所需的基本因素，如解剖结构、生理功能、基因类型、认知能力、自我观念等。基本结构占据同心圆结构的中心部分，它受个体系统 5 个变量的功能状态和相互作用的影响。基本结构一旦遭到破坏，个体便有患病的危险。

（3）抵抗线（lines of resistance）：在系统模式图示中，抵抗线是紧贴基本结构外围的若干虚线圈。抵抗线由内部一系列已知或未知的抵抗因素构成，如个体的免疫防御机制、适应行为的生理机制等。抵抗线的主要功能是保护基本结构和恢复正常防御线，以维持机体内外环境的协调性。当压力源入侵到正常防御线时，抵抗线会被无意识地激活，若其功能正常，可促使个体恢复到正常防御线的水平；若功能失效，可致机体能量源遭到破坏，甚至能量耗竭而死亡。个体抵抗线的强弱程度与个体的生长发育情况、生活方式以及以往自身的经验等有关。

（4）正常防御线（normal line of defense）：是指抵抗线外围的一层实线圈。正常防御线是个体对内、外环境刺激的正常的、稳定的反应范围，是个体系统在生长发育的过程中，通过与环境不断互动而逐渐形成的。正常防御线的存在有利于抵抗各种刺激，维持个体系统较稳定的健康状态。当环境中的压力源作用于机体时，若弹性防御线不足以抵抗压力源的入侵，则压力源作用于正常防御线，机体即产生应激反应，表现为系统的稳定性降低、健康状况下降，或出现疾病状态。正常防御线的强弱与个体健康状态或个体系统的稳定程度有关。当个体的健康水平提高时，正常防御线可向外扩展；反之，当健康状态恶化时，正常防御线向内收缩，但与弹性防御线相比相对稳定，变化的速度也相对慢得多。

（5）弹性防御线（flexible line of defense）：是指正常防御线外围的虚线圈。弹性防御线是个体系统的一个保护性缓冲系统，可以防止外界压力源的直接入侵，保护正常防御线，使个体系统免受应激反应的影响。一般来说，弹性防御线距正常防御线越远，其缓冲、保护作用越强。弹性防御线受个体生长发育、身心状况、认知技能、社会文化、精神信仰等影响。失眠、营养不足、生活欠规律、身心压力过大、家庭变故等都可削弱其防御效能。

以上 3 种防御机制，既有先天赋予的，也有后天习得的，其抵抗效能取决于个体系统生理、心理、社会文化、发展、精神 5 个变量的发展情况和它们之间的相互作用。3 条防御线中，弹性防御线保护正常防御线，抵抗线保护基本结构。当个体遭遇压力源时，弹性防御线首先被激活，若弹性防御线抵抗力不足，正常防御线受到侵犯，人体会出现应激反应，此时，抵抗线也被激活，若抵抗有效，个体可恢复到通常的健康状态。

2. 压力源（stressor）　是指环境中任何能突破机体防御线，引发个体紧张，或影响个体稳定与平衡状态的所有刺激。压力源可来自于个体系统内部或外部；可为生理因素，也可为心理、社会文化、发展与精神等因素；压力源可独立存在，也可多种因素同时并存。压力源对个体系统的作用大小取决于压力源的性质、数量和持续时间，同时也受个体所能动用的应对资源、应对能力和既往的应对经验等影响。纽曼将压力源分为以下几种。

（1）个体内压力源（intrapersonal stressor）：指来自机体内部、与个体的内环境有关的压力源，如患病、愤怒、形象改变、自尊紊乱、疼痛、失眠等。

（2）人际压力源（interpersonal stressor）：指来自两个或多个个体之间，在近距离内作用的压力源，如夫妻关系、同事关系或护患关系紧张等。

（3）个体外压力源（extra-personal stressor）：指来自个体系统外作用距离比人际间压力源更远的压力源，如经济状况欠佳、环境陌生、社会医疗保障体系出现变化等。

3. 反应　纽曼认同"压力学之父"汉斯·塞里对压力及压力反应的观点。她认为席尔提出的全身适应综合征、局部适应综合征等已对压力反应做了详尽的描述，故在其系统模式中未对压力反应多加阐述。不过纽曼强调：压力反应不仅局限在生理方面，这种反应是生理、心理、社会文化、发展与精神的综合反应；且并非所有压力都对机体有害，压力反应的结果可以是负性的，也可以是正性的。

4. 预防　护理活动的主要功能是控制压力源或增强人体各种防御系统的功能以促进个体系统保持或恢复稳定，达到最佳的健康状态。护士可根据个体系统对压力源的反应采取以下3种不同水平的预防措施。

（1）一级预防（primary prevention）：是在个体对压力源产生压力反应前进行的干预。一级预防的目的是预防压力反应的发生。一级预防的重点是强化弹性防御线和保护正常防御线。具体措施可通过对个体系统的评估，识别环境中的压力源或危险因素，并采取措施来减少或消除这些危险因素，同时强化个体系统的防御功能以预防压力反应的发生。如加强锻炼、增强体质；流感期间，少去人多的公共场合，勤洗手，注射流感疫苗等。

（2）二级预防（secondary prevention）：是在压力源已经穿过正常防御线而致机体产生压力反应时的干预。二级预防的目的是减轻或消除压力反应的症状。二级预防的重点是早期发现、早期诊断、早期治疗。具体措施可针对压力反应采取针对性的处理措施，强化抵抗线，保护基本结构，以促进个体系统稳定性的恢复。如患流感后服用感冒药、多喝水等就属于二级预防措施。

（3）三级预防（tertiary prevention）：是在经过治疗后，个体系统已达相当程度的稳定状态时，为能彻底康复、减少后遗症而进行的干预。三级预防的目的是帮助个体重建，促进个体系统获得并维持尽可能高的稳定性和健康状态，防止复发。三级预防的干预措施与一级预防类似。如脑卒中患者病情好转后，个体通过营养支持、机体功能锻炼等以促进健康恢复，减少后遗症，防止再度卒中。

（二）系统模式对护理学四个基本概念的阐述

（1）人：即为服务对象系统。人以基本结构为核心，其外被三层防御体系环绕形成一个开放系统。该系统由生理、心理、社会文化、发展和精神5个变量组成，与周围的环境相互作用，不断进行物质、信息和能量的交换。系统的稳定性由基本结构、三层防御系统和系统的5个变量间的相互协调决定。

（2）健康：是一个动态的连续相，是个体系统在压力源的正常反应范围内所达到的稳定和协调状态。受基本结构以及个体对环境中压力源的调节与适应的影响，人在其整个生命过程中可处于不同水平的健康状态。

（3）环境：是影响个体系统的所有内部因素和外部因素或力量。环境中存在着许多已知的、未知的压力源，这些压力源对个体系统的稳定有不同程度的潜在威胁。

（4）护理：是关注引发个体压力反应的所有相关变量的独特专业。纽曼运用了"重建（reconstitution）"一词来阐述护理活动，重建是指个体系统通过对来自于机体内部和外部压力源的应对达到适应的过程。护理的目标和任务就是通过对压力源及其可能产生的压力反应进行精确评估，采取干预措施，以避免或减少压力源对个体系统的影响，促进个体系统保持或恢复稳定、协调与平衡，尽可能达到最佳健康状态。

（三）系统模式与护理实践

纽曼将系统模式与一般的护理程序相结合，发展了以护理诊断、护理目标和护理结果为步骤的独特的护理工作程序。

1. 护理诊断　在做出护理诊断前，护士首先要进行护理评估。评估的内容主要包括个体的基本结构、三层次防御线的特征；个体内、个体外、人际存在和潜在的压力源；个体为达到健康状态可利用的现存或潜在的内外部资源；个体以往的、现有的或将来可能有的应对方式；个体在生理、心理、社会文化、发展与精神 5 个方面对压力源的反应及其相互作用。根据评估的结果，护士要分析并明确个体偏离健康的问题即护理诊断，排列护理问题的优先顺序。

2. 护理目标 护士以保存能量，恢复、维持和促进个体系统稳定性为总目标，与服务对象和家属一起，共同制订具体的护理目标以及为达成目标所采取的干预措施并设计预期护理结果。纽曼强调应用一级预防原则、二级预防原则、三级预防原则来制订具体的护理干预计划。系统模式的三级预防评估和干预指南见表 4-6。

表 4-6　纽曼系统模式三级预防评估和干预指南

	压力源	压力反应	目的	干预
一级预防	隐蔽的或潜在的压力源	尚无具体表现，根据目前的健康状况假设或预估未来可能出现的反应	维持和增进个体系统的稳定性和完整性	预防性干预，重点在： ● 避免接触压力 ● 实施对压力源的脱敏治疗 ● 强化个体的弹性防御线 ● 增强个体的抵抗因素 ● 提供教育 ● 鼓励积极应对
二级预防	现存的、明显的、已知的压力源	有明确的症状表现	恢复个体的稳定性和完整性	治疗性干预，重点在： ● 根据健康改变的程度列出护理诊断，排列优先顺序 ● 保护基本结构 ● 动员和合理使用内、外部资源，保存机体能量，恢复个体系统的稳定性 ● 控制压力源和压力反应 ● 提供恰当的治疗 ● 支持各种有利于健康的因素 ● 必要时提供一级预防措施等
三级预防	遗留下来的压力源，可以是明显的或隐匿的	可能的或已知的后遗症状	巩固二级预防效果，使个体系统获得并维持尽可能高的健康水平	治疗后康复干预，重点在： ● 制订渐进目标并对个体迈向更高健康水平提供支持 ● 激发动力 ● 根据需要进行教育-再教育 ● 行为矫正 ● 合理利用内、外部资源 ● 必要时提供一级预防、二级预防措施

3. 护理结果 是护士对干预效果进行评价并评价干预有效性的过程。评价内容包括个体内、外及人际压力源是否发生了变化，压力源优先顺序是否有变化，机体防御功能是否有所增强，压力反应症状是否有所缓解等。通过对护理结果的有效性评价，进一步修订和调整护理计划。

（四）在护理和助产工作中的应用

在临床护理实践中,纽曼的系统模式指导护士针对个体的基本结构和各防御线特征以及个体内部、人际以及个体外部的应激源进行评估，运用三级预防进行护理干预。在护理教育领域，系统模式已被用于多个国家和地区的各个层次的护理教育，其整体观、三级预防概念为护理教学提供了有效的概念框架。在护理科研中，系统模式是应用最广泛的理论模式之一，可以作为相关护理现象的质性研究以及评价护理干预效果的量性研究的理论框架，或直接运用于改善患者的应激反应的护理研究。在助产工作中，助产士在产妇分娩过程中采取措施缓解其疼痛、给予人文关怀以达到减少产妇个体内部应激源的目的。

思 考 题

1. 从学科体系的角度，你认为学习助产专业需要哪些方面的知识？

2. 李某，女，21 岁，大三学生。最近李某感到学习压力大，经常长时间玩手机、上网减压，久坐、熬夜、失眠，常感焦虑、易疲劳、反应力减慢、眼睛胀痛等不适。遂去医院就诊，各项检查结果指标均在正常范围。

请思考：

（1）目前李某出现了什么问题？

（2）影响其健康的因素有哪些？

（3）从此案例分析，你如何理解健康与疾病的关系？

3. 孙某，男，23 岁，祖籍福建，出生在加拿大，可用普通话做简单交流，但是不会读写。今年通过学生交换项目回中国进行为期 1 年的交流学习。在最初的新鲜与兴奋期过后，孙某表现出郁郁寡欢，不愿意与同学接触交流，也不愿意参加学校组织的各种活动。

请思考：

（1）孙某可能发生了什么问题？处于哪个阶段？

（2）对于初入新环境的个体，应该如何预防此类问题的发生？

4. 张先生，男，43 岁，公司经理，脑梗死溶栓治疗后 2 周，右侧肢体偏瘫，请以奥瑞姆自护理论为指导。

请思考：

（1）刘某目前存在哪些方面的自理需要？

（2）应选择什么护理系统？

（万 里 龙 霖 陈朝霞）

第五章　生命历程中的身心发展

学 习 目 标

认识与记忆
1. 简述皮亚杰儿童认知发展的 4 个阶段及发展特点。
2. 简述艾瑞克森提出的八阶段心理社会危机及发展特点。
3. 简述科尔伯格道德发展理论三期的道德发展特点。
4. 识记毕生发展观的基本观点。
5. 列举依恋的 4 种类型。

理解与分析
1. 能解释与生长发展相关的概念。
2. 能举例说明影响个体发展的主要因素。
3. 分析意识、前意识及潜意识的联系与区别，理解本我、自我和超我的特点。
4. 理解生态系统理论的五个系统及其对护理实践的指导意义。

综合与运用
能将发展相关理论运用到护理工作中，根据理论解释护理对象的发展特点，并提供相应的护理措施。

开卷有益（导学）

2017 年，河北沧州的庞众望以 744 分的高考成绩考入清华大学，他家境贫寒，母亲生来残疾，父亲患有精神疾病，他在 5 岁时还被查出患有先天性心脏病，母亲到处借钱给他做手术。母亲的坚持和爱给了庞众望平和强大的心态，他阳光、乐观、坚韧，相信读书可以改变命运。庞众望考上清华大学，曾在接受采访时表示："从小到大，我的妈妈教会我很多，她告诉我，遇到什么就去解决什么，因为你总是要走下去的。"他身边的老师同学也一直给予关心与帮助。"既然苦难选择了你，你就把背影留给苦难，把笑容交给阳光。"这是庞众望写在日记本里的一句话。

从庞众望的故事中可以看到，童年期经历对人一生的身心发展都至关重要。成长过程中父母的爱、同辈的支持与师长的鼓励等，可帮助个体从童年的创伤中恢复，也会成为成年后面对逆境或压力的力量源泉。那么，童年经历和家庭教养方式对个体的发展会有什么影响？个体的身心发展还会受到哪些因素的影响？人的身心发展过程有何特点？对护士有何启示？学习本章，有助于了解人的发展过程与特征，更好地促进个体的人格发展及身心健康。

第一节　身心发展概述

人的生长与发展一直备受学者关注，主要聚焦于个体在生命过程中的成长、变化和稳定性的研究。了解生长与发展的基本概念、一般规律和影响因素，可帮助助产士正确评估护理服务对象的发展水平，以促进其正常的成长发展。

一、基本概述

（1）生长（growth）：指因细胞增殖而产生的生理方面的改变，表现为各器官、系统的体积及形态改变，属于量的变化，可用量化指标进行测量，如身高、体重及骨密度的变化等。生长的形态改变可分为4种基本类型：①增量性生长，即除去排泄或消耗的部分后生理上的增长；②增生，指细胞数量的增多；③肥大，指细胞体积的增大；④更新，指机体维持正常的生理功能而进行的新陈代谢。

（2）发展（development）：泛指事物的增长、变化及进步，人的发展是指个体在整个生命周期随年龄增长、与环境间的互动而产生的持续、多样且复杂的生理、心理和社会方面的变化过程。发展是持续进行的过程，既是量变也是质变，主要包括生理发展、认知发展和心理社会性发展 3个方面。

（3）发展任务（development task）：指个体发展的某一特定时期为达到相应的发展水平或目标所需要完成的任务，包括生理、心理、社会等方面。成功完成某一阶段的发展任务，可使个体获得满足感与幸福感，帮助其顺利步入下一个发展阶段；反之，则可能出现发展障碍，影响其后续的发展。

（4）成熟（maturation）：有狭义及广义之分。狭义的成熟通常指生理上的生长发育，广义的成熟包括心理社会的发展。成熟是指由遗传基因所决定的，通过个体内部因素和外部环境相互作用，从而获得生理、心理、社会功能及能力等方面比较完备的状态。个体心理社会成熟的重要标志之一是，能够不断调整自己以适应不断变化的环境，从中汲取知识并发展能力，从而达到完善的状态。

（5）年龄（age）：是衡量个体生长与发展的阶段性指标之一，年龄包括时序年龄和发展年龄。时序年龄（chronological age）指个体自出生之日开始计算累积的年龄；发展年龄（developmental age）指代表身心发展程度的年龄，包括生理年龄、心理年龄、智力年龄及社会年龄等。

（6）社会化（socialization）：指个体掌握和积极再现社会经验、社会联系及社会关系的过程。人的社会化过程是指在一定的社会环境中，个体的生理和心理逐渐发展，形成适应社会的人格及社会认可的行为方式的过程。社会化贯穿于个体的一生，可帮助个体获得从事正常社会活动所必需的品质、价值、信念及社会所接纳的行为方式，是人类学会共同生活与有效互动的过程。

（7）关键期（critical periods）：是指个体某成长阶段中，一些特定行为和能力发展最快的某个最佳时期。如果在此时期缺乏适当的环境刺激，就会失去发展的关键机会，以后就不容易发展此种行为，甚至无法弥补。

（8）敏感期（sensitive periods）：指机体对环境中特定类型的刺激特别敏感，具有更强易感性的某个时期。若敏感期缺少这种特定的环境刺激会阻碍个体的发展，但个体可以通过充分利用后期的经验使自己获益，以弥补早期的缺失与不足，尤其是在人格和社会发展领域，个体发展具有较强的可塑性。

二、身心发展的影响因素

遗传因素和环境因素是影响生长发展的两个最基本的因素。个体的身心发展既受个体先天遗传素质与环境教育的影响，又受个体内在需求与主观能动性的调节，这些因素相互作用，共同决定了个体生长发展的水平。

（一）遗传因素

基因是影响人类生长与发展的重要因素之一，决定了发展过程中身体的变化和生物功能。个体的生长与发展受父母双方遗传因素的影响，表现在身高、体形、肤色和面部特征等生理方面，以及能力、性格和气质等心理社会方面。

（二）环境因素

环境是影响人类生长与发展的另一个重要因素，主要包括以下几个方面。

（1）孕母状况：孕母的年龄、营养、健康状况、情绪和生活环境等因素可影响胎儿的发育。如妊娠早期感染风疹病毒可导致胎儿先天畸形。

（2）营养：充足合理的营养是保证健康生长发展的重要基础。营养不良包括营养缺乏和营养过剩。长期营养不良可导致婴幼儿发育迟滞，心理和社会能力的发展也会受到影响。而营养过剩所致的肥胖也会对婴幼儿的生长发展造成不利影响。

（3）家庭：家庭环境对个体的生长发展起着显著作用。如家庭提供的居住环境、卫生及经济条件等，都会对个体的身体及心理社会发展产生深刻影响。

（4）学校：是有计划、有组织地进行系统教育的组织机构，可提供给个体将来立足社会所必要的知识、技能与社会规范。此外，学校也是个体学龄期以后最重要的社会化场所，为学生提供了广泛的社会互动机会。

（5）社会文化：人是社会中的一员，因此，不同的社会文化环境如生活习俗、宗教信仰及社会事件等，都会对人的生长发展产生不同的影响。

（三）个人因素

个人因素在生长发展过程中具有主观能动性的作用，但受到遗传因素与环境因素的制约。个人因素主要包括以下几点。

（1）个人健康状况：不仅会影响个体的生理发育，还会不同程度地影响心理和智力的发育，尤其是在发展的关键期。如内分泌疾病常会引起儿童骨骼生长及神经系统发育迟缓，长期应用肾上腺皮质激素可导致身高增长迟缓。

（2）自我意识：是认识外界客观事物的条件，一般是在 2 岁左右逐渐形成。自我意识对自我教育有推动作用，能使人不断地自我监督、自我调节、自我完善。

（3）其他个人因素：个体经历与体验的实践活动、个人动机及学习过程、体育锻炼等也会对个体的身心发展产生影响。

助产士可了解生长与发展的影响因素，做好围产期保健和妇婴卫生工作的宣教工作。

第二节　心理社会发展理论及其在护理中的应用

一、弗洛伊德的性心理发展理论

性心理发展理论（theory of psychosexual development）是奥地利精神病学家西格蒙德·弗洛伊德（Sigmund Freud）提出的关于心理发展的主要理论。弗洛伊德被誉为"现代心理学之父"。他是精神分析学派的创始人，根据多年对精神疾病患者的观察及治疗过程，创立了性心理发展理论。

（一）理论的主要内容

弗洛伊德认为人的本能是随时追求生存、自卫和享乐，而刺激人活动的原动力是性本能，又称为力比多（libido），即人想达到某种目的的原动力或原欲力，但会受到条件和环境的限制。弗洛伊德认为人的本能具有巨大的驱动力，如果被压抑后会以潜意识的方式来表现，其理论包括意识层次、人格结构和性心理发展阶段 3 个方面。

1. 意识层次　弗洛伊德把人的心理活动分为意识、前意识和潜意识 3 个层次。意识（consciousness）是指个体能够直接感知的或与语言有关的、人们当前能够注意到的那部分心理活动，是心理活动中与现实联系的部分。前意识（pre-consciousness）介于意识与潜意识之间，平时并不为人所知，但通过集中注意或经他人提醒可进入意识。潜意识（unconsciousness）又称为无意识，指个体无法直接感知到的心理活动，通常不被外部现实、道德理智所接受的各种本能活动，被认为是心理活动的原动力。

2. 人格结构 弗洛伊德认为人格由本我、自我和超我三部分组成。本我（id）是人格中最原始、隐秘和难以把握的部分，遵循"快乐"原则，追求个体的舒适，包括性本能冲动和原始欲望。自我（ego）是人格结构中代表理智和理性的部分，遵循"现实"原则，用社会所允许的行动满足本我的需求，夹在本我和超我之间，起着重要的协调作用。超我（superego）是人格系统中构成良知与道德价值观的部分，是在长期社会生活过程中，由社会规范、道德观念等内化而成，遵循"完美"原则。

3. 性心理发展阶段 弗洛伊德认为人的发展就是性心理的发展，认为人格的发展经历 5 个阶段，人格发展的主要阶段及特点如下。

（1）口欲期（oral stage）：出生至 1 岁，此期原欲集中在口部，是人格发展的基础。婴儿吮吸不仅使婴儿获得了食物和营养，也使他产生快感，因此口唇是婴儿期产生快感的集中区域。如果未得到满足，长大后可能会出现咬指甲、有烟瘾、贪吃等口唇期固着行为。

（2）肛欲期（anal stage）：1～3 岁，此期原欲集中在肛门区。此时儿童肛门括约肌的神经系统已成熟到一定程度，儿童从排便和控制排便中获得快感，父母此时也开始对儿童进行大小便的训练。如果家长对儿童的大小便训练过于严厉，成年期后个体会形成洁癖、吝啬或固执的人格特征；如果家长对儿童排便没有什么要求，成年后就会凌乱、不爱整洁或挥霍。

（3）前生殖器期（phallic stage）：3～6 岁，又称性蕾期或性器期，此期原欲集中在尚未发育的生殖器，儿童开始关注自身的性器官，并对异性父母开始爱恋，这种现象称为恋母情结或恋父情结。此期处理不好会造成性别认同困难等。

（4）潜伏期（latent stage）：6 岁至青春期，此期儿童早期的性冲动被压抑到潜意识中，集中表现的区域不明显，与前 3 个阶段相比，潜伏期是一个风平浪静的时期。孩子的兴趣投向外部世界，快乐主要来自游戏、运动和学习等智力活动和体育活动中。如果此期顺利发展，可形成自信、自强的性格；若处理不好，可出现内向、自卑的性格。

（5）生殖期（genital stage）：青春期以后，躯体和性器官逐渐发育成熟，形成以生殖器为主要来源的性快感。家庭以外的亲密客体关系在此期形成，并与社会文化价值观同化以适应外界要求，完成社会化过程，形成独立的人格。对早年遭受创伤的人来说，此期是一生中易受伤害的时期，之前在口欲期、肛欲期、生殖器期形成的一些未解决的冲突可能会从潜意识中浮现出来，表现为崩溃、退行性行为、酗酒、药物滥用、攻击性行为和反社会行为。

（二）弗洛伊德的性心理发展理论在护理中的应用

弗洛伊德的性心理发展理论重视潜意识的作用，强调儿童早期经验对人格发展的重要影响。该理论有助于护士认识到潜意识对个体情绪及行为的支配作用，正确理解不同发展阶段个体的发展特点。可为家长提供健康教育，帮助父母了解儿童不同年龄阶段人格发展的特点，能正确理解儿童在焦虑、愤怒等不良情绪和反常行为下所反映出的潜在需求，进而满足其需求，科学地培养和训练儿童，促进其人格健康发展。

二、艾瑞克森的心理社会发展理论

美国心理学家埃里克·艾瑞克森（Erik H. Erikson）在弗洛伊德性心理发展理论的基础上，提出了解释整个生命历程的心理社会发展理论（theory of psychosocial development）。

（一）理论的主要内容

艾瑞克森的理论强调人的社会性一面，认为人的心理发展主要是社会心理发展，强调了社会对人格发展的影响。他提出了心理社会发展的八阶段理论，前 5 个与弗洛伊德的 5 个阶段并行，后 3

个是对成人心理发展阶段的划分。在人格发展的每个阶段都包含一个"发展危机"（developmental crisis），即这个阶段非常重要的心理社会发展任务。

1. 婴儿期（infancy）0～1 岁，此期发展的危机是信任对不信任（trust vs. mistrust）。

婴儿在本阶段的主要发展任务是满足生理上的需要，发展信任感，克服不信任感。此期发展顺利的结果是，未来可形成有希望的品质（virtue of hope）；反之，婴儿便对周围环境产生了不信任感，即怀疑感，表现为与人交往时焦虑、畏缩或疏远、对周围环境产生较大的不安全感，可能影响以后的人生发展。

2. 幼儿期（儿童早期，early childhood）1～3 岁，此期发展的危机是自主对羞怯或疑虑（autonomy vs.shame or doubt）。

幼儿期的发展任务是适时学到最低限度的自我照顾和自我控制能力，获得自主性，克服羞怯和疑虑。幼儿期顺利发展的结果是产生自信与自主性，形成有意志的品质（virtue of will）。反之，若幼儿的自主行为受到过分限制或否定，则会形成羞怯、疑虑、缺乏自信、过度自我限制或顺从、任性及反抗等人格特征。

3. 学龄前期（late childhood）3～6 岁，此期发展的危机是主动性对内疚（initiative vs. guilt）。

本阶段儿童的主要发展任务是获得主动性和克服内疚感。此期若发展顺利，有助于儿童顺利发展主动进取、创造力等品质；反之，可出现缺乏自信、退缩、害怕、悲观及无自我价值感等人格特征。

4. 学龄期（school age）6～12 岁，此期发展的危机是勤奋对自卑（industry vs. inferiority）。

学龄期的发展任务是获得勤奋感和克服自卑感。此期若发展顺利，儿童会强化其勤奋感，形成勤奋进取的性格；反之则容易遭受挫折和指责，导致自卑感的产生，形成自卑、缺乏自信等人格特征。

5. 青春期（adolescence）12～18 岁，此期发展的危机是自我认同对角色混乱（ego identity vs. role confusion）。

青春期的主要发展任务是建立自我认同感和防止混乱感。若此期发展顺利，主要表现为接受自我，有明确的目标并为之努力，形成忠诚的品质（virtue of fidelity）；若发展障碍，则会产生认同危机（identity crisis），导致角色混乱，迷失生活目标，甚至会出现堕落行为或反社会行为。

6. 青年期（成年早期，young adulthood）18～25 岁，此期发展的危机是亲密对孤独（intimacy vs.isolation）。

青年期的发展任务是获得亲密感以避免孤独感。此期顺利发展的结果是有美满的感情生活、亲密的人际关系及良好的协作精神，形成爱的品质（virtue of love），并为一生的事业奠定稳固的基础。此期发展不顺利可产生孤独感。

7. 成年期（adulthood）25～65 岁，此期发展的危机是繁殖对停滞（generativist vs. stagnation）。

成年期的主要发展任务是获得繁殖感而避免停滞感。此期顺利发展的结果是用心培育下一代，热爱家庭，有创造性地努力工作并形成关心他人的品质（virtue of care）；若此期发展障碍，或前几期的发展不顺利，则可能出现停滞不前，表现为一心专注于自己，沉浸于自己的天地之中，自我放纵和缺乏责任感。

8. 老年期（old age）65 岁以上，此期发展的危机是自我完善对悲观失望（integrity vs. despair）。

老年期的主要发展任务是获得完善感和避免悲观失望。此期人生进入了最后阶段，老年期发展顺利的结果是对自己的人生产生一种完善感，表现为乐观、满足、心平气和地安享晚年，形成有智慧的品质（virtue of wisdom）；如果发展障碍，未获得完善感，则会觉得人生短促，对人生感到失落、痛苦、厌倦和绝望。

（二）艾瑞克森的心理社会发展理论在护理中的应用

（1）婴儿期：及时满足婴儿的各种需求，促进信任感的形成。除满足食物、卫生等生理需求外，还应提供安全感和爱抚等，如经常抱起并抚摸婴儿，与之轻柔交谈，增进母婴情感联结。

（2）幼儿期：鼓励儿童进行力所能及的自理活动，如吃饭、穿衣及上厕所等。若治疗或护理中需要对患儿进行约束，应向其做出解释，给予抚慰，并尽量缩短约束时间。

（3）学龄前期：鼓励和表扬儿童有益的主动行为，重视游戏的作用。满足儿童的合理要求，倾听其感受并耐心解答提问。

（4）学龄期：在患儿病情允许的情况下，帮助患儿在住院期间继续完成学习任务，允许其将业余爱好带到医院，以利于其尽快适应医院环境。

（5）青春期：帮助青少年保持良好的自身形象，尊重其隐私，尽可能安排青少年与同年龄组的病友一起娱乐和交流，鼓励其谈论自己的感受，并在其做某些决定时给予恰当的支持和肯定。

（6）青年期：帮助患者保持与亲友的联系，为处于恋爱时期的人提供相处机会，减轻因疾病和住院产生的孤独感。

（7）成年期：成年人在家庭和工作中承担着多种角色，是家庭的物质和精神支柱，其健康状况对家庭影响较大。因此，在护理中要充分调动患者的社会支持系统，包括其家人、朋友等，给予患者关心和支持。

（8）老年期：耐心倾听老人叙述往事，对其既往取得的成就表示肯定，同时注意观察患者是否出现抑郁、悲观情绪，能及时发现并采取相应措施，避免发生意外。

第三节　认知和道德发展理论及其在护理中的应用

一、皮亚杰的认知发展理论

瑞士心理学家吉恩·皮亚杰（Jean Piaget）是当代著名的发展心理学家、认知学派创始人。他通过长期对儿童思维发展的观察和研究，提出了认知发展理论（theory of cognitive development）。

（一）理论的主要内容

皮亚杰认为个体认知结构（cognitive structure）的最基本单元是基模（schema，又称图式）。皮亚杰关于图式的定义是：一个有组织的、可重复的行为或思维模式，主要包括组织（organization）和适应（adaption）。组织是个体把图式与智力结构相结合的过程。适应是认识的本质，认为儿童是通过同化和顺应，不断发展认识结构，以适应新的环境。同化（assimilation）是指把环境因素纳入到机体已有的图式或结构之中，以加强和丰富主体的动作。当机体的图式不能同化客体时，则需要建立新的图式或调整原有的图式以适应环境，即改变认知结构以处理新的信息（本质上改变旧观点以适应新情境），这就是顺应（accommodation）。皮亚杰认为，个体的心理发展就是通过同化和顺应达到平衡的过程，个体在平衡和不平衡的不断交替中实现着认知发展。

皮亚杰将儿童心理或思维发展分为4个主要阶段，每个阶段都是对前一个阶段的完善，并为后一个阶段打下基础，4个阶段内容如下。

1. 感觉运动期（sensor motor stage）0～2岁，此阶段的婴幼儿主要凭借感知与运动之间的关系获得动作经验，去认识周围的世界，其中手的抓取和嘴的吸吮是他们探索世界的主要手段，这是认知发展的第一阶段。

2. 前运算期（preoperational stage）2～7岁，此阶段的儿童开始善于构建并运用心理符号（词和映像）对他们所接触到的物品、情境及事件进行思考，前运算期的思维具有两个特点：一是思维的象征性（symbolic thought），即儿童用一种东西（词或物品等）来象征或表示别的东西。二是思维的直觉性（intuitive thought），儿童对客体和事件的理解受知觉特征的支配，即集中在事物单一的、最显著的外显特征上。此阶段儿童能将事物依次连接起来，但缺乏正确的逻辑判断及推论能力。

3. 具体运算期（concrete operational stage）7～11岁，儿童能进行心理运算，开始具有逻辑思维的能力，但其思维运演还离不开具体事物的支持，否则难以顺利解决问题，仍不具备抽象思维的能力。此期已脱离了自我为中心的思维方式，能考虑问题的多个方面。

4. 形式运算期（formal operational stage）11 岁起，此阶段的主要特征是思维摆脱了具体内容的约束，能提出假设，凭借演绎推理等形式解决抽象问题，认知活动达到抽象逻辑思维水平。此期的思维能力已发展到成熟阶段，开始思考真理、公正、道德等抽象问题。

（二）皮亚杰的认知发展理论在护理中的应用

（1）感觉运动期：护士应提供恰当的感觉和运动性刺激促进婴幼儿的智力发展，如在新生儿的床头悬挂彩色气球增加视觉刺激，通过轻柔抚摸增加触觉刺激等。此期护理应注意不要让婴幼儿触及危险的物品，如药品、过小的玩具等，以防误入口中；进行静脉输液等治疗时应注意固定好，以免婴幼儿因抓握动作而影响固定或造成伤害。

（2）前运算期：护士应理解此期幼儿以自我为中心的思维特点，进行护理活动时尽量从幼儿的角度和需求出发，制订适当的规则，以有助于幼儿服从病房的规定并配合治疗和护理。

（3）具体运算期：护士采用图片、模型及简短的文字说明等方式来解释治疗和护理过程，避免使用抽象的词语。

（4）形式运算期：在护理此期的青少年时，护士可向其详尽解释治疗和护理过程，并列出接纳与不接纳的后果，鼓励其自己做出合理的选择。尊重青少年的隐私，对他们提出的一些天真的想法切勿嘲笑或否定。

二、科尔伯格的道德发展理论

劳伦斯·科尔伯格（Lawrence Kohlberg）是美国教育心理学家，科尔伯格的理论是对皮亚杰理论的继承和发展，他在皮亚杰认知发展理论的基础上，提出了三期六个阶段的道德发展理论（theory of moral development）。

（一）理论的主要内容

科尔伯格认为，道德发展和认知发展密不可分。道德发展是指个体在社会化过程中，随着年龄及经验的增长逐渐学到的是非判断标准，并按照该标准去表现的道德行为。不同文化环境中个体道德发展的内容有所不同，但总的规则是一致的。科尔伯格的道德发展理论以习俗（convention）为标准，将人的道德发展分为三期六个阶段。

1. 前习俗道德期（pre-conventional stage）2～9 岁，又称道德他律期。此期儿童的道德判断标准是基于行为的后果，即"赏"或"罚"，为获得奖励或避免惩罚而遵守规则。按照道德发展的心理取向可分为以下两个阶段：

（1）惩罚与顺从取向（punishment and obedience orientation）：2～6 岁，道德行为的理由是避免惩罚，即这一阶段的儿童根据行为结果来评定行为好坏，认为受到表扬的行为就是好的，受到惩罚的行为就是坏的。儿童为避免惩罚而服从规则，服从家长、老师等人。此阶段是人类道德发展的最低水平。

（2）相对功利取向（instrumental relativist orientation）：6～9 岁，道德行为的理由是获得奖赏，满足自我需要而非社会规范，即儿童主要依据是否符合自己的利益来评定行为好坏。故此阶段的观点常被视为道德相对主义。

2. 习俗道德期（conventional stage）9～12 岁，又称道德循规期。此期道德观念开始形成，道德判断标准基于对社会规范和他人期望的内化之上。根据道德发展的心理取向分为以下两个阶段。

（1）好孩子取向（good-boy, nice-girl orientation）：9～10 岁，又称寻求认可阶段。儿童认为能取悦别人、帮助别人以满足他人愿望的行为就是好的，否则就是坏的。道德评判标准受众人共同愿望及一致意见的影响，将"好孩子"作为行为标准，从而遵守社会规范。

（2）法律和规则取向（law and order orientation）：10～12 岁，儿童开始认识到社会秩序的重要性，开始有法律意识。认为正确的行为就是尽到个人责任，遵守法律，维护社会秩序，否则就是错误的。表现为对社会秩序和良知的认识，以符合社会的传统秩序和道德良知。

3. 后习俗道德期（post conventional morality stage）12 岁以上，又称道德自律期。将社会道德规范内化，形成个人的道德标准和价值观来指导其行为。按照道德发展水平的不同分为两个阶段：

（1）社会契约取向（social contract legalistic orientation）：又称社会法治观念取向阶段，进入这一阶段的人开始认识到法律和道德准则是一种社会契约。此阶段能将社会行为准则内化，在没有他人监督时，也能够自觉遵守规章制度。

（2）普遍的道德原则取向（universal ethical principle）：又称放之四海皆准的价值观念取向，这是道德判断的最高阶段，认为人必须以自己高尚的道德标准和行为为他人做出榜样。

科尔伯格指出，道德的发展依据这六个阶段依次进行，虽然人的道德发展水平和年龄有一定关系，但由于个体的遗传、社会环境及道德观念的差异，故每个人道德观念形成的时间并不完全相同，且并非所有人都能达到最高水平。

（二）科尔伯格的道德发展理论在护理中的应用

科尔伯格的理论可帮助护士了解个体道德观念的发展规律，在护理过程中针对不同时期个体的道德发展水平适时教育，并指导儿童的家长帮助儿童形成良好的道德观念，促进其道德发展。

（1）前习俗道德期：此期儿童处于道德他律期，可适当利用权威，结合恰当的精神鼓励和物质奖励，对儿童提出的合理要求给予适当承诺。

（2）习俗道德期：此期儿童处于道德循规期，可向儿童说明必要的规章制度，对其好的行为给予鼓励和肯定。

（3）后习俗道德期：此期个体处于道德自律期，已形成了自己的道德标准和价值观念，应给予充分的信任，为其提供选择的机会。

第四节　其他发展理论及其在护理中的应用

随着科学的进步和社会的发展，发展心理学领域中一些新兴的理论逐渐受到关注，本节主要介绍几种对护理实践具有较好借鉴和指导意义的新兴发展理论，包括毕生发展观、依恋理论和生态系统理论。

一、毕生发展观

毕生发展（life span development）心理学是德国的保罗·巴尔特斯（Paul B.Baltes）于 1980年在《美国心理学年鉴》中提出的。毕生发展观认为，发展是贯穿整个生命过程的运动或变化形式，是生理过程、认知过程、社会情感过程交互影响的产物。

（一）理论的主要内容

（1）发展是终身的：这是毕生发展观的核心思想，强调发展是贯穿一生的连续过程，发展的过程从生命孕育开始，一直持续到生命结束，每一个年龄阶段都有自己的任务和独特要求，每个阶段发展的变化对未来发展变化有同等重要的影响。

（2）发展是多维的：发展包括生物、认知、人格和社会情感等维度，每个维度又有多个成分，如认知维度包含注意、记忆、思维、信息加工、社会智力等；同时，每个维度的发展速度不同，如婴幼儿期的生物发展、情感发展都呈现特定阶段的优势发展。

（3）发展是多向的：发展不仅仅是向上发展，在每一个阶段，发展都是成长与衰退并行的过程。发展的每个维度是多方向的，一些维度或其组成会扩大，另一些则会缩小。如老年人的记忆力、力量等面临衰退，但他们可以依靠更多的经验和阅历发展更好地解决问题。

（4）发展是可塑的：可塑性指改变的能力，个体每个阶段的发展都是可塑的，很多能力如记忆、思维、力量等可以通过训练或实践得到提高；但可塑性因人而异，不同发展内容在不同年龄阶段的可塑性也各不相同。

（5）发展是情境性的：所有的发展都发生于一定的情境之中，诸如家庭、学校、城市、国家等。情境会受到历史、经济、社会和文化因素的影响，因此，发展是受多种情境因素综合作用的结果。

（6）发展是成长、维持和损失管理三者的统一：发展通常涉及成长、维持和损失管理这 3 个要素冲突与竞争，不同阶段的优势发展目标此消彼长、相互依存。

（二）毕生发展观在护理中的应用

毕生发展观对护理实践有重要指导意义。首先，可帮助护士认识到发展是贯穿一生的连续过程，各个年龄阶段都有其特定的发展优势。护士在照护处于不同发展阶段的服务对象时，应充分发挥其发展优势，提供符合服务对象身心发展特点的整体护理。

二、依恋理论

依恋（attachment）是人对生活中特定人物的一种强烈而深刻的情感联结，英国心理学家、精神病学家约翰·鲍尔比（John Bowlby）的依恋理论强调了婴儿与主要养育者之间关系的重要性，指出婴儿在出生后通过与主要养育者的互动发展出亲密、安全的依恋关系，可为其自身的生存与发展奠定基础。

（一）理论的主要内容

1. 依恋形成的四个阶段 鲍尔比认为婴儿依恋的形成一般经历 4 个阶段。

（1）前依恋阶段：0～2 个月，婴儿尚未形成依恋，被留在陌生人身边通常无反应。

（2）正在形成依恋阶段：2 个月到 6～8 个月，婴儿开始对熟悉的养育者做出反应，但与养育者分开时尚无明显抗拒。

（3）明确的依恋阶段：6～8 个月到 18～24 个月，对熟悉的养育者的依恋非常明显，当熟悉的养育者离开时会出现分离焦虑（separation anxiety），表现为烦躁不安。

（4）双向关系的形成：18～24 个月以后，此时婴儿开始理解主要养育者离开和返回，对其离开的分离反应减少。

2. 依恋模式 个体在婴儿期与主要养育者的互动过程会促使个体形成相对稳定的依恋模式。依恋模式主要包括以下 4 种类型。

（1）安全型依恋：婴儿把母亲作为安全基地，在母亲离开时，婴儿会反抗或哭泣，母亲返回时会积极寻求亲近。安全型依恋的婴儿是合作的，相对较少生气。

（2）回避型依恋：此类型婴儿在母亲离开时很少会哭，母亲返回时避免与母亲亲近。

（3）拒绝型依恋：分离前婴儿寻求与母亲的亲近，在母亲离开时会大哭，母亲返回后婴儿则表现出生气、拒绝行为。

（4）混乱型依恋：婴儿表现出矛盾、困惑及混乱的行为，当母亲离开时表现出茫然和冷漠，会突然爆发愤怒，当母亲回来时他们又很害怕，有些会突然以奇怪的姿势冻结自己的行动。这是最不安全的依恋模式。

（二）依恋理论在护理中的应用

研究证明，母婴之间的肌肤接触对早产儿的存活和发展、建立母婴之间的亲密关系至关重要。患儿因病住院，不得不与已建立依恋关系的母亲分离，丧失了与母亲肌肤亲密接触的机会，易出现皮肤饥饿、分离焦虑等不安全依恋的表现，进而影响其未来的心理健康和人格发展。因此条件许可时,护士、助产士应尽可能多地抚摸和拥抱与母亲暂时分离的年幼患儿,还应为父母陪伴创造条件,营造患儿与其父母彼此能看到、相互能触摸的环境,使患儿获得更多的接触舒适感。

知 识 拓 展

成人依恋理论在临床护理中的应用进展

成人依恋理论是对个体基于亲密关系体验而产生的内部工作模式的描述,是阐释个体在亲密关系中应对行为的重要理论之一,目前,国外对成人依恋关注较早,并进行积极探索,获得了一定的成果,但同时也存在一些不足:依恋理论在临床护理中的应用模式较为局限,大多为横断面研究,主要探究不同人群的依恋类型、不同依恋类型对健康结局的影响;对成人依恋的影响因素研究不够深入和全面,如未深入探讨疾病种类、治疗方式和疾病认知等因素的影响;以成人依恋为指导的干预研究较少,尚需大力开发并在不同患者群体中进行验证;国外依恋类型的测量工具较多样化,也有很多针对特定人群开发的量表,但国内大多采用普适性量表,具有针对性的量表汉化、开发、应用不足。在今后的研究中,建议研究者选择特定的人群,自行研制或汉化国外有价值的特异性量表或问卷,深入探究成人依恋的影响因素;并探索如何基于我国国情和文化背景,构建以成人依恋理论为基础的最佳干预方案,以期提升护理质量,改善患者健康结局。

三、生态系统理论

俄裔美籍心理学家尤里·布朗芬布伦纳(Urie Bronfenbrenner)提出了个体发展的生态系统理论。布朗芬布伦纳认为,个体发展的环境是一个由小到大、层层扩散的、复杂的生态系统,每个系统及其他系统的相互关系都会通过一定的方式对个体的发展施以影响。

(一)理论的主要内容

布朗芬布伦纳提出有 5 个层级的环境系统同时影响着个体的发展。

1. 微观系统(microsystem)也称小环境,是最内层环境,指个体直接接触和体验着的环境以及与环境相互作用的模式,包括个体的家庭、同伴、学校等。

2. 中间系统(mesosystem)也称中环境,指微观系统之间的联系与相互影响。

3. 外层系统(exosystem)也称外环境,指个体虽不身处其中但会直接或间接影响个体发展的环境,如社区、父母的工作场所和工作单位等,构成了影响儿童发展的外环境。

4. 宏观系统(macrosystem)也称大环境,是最外层的系统,指文化、社会阶层关系等,大环境不直接影响个体的发展,但会对生态系统中的各个系统产生影响。

5. 时序系统(chronosystem)为上述系统加上了时间维度,代表了个体世界的稳定与变化程度,包括家庭结构、居住环境或父母就业情况的变化等,也包括社会历史事件对个体的影响等。

(二)生态系统理论在护理中的应用

生态系统理论有助于助产士理解个体如何影响环境并受到环境的影响。该理论指出,人的发展就是在层层叠叠、相互联系、相互影响的生态系统中发生的,这些环境系统都直接或间接地以各种方式及途径影响着人的发展,因此,在护理实践中,对护理对象发展的分析不应仅停留在微观系统上,还应在各系统的相互联系中来考察其发展。该理论提示护士在进行护理评估时,应充分考虑环境系统对护理对象健康的可能影响,并充分利用个体生态系统的积极作用来指导护理措施的制订。

思 考 题

1. 患儿，男，9 个月，因"小儿肠炎"入院，孩子一直由母亲照顾，但最近母亲患流行性感冒，不便入院陪护，现由孩子的父亲和奶奶轮流陪护，孩子经常哭闹。

请思考：

（1）护士应如何处理？

（2）请运用相关发展理论解释孩子的行为，并据此理论提出相应的应对措施。

2. 刘某，男，41 岁，公司部门经理，因"冠心病"入院。患者已婚，妻子为全职主妇，有两个孩子正在读书，还有老人需要照顾。自诉工作及生活压力较大，经常熬夜加班，性格急躁易怒。主诉胸闷，心情烦躁，常询问医生护士什么时候能出院。请运用相关发展理论解释患者的行为，并据此理论提出相应的应对措施。

3. 韩某，女，68 岁，退休教师，因"肺源性心脏病"入院。其老伴 1 年前因"脑出血"突发过世，平常情绪低落，其儿子在国外工作，平时每周和母亲电话联系，每年回家探亲 1 次。此次住院主要是患者妹妹及护工陪护，患者多次表示，"人老了真是没意思，尽给别人添麻烦了"。

请思考：请运用相关发展观点，解释患者当前的发展特点，并运用其理论观点指导对该患者的护理。

（李 莉 谭 敏）

第六章　健康管理与健康教育

学习目标

认识与记忆

1. 正确阐述健康教育和助产健康教育的概念与意义。
2. 阐述助产健康教育程序、助产士健康教育技巧。

理解与分析

1. 熟悉健康教育的研究对象、内容与方法，助产健康教育的实施原则。
2. 能熟悉助产健康教育所涉及的范围。
3. 了解助产健康教育的相关学科、助产士在健康教育中的地位和作用。

综合与运用

1. 能熟练运用健康教育知识为孕产妇提供整个孕期、产时和产后的必要健康教育及咨询。
2. 学会运用助产专业相关知识向妇女、家庭、社区提供健康辅导及教育等。

开卷有益（导学）

在早期人类社会中，妇女在分娩过程中面临各种风险，因此年长的女性往往会传授一些经验和知识来帮助年轻妇女渡过分娩难关，这就形成了古代助产健康管理的雏形，随着时间的推移，助产学的发展，经济水平的提高，助产健康管理逐渐系统化、精准化起来。

健康教育是助产健康管理的重要环节，能够提供分娩过程中所需的基本知识和技能，帮助孕妇更好地应对分娩的挑战；帮助其了解分娩的各个阶段、正确的呼吸和放松技巧、痛苦缓解方法等；促进妇女了解如何保持良好的孕期和产后健康，掌握科学的饮食、运动和生活方式等健康知识，减少相关的并发症和风险；有助于加强社区的健康意识和资源的合理利用，提高整个社区的孕产妇健康水平。

第一节　健康管理概述

健康是人类的基本权利，随着社会经济的发展，人们逐渐意识到需要通过健康管理，维护和提高自身健康水平。近年来，我国慢性病呈现高发态势，同时面临新增传染病的威胁，健康管理在此背景下产生，健康管理产业随之兴起，健康管理学科也逐步发展完善。护士是健康管理队伍中的重要成员及主要实施者，在满足人群的健康管理需求中发挥着重要作用。本节对健康管理的基本概念、特征、内容、方法及组织形式等进行介绍，为护士提供科学的健康管理学知识基础。

一、健康管理的概念及特征

（一）健康管理的概念

健康管理（health management）作为一个正式的学科概念，于 20 世纪 80 年代在美国兴起，2009 年，中华医学会健康管理学分会组织全国健康管理学界专家，共同编写了《健康管理概念与学科体系的中国专家初步共识》，形成了我国比较公认的健康管理概念：以现代健康观（生理、心理和社会适应能力）和新的医学模式（生物-心理-社会医学模式）以及中医治未病理念为指导，通过采用现代医学和现代管理学的理论、技术、方法和手段，对个体或群体整体健康状况及影响健康的危险因素进行全面检测、评估、有效干预与连续跟踪服务的医学行为及过程，其目的是以最小的投入获取最大的健康效益。该共识认为健康管理包括四部分：健康监测、健康风险评估及分析、健康指导及健康危险因素干预。

（二）健康管理的基本特征

健康管理是在健康管理理论指导下的医学服务过程，其主体是经过系统医学教育或培训，并取得相应资质的医务工作者，客体是健康人群、亚健康人群以及慢性非传染性疾病患者群，重点是健康风险因素的干预和慢性非传染性疾病的管理，以减少危险因素带来的健康风险。健康管理服务过程包括以下特征。

（1）前瞻性：即对引起疾病的风险因素进行准确预测、评估及干预，从而防止或延缓疾病的发生发展，在提高人群生活质量的同时有效地降低医疗成本。

（2）综合性：指综合运用已有的医学、管理学等知识对疾病及其危险因素进行分析，并充分调动一切社会医疗资源，制订安全高效的干预措施，建立切实可行的健康管理方案，确保资源使用的最大化，最终实现准确、有效的健康干预。

（3）全程性：对个体的健康实施全程关注，做到未病先防，既病防变，病愈防复，实现健康维护的全过程。

（4）普适性：相对其他学科，健康管理的服务对象涵盖所有人群，有更加广泛的群众基础，其服务具有明显的普适性。

二、健康管理的基本内容与方法

（一）健康管理的基本内容

健康管理的基本内容包括树立健康理念、认识健康状况和建立健康行为三部分。

（1）树立健康理念：指健康管理者根据服务对象的健康状况，有针对性地改变服务对象对疾病的认识，增强健康管理意识。

（2）认识健康状况：指在健康管理理念指导下，采用现代医学和管理学方法，对个体或群体的健康进行监测、分析、评估，并将结果及时反馈给服务对象，让其科学全面地了解自身健康状况，找出患病的风险及主要危险因素。

（3）建立健康行为：指在健康管理者的帮助下，人们通过理念的转变及健康素养的提高，进一步采取行动，做出改变。建立健康行为是健康管理最重要的内容。

（二）健康管理的方法

健康管理是一种前瞻性的卫生服务模式，其目的是以最少的投入获取最大的健康效应，从而提高医疗服务的效益，扩大医疗保险的覆盖面，增强医疗保障体系的承受能力。健康管理包括以下 3 个基本步骤。

1. 健康状况的信息采集　　即寻找、发现健康危险因素的过程。通过问卷调查或健康体检等方式采集健康信息，发现危险因素，为下一步制订健康管理计划、实施有效的健康管理措施做准备。

2. 健康状况的风险评估　　即认识健康危险因素的过程。健康风险评估（health risk assessment, HRA）是健康管理的基础工具和关键技术。近年来随着循证医学、流行病学、生物统计学和信息技术的发展，以疾病为基础的患病危险性评估逐步取代传统的健康风险评估方法。患病危险性评估是指用特定的科学方法，根据个体的主要危险因素，对其未来患某疾病的风险进行评估或预测，是慢性病健康管理的核心内容。患病危险性评估的特点是其结果规范并且可量化、可重复和可比较。根据评估的结果可将服务对象分为高、中、低危人群，分别制订不同的健康改善方案，并对其效果进行评估。风险评估的目的是帮助个体全面了解自身健康状况，强化健康意识，制订个性化的健康干预措施并对其效果进行评价。

3. 健康风险干预　是解决健康危险因素的过程。在前两个步骤的基础上，通过提供健康咨询与指导，有计划地干预、管理健康，帮助被管理者纠正不良的生活方式和习惯，控制健康危险因素，将健康理念和健康计划转化为健康行为，实现个人健康管理计划的目标。

健康干预的具体方式主要有个人健康咨询、个人健康管理后续服务、专项健康与疾病管理服务。

（1）个人健康咨询：在了解健康状况及进行风险评估后，可为个体提供不同层次的健康咨询服务，让服务对象了解自己健康状况和疾病的危险因素、了解提高健康水平的具体措施、确定预防疾病的具体方案。其内容主要包括解析个人健康信息、评估健康检查结果、提供健康指导意见、制订个人健康管理计划和制订随访跟踪计划等。

（2）个人健康管理后续服务：包括实施健康管理计划中的监督、维持与完善等步骤。根据被服务个体的需求，结合实际的医疗资源实施。其内容和方式主要包括应用现代信息技术建立平台，对个体健康信息进行查询、做出指导、定期发送健康管理提示信息，以提供个性化的健康管理计划。

（3）专项健康与疾病管理服务：对于特殊个体或特殊人群，可根据特定的健康目标制订专项健康与疾病管理服务。对于已经患有慢性病的个体，可针对特定疾病或危险因素提供专项服务，如糖尿病管理、血脂管理等。对于无慢性非传染性疾病的个体，可提供如促进健康咨询、改善生活方式指导和疾病高危人群的筛查教育等服务。

需要强调的是，健康管理是一个长期、连续、周而复始且螺旋上升、全人、全程、全方位的健康服务过程，在实施健康干预措施一定时间后，需要评估效果、调整计划和干预措施。只有形成闭环，落实健康管理的操作流程，才能达到健康管理的预期效果。在健康管理中，健康体检是前提，健康风险评估是手段，危险因素干预是关键，健康促进是目的。

三、健康管理的组织形式

健康管理的组织形式是指完成健康管理过程的各种组织结构、组织制度、组织场所所构建的系统。该系统由政府、事业单位、企业及公益机构等组成，其组织形式主要包括社区健康管理组织、医院健康管理组织、体检中心健康管理组织、工作场所健康管理组织及学校健康管理组织等。无论哪种组织形式，只有个体拥有正确的健康管理理念，将其融合到各种健康管理的组织形式中，才能实现真正有效的健康管理。

（1）社区健康管理组织：是以社区全体居民为服务对象，对社区居民的健康进行全生命过程的系统监控、指导和维护。其服务对象包括社区健康人群、亚健康人群和慢性病患者等。在管理形式上，采用分年龄、分片区和分家庭情况等方式进行，这种形式将预防保健、健康教育和疾病治疗有机结合到一起，保证患者"小病在社区、大病进医院、康复回社区"，实现"治未病"目标。

（2）医院健康管理组织：开展人群健康筛查和健康教育，可以降低人群患病的危险因素、慢性病的患病率和死亡率，改善致病因素，减少医疗费用等。其优点是专业性和针对性强；缺点是可接纳的服务对象较少，成本较高。

（3）体检中心健康管理组织：可以为参加体检的个人或单位提供全方位的健康资料，评估其健康状况和患病的危险因素，完善健康档案。其优点是监测服务人群类型相对集中，适合特定人群研究数据的收集与分析，且提供的服务较为专业；缺点是较难实施跟踪和随访。

（4）工作场所健康管理组织：可以使工作场所管理者更好地控制影响健康的危险因素，改善其所有成员健康的过程。其优点是人群共同因素较多，特征性较强，便于针对群体制订健康管理方案，容易实施跟踪和随访；缺点是服务的专业性较为有限。

（5）学校健康管理组织：可以使学校全面管理影响学生健康的危险因素，目的是培养学生的健康观念，调动学生自我健康管理的积极性。其优点在于具有较强的可行性和可操作性，成本低；缺点在于提供的服务专业性较低。

四、护士在健康管理中的作用

健康管理是一项复杂的系统过程，需要综合应用预防医学、临床医学、健康行为学等学科领域的相关知识，而在护士的培养体系中，正好需要学习这些学科的相关内容。因此，护士在健康管理活动中发挥重要作用，具体包括以下几点。

（1）为其提供有关健康的信息：护士根据人群的特点和需要提供相应的预防疾病、促进健康的信息，使教育对象树立健康理念，建立健康的生活方式和行为。

（2）帮助服务对象确定存在的健康问题：护士通过对个人或群体的健康状况进行评估，识别可存在的危险因素，帮助服务对象了解自身健康状况，确立现存或潜在的健康问题。

（3）指导服务对象纳采健康的行为：护士主导或协助开展健康干预，指导个体或人群采纳健康的行为，纠正或减少危害健康的因素，以帮助他们重视自身的健康问题，提高其自我保健能力。

（4）开展健康管理的相关研究：护士需要针对不同人群、地域等对健康管理的模式、内容与方法等加强研究，并将这些模式、内容与方法运用于实践，同时联合其他健康教育工作者，共同推动健康管理事业的发展。

第二节　健康教育概述

一、健康教育与助产健康教育

（一）健康教育的概念及意义

1. 健康教育（health education）　是研究传播保健知识和技能、影响个体和群体行为、预防疾病、消除危险因素和促进健康的一门学科。健康教育是一种连接健康知识和行为之间的教育过程，是通过教育的途径，帮助民众利用生活各方面的经验综合成系统的程序，以增进个人及社会有关的健康知识、态度与行为。

2. 健康教育的意义

（1）健康教育不仅是简单地传授健康知识，还要使人们树立健康观念，并逐渐形成一种健康的行为习惯。健康教育同时侧重于研究人的心理变化及社会上许多因素对健康的影响，唤起人们对个体卫生和社会卫生的自觉性及责任感。

（2）健康教育是通过信息传播和行为干预，帮助个人和群体掌握卫生保健知识，树立健康观念，自愿采纳有利于健康的行为和生活方式的教育活动与过程。健康教育的中心是行为问题，核心是促使个体和群体改变不健康的生活方式，本质是教育个人、家庭和社区对自己的健康负责。

（二）健康教育理论

近几十年来，行为科学理论发展迅速，对解释和预测健康相关行为并指导健康教育计划、实施和评价起着重要作用。我国孕妇的行为主要有"理性行为理论"和"健康信念模式"两种模式解释。

1. 理性行为理论（the theory of reasoned action，TRA）　由著名美国学者 Fishbein 于 1967 年首次提出，它把个人动机因素作为某种行为的决定因素，是目前指导健康教育实践的重要理论。该理论的两项基本假设为：①人们的大部分行为表现在自己的意志控制之下，而且合乎理性。②人们的某一行为意向是该行为是否发生的直接决定因素。TRA 假定人总是理性的，在开始某个行为之前总会考虑到行为本身及其后果。TRA 认为，决定某行为是否发生的心理过程中，最直接的因素是人们是否打算实施这个行为，即有无行为意向。而决定行为意向的最重要的因素是个人对此行为的态度和主观行为规范。TRA 建立了动机、态度、信仰、主观行为规范、行为意向等各种因素和行为之间的联系框架。这个理论充分地说明了动机和信息对行为的影响，认为个体倾向于按照能够使自己获得有利的结果并且也能够符合他人期望的方式来做出行为。理性行为理论各要素之间的联系见图 6-1。

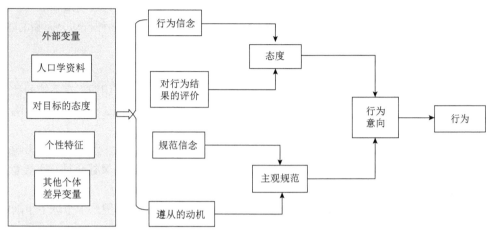

图 6-1　理性行为理论示意图

2. 健康信念模式（health belief model，HBM）　由 Hochbaum 于 1958 年提出，后经 Becher 和 Risenstock 等社会心理学家修订逐步完善，是目前用以解释和指导干预健康相关行为的最重要理论模式（图 6-2）。该模式认为，人们要接受医务人员的建议而采取某种有益健康的行为或放弃某种危害健康的行为需要具有以下几个方面的认识。

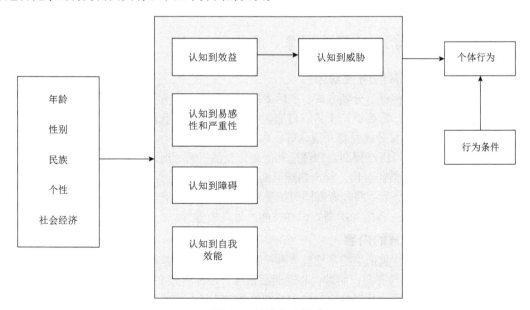

图 6-2　健康信念模式

（1）知觉到某种疾病或危险因素的威胁，并进一步认识到问题的严重性如死亡、伤残、疼痛等，即认知到威胁。

（2）对自己罹患某种疾病或陷入某种疾病状态的可能性的认识，包括对医生的判断的接受程度和自己对疾病发生、复发可能性的判断等，即认知到易感性和严重性。

（3）对采取某种行为或放弃某种行为结果的估计，相信这种行为与上述疾病或危险因素有密切联系，包括认识到该行为可能带来的好处，如减轻病痛、减少疾病产生的社会影响等。只有当人们认识到自己的行为有效时才会自觉地采取行动，即认知到效益。同时，也认识到采取行动可能遇到的困难，对这些困难的足够认识是行为能够持久和稳固的必要前提，即认知到障碍。

（4）对自己的行为能力有正确的评价和判断，相信自己一定能通过努力成功地采取一个导致期望结果的行为，即认知到自我效能。自我效能的作用在于当认识到采取某种行动会面临的障碍时，需要有克服障碍的信心和意志，这样才能完成行动。

（三）助产健康教育的概念及意义

1. 助产健康教育（midwifery health education）　是通过有计划、有组织、有系统的社会和教育活动，全面提高孕产妇的健康素养，促使孕产妇自愿改变不良行为习惯，消除或减轻影响母婴的危险因素，从而保障母婴安全。

2. 助产健康教育的意义　在于引导孕产妇养成良好的行为和生活方式。消除或降低影响母婴的危险因素，保证孕产妇良好的分娩结局。开展健康教育活动对个体、家庭及社会具有重要意义，主要体现在以下几个方面。

（1）实现初级卫生保健的需要：初级卫生保健是实现人人享有卫生保健这个全球卫生战略目标的基本途径和基本策略，而健康教育是初级卫生保健的八大基本要素之首。

（2）提高孕产妇自我保健意识和能力的需要：通过健康教育可以使孕产妇了解和掌握围生产期中相关的自我保健知识，促使孕产妇改变不良的行为方式及生活习惯，建立良好的生活方式，提高孕产妇的生活质量。

（3）降低医疗费用和提高效益的需要：助产健康教育实践证明，孕产妇通过改变不良的行为方式及生活习惯，采取有益健康的生活方式，可有效地降低高危妊娠及新生儿的死亡率，促进母婴安全。

二、助产健康教育的研究对象、内容

（一）助产健康教育的研究对象

（1）孕妇：缺乏孕期保健、分娩方式、产后康复、科学育儿等方面知识，增加了妊娠、分娩以及产后各阶段的健康风险，需要助产士进行健康教育，增强孕妇自我保健意识，帮助她们纠正不良行为及生活习惯，改变不良分娩及育儿观念等，以促进母婴健康。

（2）产妇：产后需要经历产褥期心理调适和生理恢复的过程，助产士应了解产妇的心理、生理变化，重视心理健康的评估和干预，使产妇能早期适应产后的生活，顺利度过产褥期。

（3）孕产妇家属及照顾者：照顾者需同时接受助产相关健康教育知识与技能，包括孕期保健知识、产后护理和营养知识、新生儿护理知识和技能、母乳喂养等。

（二）助产健康教育的内容

（1）孕早期健康教育：包括孕期常规检查和产前筛查；孕早期流产预防和注意事项；孕期营养和体重管理；孕期的运动与安全；胎教；心理调适指导；母体生理变化；孕期不适的应对措施等。

（2）孕中晚期健康教育：是帮助应对孕中晚期的生理不适；孕晚期重点了解分娩前征兆，孕妇分娩服务的需求，和孕妇家庭共同制订分娩计划，帮助孕妇掌握分娩知识和技能，应对分娩疼痛的技巧，知情选择分娩镇痛措施和家属陪伴等。

（3）产褥期健康教育：指导产妇照护技能、新生儿照护技能、母乳喂养和产后心理调适技能等，帮助产妇尽早适应产后生活，新生儿能得到良好的照顾。

三、健康教育的基本任务

健康教育是现代医学事业的重要组成部分，是预防疾病、维护健康的有效手段，在患者的治疗和康复中发挥着重要作用，主要承担着以下几个方面任务。

（1）宣传和推广卫生与健康工作方针：加强卫生与健康工作的宣传及推广，强化人们对其内容、意义和目标的认识，促进人们积极配合和参与卫生与健康工作。

（2）建立并促进个人与人群预防疾病、维护健康的责任感：健康教育为个人、家庭和社区提供健康相关信息，提高其预防疾病、促进健康、维持健康和提高生活质量的意识及自我责任感，使其在面临个人或群体健康相关问题时，能明智、有效地做出正确决策。

（3）消除影响健康的危险因素：帮助人们认识到哪些是健康危险因素，识别现存和潜在的健康问题，并通过传授知识或技能，指导个体或人群学会科学、有效地消除或规避影响健康的各项危险因素，从而有针对性地提高健康水平。

四、助产健康教育程序与方法

（一）助产学健康教育程序

助产健康教育是一项系统工程，是一个连续不断的过程，包括评估学习者的学习需要，设立教育目标，拟定教育计划，实施教育计划及评价教育效果 5 个步骤。

1. 评估学习者的学习需要　评估是助产士健康教育准备的阶段，助产士要了解孕产妇、家属、照顾者的知识需求、学习准备状态、学习能力及学习资源，是制订健康教育目标和计划的先决条件。

（1）评估学习者的需求及能力：评估学习者对健康问题的认识、态度及其所拥有的基本知识和技能。了解学习者的基本情况、健康知识和健康技能的掌握及需求情况、对健康教育的兴趣及态度等，以根据不同学习需要及特点来安排健康教育活动。

（2）评估学习资源：评估实现健康教育所需的时间、参与人员、教学环境、教育资料及设备（如小册子、多媒体、教具）等。

（3）评估准备情况：助产士应对自身的健康教育准备情况进行评估，如计划是否周全、备课是否充分、对象是否了解及教具是否齐全等，确保自身做好充分的准备。

2. 设立教育目标　助产健康教育的总体目标是帮助孕产妇了解助产健康知识，充分发挥自己的潜能。助产士应该根据每个人或社区群体的不同情况、学习动机及愿望、学习条件等制订一系列的行为目标，并遵循以下原则。

（1）目标应具有针对性和可行性：首先了解学习者对学习的兴趣与态度、知识与技能的掌握和需求情况、学习的能力和支持系统情况等，从而制订符合学习者需要并切实可行的目标。

（2）目标应具体、明确、可测：制订目标时，应表明具体需要改变的行为，以及要达到目标的程度及预期时间等，目标越具体、明确、可测量，越具有指导性和可及性。

（3）目标应以学习者为中心：制订目标时，应以学习者为中心，表明教育的具体对象。尊重学习者的意愿，并鼓励学习者参与目标的制订，发挥其主观能动性，以期取得较好的教育效果。

3. 拟定教育计划　计划是为了实现健康教育目标而事前对措施和步骤做出的部署。计划可以使工作变得有序、减少不确定性和变化的冲击，同时可以减少重叠性和浪费性的活动。在拟定教育计划时，应注意以下问题。

（1）明确实施计划的前提条件：制订计划时应根据目标，列出实现计划所需的各种人力、物力等资源，考虑到可能遇到的问题和阻碍，找出相应的解决办法，确定计划完成的日期。

（2）将计划书面化、具体化：健康教育计划应有具体、详细的安排，对每次教育活动应参加的人员、地点、环境、设备和资料等都应有详细计划。

（3）完善和修订计划：完成计划初稿后，进一步调查研究，提出多种可供选择的方案，经过比较分析后，选择最优方案。

4. 实施教育计划 在实施计划前，应对实施健康教育的人员做相应的培训，使其详细了解目标、计划和具体的任务。同时设有健康教育监督评价机制，定期进行阶段性的小结和评价，并重视与各部门及组织之间的密切配合与沟通，根据需要对计划进行必要的调整，以保证计划的顺利进行，并及时总结。

5. 评价教育效果 评价贯穿活动的全过程，是整个健康教育活动中不可或缺的一环。评价的目的在于了解教育效果，根据评价结果及时修改和调整教育计划、改进教育方法，以取得最佳的教育效果，满足人群的健康需要，并为随后的教育活动计划及决策提供依据。

（二）助产健康教育的方法

助产健康教育的方法有多种，助产士可依据教育的目的，针对不同的健康教育对象（孕产妇、家属或照顾者）选择相应的方法。为提高教育对象的学习效果，可采用专题讲座、角色扮演、示范、个别会谈和小组讨论等方法，具体方法如下。

1. 专题讲座法

（1）概念：针对某个健康问题，以口头语言（课堂讲授的形式）向学习者传授知识的方法。助产士在向孕产妇、家属或照顾者做孕期检查、分娩配合等健康教育时常采用此方法。

（2）特点与适用范围：这是一种正式、传统的健康教育方式。特点是容易组织和比较经济，适用于学习者人数较多的情况，但此方法是一种单向的信息传播，学习者学习处于被动状态，学习效果欠佳。

（3）具体方法及注意事项

1）积极备课：根据听众的人数、年龄、职业、受教育程度等基本资料，进行有针对性的备课。

2）环境准备：尽量选择安静、舒适和教学音响设备良好的学习环境。

3）注重授课技巧：做到条理清晰、通俗易懂；讲授的内容必须正确；最好配有文字资料、图片、音频、视频辅助理解；讲授时要调动学习者的学习热情，选择与听众接近的生动案例；及时与听众交流，并以提问等方式了解听众对知识掌握的情况。

4）把握授课时间：内容要简明扼要，时间不宜过长，一般以 30~60 分钟为宜。

2. 角色扮演法

（1）概念：是一种通过行为模仿或行为替代来影响个体心理过程的方法。通过制造或模拟一定的现实生活片段，使教育内容剧情化，由学习者在扮演过程中理解知识，并获得自我保健的方法。

（2）特点与适用范围：这种方法具有趣味性、互动性等特点，它提供了具体而有兴趣的学习环境，所有人员都可以参与。

（3）具体方法及注意事项

1）角色扮演前：应注意整个扮演主题的选择与编排、角色的分配与排练。

2）角色扮演时：主持者应报告此项活动的目的与意义，并对剧情及有关表演人员进行简单介绍。

3）角色扮演后：进行讨论，可先由表演者谈自己的感受，然后让其他人员积极参加讨论。讨论部分为角色扮演的重点，通过讨论可以让孕产妇及相关人员真正获得有关知识。

3. 示范法

（1）概念：指教育者通过具体动作示范，使学习者直接感知所要学习的动作结构、顺序和要领的一种教育方法。

（2）特点与适用范围：示范法是一种视觉重于听觉的健康教育方法，由教育者先对该技术进行示范，讲解该项操作的步骤及要点，常应用于教授某项技术示范，通常包含动作或技巧。

（3）具体方法及注意事项

1）注意示范的位置和方向：一般示范者站在学习者的正面，与学习者的视线垂直，使全部学习者都能看清楚，增加示范效果。

2）示范动作：不宜太快，应将动作分解，让学习者能清楚地看到，在示范的同时，应配合口头说明。

3）示范的内容：较复杂时，可事先利用视听教具，如用录像带，说明操作的步骤及原理，然后再示范。

4）示范的时间：安排一定的时间让学习者有练习的机会，示范者在旁指导。

5）示范者在纠正错误时：切忌使用责备的语气，了解学习者所存在的错误，并详细说明错误的地方，注意给予鼓励和耐心的指导。

6）示范结束时：让学习者表演或充当教师进行示范，便于了解和评价掌握的情况。

4. 实地参观法

（1）概念：是根据教育目的，组织学习者到实际场景中观察某种现象，以获得感性知识或验证已学知识的教育方法。

（2）特点与适用范围：此种方法使学习者能在实际参观中增进对教育内容的了解，可刺激其寻找更多的学习经验，有利于提高学习者的观察技巧。

（3）具体方法及注意事项

1）做好参观的准备：应当事先到参观地进行实地考察，选择合适的参观地点，与参观单位沟通参观访问的事宜，全面了解各种需要注意的问题，并据此做好参观计划。

2）指导参观的进行：参观前告知患者参观的目的、重点及注意事项；参观时间要充分，允许学习者有时间提问；参观后应配合讨论，以减少疑虑或恐惧。

5. 展示与视听法

（1）概念：以图表、模型或录像、电视、电影和广播等视听材料作为载体向人们讲解健康知识与技能的方法。

（2）特点与适用范围：此方法直观、生动，能激发学习者的学习兴趣。图表、模型的展示可在农村、街道和病房等地，时间可长可短。视听法既可针对个体开展教育活动，亦可针对群体。但该法成本较高，需要一定的设备和经费保障。

（3）具体方法及注意事项

1）图表、模型的展示：应配有通俗易懂、简明扼要的文字说明帮助理解。

2）图表设计：尽可能生动醒目，有利于吸引观众的注意力，易于记忆。

3）播放广播试听教学片：要保证光碟、录像带、音响和播放器的质量，选择安静、大小适宜的播放环境，时长一次 20～30 分钟为宜。

6. 讨论法

（1）概念：以学习者为互动主体，助产士加以引导，以小组或团体的方式进行健康信息的沟通及经验交流，通过让学习者主动探究教育内容，完成教育目标。

（2）特点与适用范围：由被动转为主动，学习者主动分享知识与经验，提高学习者学习的兴趣，加深对问题的认识及了解。其不足之处在于小组的组织与讨论较浪费时间，如果讨论过程不能从容控制，将会出现有人过于主导，有人较为被动，或出现小组讨论离题的现象。

（3）具体方法及注意事项

1）参加小组讨论的人员：以 5～20 人为宜，尽量选择年龄、健康状况、教育程度等背景相似的人组成同一小组，选择的讨论场地应便于交流、环境安静、圆形或半圆形就座。

2）讨论前：须确定讨论的主题和讨论的基本内容，并制订讨论规则，如每人发言、把握讨论主题和发言时间、别人发言时要静听及要尊重别人的意见等，以保证讨论顺利进行。

3）一般由医生或助产士充当主持人：在开始时先介绍参加人员及讨论主题，在讨论过程中注意调节讨论气氛，适时予以引导、提示、鼓励和肯定，在结束时对讨论结果进行简短的归纳及总结。

7. 个别会谈法

（1）概念：指健康教育工作者根据学习者已有的知识经验，借助启发性问题，通过口头问答的方式，引导学习者比较、分析和判断来获取知识的方法。

（2）特点与适用范围：是一种简单易行的健康教育方法，常用于家庭访视和卫生所的诊治前后。

（3）具体方法及注意事项

1）会谈前：预先了解学习者的基本背景资料，如姓名、年龄、教育程度、家庭状态及职业等。

2）会谈的环境：应安静、舒适，有利于交谈。

3）会谈的内容：应从最熟悉的人或事物谈起，使学习者产生信任感，并注意与学习者建立良好的关系。谈话内容要紧扣主题，及时观察及了解学习者对教育内容的反映，并鼓励学习者积极参与交谈。一次教育内容不可过多，以防学习者产生疲劳。

4）会谈结束时：应总结本次的教育内容，并了解学习者是否确实了解教育内容，如有必要，预约下次会谈时间。

8. 计算机辅助教学

（1）概念：计算机辅助教学是一种借助计算机技术而将教学信息以多媒体化的形式呈现的教学形式。

（2）特点与适用范围：计算机辅助教学具有人机交互、数据库强大及图文声像并茂的特点。但该方法对于计算机设备要求较高，教育者需具备一定的计算机知识和技术。因此适用于掌握计算机使用方法的人群。

9. 互联网+健康教育方法　近年来，随着现代信息技术的发展，互联网在医学领域逐步拓展，互联网站、手机 APP 及微信公众号平台成为实施健康教育的新途径，它们具有便捷性、互动性、时效性高、信息传播速度快和更新及时等特点，符合部分年轻群体的生活，是一种新型的、可行的方式。

10. 其他健康教育方式　健康教育除了上述教育方式外，还可采用其他多种方式，如利用广播、报纸、书刊、小册子等大众传播媒体介绍健康保健知识；还可以利用各种社会团体及民间组织活动的机会进行健康教育。

（崔丽君　杨丽君　李素华　魏雪梅）

第七章　护理伦理学与助产伦理

学 习 目 标

认识与记忆
1. 说出护理伦理的概念。
2. 复述助产伦理准则。

理解与分析
1. 举例说明助产伦理中的问题。
2. 阐述生育生殖的伦理道德中的理论。

综合与运用
应用相关知识分析助产工作中潜在的伦理问题。

开卷有益（导学）

孕妇张某，在其丈夫的陪同下来医院做首次产检，助产士小陈在登记信息时询问孕妇既往孕产情况，孕妇回答本次为初次怀孕。在做产检过程中小陈发现孕妇会阴部有一隐蔽瘢痕，疑似曾做过会阴侧切术，事后小陈趁其丈夫不在场时再次询问孕妇，得知该孕妇在婚前曾跟其他人生育过 1个孩子，还做过 2 次人工流产，但因担心这件事会影响到现在的夫妻感情从未向其丈夫提起过，恳请小陈千万不要告知她的丈夫。

伦理是什么？如果你是助产士小陈，你会怎么做？如何在工作中避免产生道德问题？本章将从基础概念入手，阐述护理伦理和助产伦理的有关内容，提高助产士在临床实践中的伦理决策能力。

第一节　护理实践中的伦理

一、概述

护理伦理学（nursing ethics）是研究护理道德的科学，是运用伦理学的理论、原则和规范来指导护理实践，协调护理实践中护理人员与护理对象之间、护理人员与社会之间的关系等，分析护理实践中的伦理问题并提出解决方案。它与生命伦理学、护理学、心理学、法学及人类文化等密切相关并随着护理学研究领域的发展而发展。

知 识 拓 展

护理伦理的评估工具

护理伦理决策能力问卷：该问卷由护士发现自己处于伦理困境中的 6 个故事和 2 个场景组成，包括伦理理论和伦理行动，共 2 个维度 96 个条目。采用李克特量表 5 级计分，从"非常同意（5分）"至"强烈反对（1 分）"，总分越高代表护理伦理决策能力越强。中国注册护士核心能力量表：该量表内含伦理／法律维度，共有 8 个条目，如尊重患者或委托人的隐私权、在护理实践中尊重服务对象的自我选择和决定的权利等。采用李克特量表 5 级计分法，从"没有能力（0分）"至"很有能力（4分）"，总分越高表示伦理／法律能力越强。

二、护理伦理学的原则与规范

（一）护理伦理学的原则

1. 护理伦理学基本原则　是指护士在护理实践中处理护士与患者、其他医务人员、社会相互关系的行为准则，是各类护理道德关系必须遵循的根本准则和最高要求，是护理伦理具体原则、规范和范畴的总纲及精髓，起着主导作用。

2. 护理伦理学原则　是指导护理行为的准则，主要包括尊重原则、不伤害原则、有利原则和公正原则。

（1）尊重原则（principle of respect）：护士应尊重患者的自主权利，尊重患者的尊严与人格。其中，尊重患者的自主性是尊重原则的首要要求，是尊重原则的核心概念和理论基础。

尊重患者的自主权是护理实践的基础，即尊重患者做自我决定的权利，尊重患者对有关自己医疗护理问题的自主决定。患者的自主权不是绝对的，对于其本身不具备理性的思考和判断能力的这类患者，护士应该尊重其家属或监护人的选择权。在护理实践中，护士尊重患者的自主权体现为患者的知情同意。知情同意是指患者或家属在获得足够的信息（包括病情、诊疗过程、诊后等）并完全理解的情况下，自愿地同意或接受某些诊疗和护理措施。知情同意必须符合 3 个条件。第一，充分知情。患者必须对所接受的诊断、治疗或护理完全知情。第二，完全自愿或自主。第三，精神情绪正常稳定。患者或家属是在情绪稳定、有能力做出判断及决定的情况下同意或接受某些诊疗和护理措施。

（2）不伤害原则（principle of non-maleficence）：不伤害是指不使患者的身体、心灵或精神受到伤害。因此，护理人员在工作过程中，应把患者的利益放在首位，积极了解和评估各项护理活动可能对患者造成的影响，提供应有的最佳护理。

（3）有利原则（principle of beneficence）：是指医护人员在履行职责时，医疗或护理的结果都应有利于患者，始终把患者的健康利益放在第一位，并切实为患者着想的伦理原则。

（4）公正原则（principle of justice）：公正是指处理患者之间、患者与社会之间的利益关系时，要做到公平正直。在护理实践中，护理人员应平等地对待每一个患者，任何患者的正当愿望和合理要求应予以尊重和满足。

（二）护理伦理规范

护理伦理规范是社会对护理人员的基本要求，是护理人员在护理实践活动中所形成的道德有关的普遍规律的概括和反映，是一种特殊的职业道德规范。护理伦理规范是护理伦理基本原则的具体体现和进一步发展，是衡量护理人员的护理道德行为和品质的具体准则及基本要求，其基本内容可归纳为以下几点。

1. 热爱专业、忠于职守　护理事业是救死扶伤、保障人民健康的高尚职业，护理人员应树立护理职业信念，热爱并忠诚于护理事业，树立职业的自豪感，把维护患者的生命、维护人类健康看作是自身最崇高的职责。

2. 刻苦钻研、精益求精　随着医学模式的转变和护理科学的发展，护理工作转为为人民群众提供全方位、全生命周期的健康服务。因此，护士不仅需要扎实的护理基本知识、基本理论和基本技能，而且需要吸取相关学科的知识和技能，不断学习护理学科前沿进展以及其他相关科学知识。

3. 尊重患者、一视同仁　尊重患者，以患者的利益为出发点，这是护理人员最根本的道德规范品质，也是建立良好护患关系的基础和前提。

4. 语言谨慎、举止端庄　语言是护理人员与患者及家属交流感情、沟通思想的重要工具，是体现文化修养的要素。护理人员的语言应该是科学的、规范的、文明的、亲切的、积极的。护理人员的仪表和举止，应衣着整洁、姿态稳重、精神饱满、举止大方、性格开朗、观察敏捷、反应迅速。

5. 同伴互助、协调共进　随着医学科学的发展，护理工作的分工越来越细，护理工作只凭一个护理人员是难以全面、准确、合理有效地进行护理治疗的。现代医学科学技术的运用需要医护人员的共同努力和密切协作去完成，使整个护理工作处于和谐、有序状态，从而不断地提高护理质量，更好地为患者服务。

6. 廉洁奉公、遵纪守法　是医护人员自律的医德要求和医德品质，它是护理人员全心全意为人民身心健康服务的一项重要标志。救死扶伤是社会和人民赋予医护人员的崇高职责，护理人员绝不能利用护理职权向患者索要财物，谋求私利。

三、护理伦理范畴

范畴是指各个知识领域的基本概念，即人们对客观事物共同本质的概括和反映。护理伦理学的基本范畴反映了护理伦理学的本质，是护理伦理规范体系的重要组成部分，它主要包括权利、义务、情感、荣誉、良心、审慎。

1. 权利　医疗与护理是既有合作又有分工的两个专业，护理工作具有独立性，护理与医学、护理人员与医生是不同学科之间、平等的分工合作关系，而不是主从关系，如何护理患者应当由护理人员做出决定。2008 年 1 月 31 日由中华人民共和国国务院令第 517 号公布的《护士条例》中指出护理人员在执业活动中应当享有以下权利：

1）按照国家有关规定获取工资报酬、享受福利待遇、参加社会保险。

2）获得与其所从事的护理工作相适应的卫生防护、医疗保健服务。

3）按照国家有关规定获得与本人业务能力和学习水平相适应的专业技术职务、职称。

4）参加专业培训、从事学术研究交流、参加行业协会和专业学术团体。

5）获得疾病诊疗、护理相关信息和其他与履行护理职责相关的权利。

6）对医疗卫生机构和卫生主管部门的工作提出意见和建议。

2. 义务　即护理人员对患者、对社会有防护疾病的自觉责任感和对护理事业的献身精神。它既是护理人员对社会成员的道德责任，又是护理伦理学基本原则和规范对护理人员的道德要求。《护士条例》中规定护理人员应当履行以下义务。

1）遵守法律、法规、规章和诊疗技术规范的规定。

2）在执业活动中，发现患者病情危急，应当立即通知医师。

3）在紧急情况下为抢救垂危患者生命，应当先行实施必要的紧急救护。

4）尊重、关心、爱护患者，保护患者的隐私。

5）有义务参与公共卫生和疾病预防控制工作。

6）发生自然灾害、公共卫生事件等严重威胁公众生命健康的突发事件，护理人员应当服从县级以上人民政府卫生主管部门或者所在医疗卫生机构的安排，参加医疗救护。

3. 情感　是人们内心世界的自然流露，是人们对客观事物和周围人群的一种内心体验和感受。护理道德情感是护士根据一定的护理道德准则，在处理护患关系、评价护理行为时所产生的情绪体验。

4. 荣誉　护理伦理的荣誉是指护理人员在履行自己对社会和服务对象的义务之后，得到社会舆论的公认和褒奖，也是个人对自己护理行为的社会后果及社会评价的关心及随之而产生的满足感。

5. 良心　是人们在社会实践过程中形成的对自己行为的是非、善恶和应负的道德责任的自觉意识及自我评价。

6. 审慎　护理伦理学中的审慎是指护理人员在护理行为之前的周密思考与行为中的小心谨慎。它既是对护理人员对患者、社会履行护理伦理义务的责任感和同情心的要求，更是护理人员内心信念和良心的具体体现，包括语言审慎和行为审慎。

（1）语言审慎：患病以后，患者身体的不适会造成心理的敏感，常将注意力集中在自身的疾病上，特别在意护士和他人的言语态度。因此，护士与患者在沟通交流时要用尊重患者人格的语言，用通俗易懂、安慰、鼓励的语言，帮助患者降低焦虑、恐惧，增强战胜疾病的信心。

（2）行为审慎：护士在护理工作中必须保持认真谨慎的态度。在护理活动的各个环节要严格遵守各项规章制度和操作规程，严格执行查对制度。

第二节　助产伦理及其准则

一、助产伦理

助产伦理学是运用一般伦理学原理，研究和指导助产领域的道德现象、道德关系、道德问题和道德建设的学说和理论。也就是说，助产伦理是用来制约助产行为的一系列道德原则。发展助产伦理，能使助产人员在伦理层面建立起对工作的敏感度，认清其本人的道德立场及偏见，使其在面临伦理困境时，能够有原则可循，做出恰当的伦理决策，减轻患者痛苦，提高助产服务品质。

（一）助产士的伦理责任

1. 平等对待每一位孕产妇及家属，不论年龄、语言、种族、教育、社会背景和国籍，均要一视同仁。对于性格内敛和不善于表达的孕产妇，助产士应该给予更多的帮助和关注，为其提供信息和选择。

2. 积极充实专业知识和技能，致力于提升专业标准，发展围生期（围产期）护理服务、管理、研究及教育。维护自身良好的心理调适，通过良好的心理调适不断提升个人专业水平和执业能力。

3. 诚实责任，对妇女和家属诚实守信，如果不能信守承诺，就不应该做出承诺。

4. 有益责任是必需的责任，所做的任何活动都是帮助孕产妇解决痛苦、给予孕产妇舒适的照护。

5. 不伤害责任是指对孕产妇做没有伤害的护理。尽管一些护理操作会使孕产妇感到疼痛和不适，在知情同意后，最终使孕产妇受益，就不违反不伤害责任。

（二）助产士的道德要求

1. 具有奉献精神　产科服务的特点如下。

（1）工作量大，床位周转快，助产士常常需要同时照顾母亲和新生儿。

（2）工作时间不确定，因为自然临产的时间不受控制，而且夜间临产的概率更大。对于承担导乐服务的助产士来说往往就更没有日夜之分，随时随地要准备投入工作。

（3）职业暴露概率大，对产妇分娩时羊水、粪便及产后恶露的观察都是助产士需要面对的。因此，助产士必须具备坚韧、乐观、全心全意的奉献精神。

2. 准确的判断和敏捷的行动　产科危重患者的病情进展快，往往在很短时间内情况急转直下，突然危及母儿生命。产科工作又有不可预见性，在妊娠和分娩过程中随时可出现各种意外。这就需要助产士有良好的判断力、熟练解决问题以及处理突发事件的能力。

3. 情感纯真和具有同理心　在产科医疗护理服务中，时常会涉及患者生理和心理的隐私。患者时常会拒绝检查，害怕当众述说自己的病情，有些情况甚至连亲人也不愿意告诉。助产士要理解患者的感受，关心体贴患者的痛苦，举止端庄、温柔，遵守操作规程，保护妇女的身心健康。

4. 建立良好的团队合作关系　助产士应以专业的知识和经验建立良好的团队合作关系，共同推动产科医疗护理服务的发展。

5. 维护自身形象　助产士应自觉维护自身形象，拒绝服务对象各种形式的馈赠。

二、助产伦理准则

《国际助产士联合会伦理准则》从助产人际关系、助产士实践准则、助产士职责及继续教育等方面概述了助产人员应遵守的伦理准则。英国、澳大利亚等地也相继颁布了具有地区特点的助产伦理准则来指导助产士的临床实践决策和活动，为建立系统规范的助产伦理体系起到提纲挈领的作用。

1. 尊重原则

（1）个体差异：尊重个体的个别性、自主性、人性尊严，接纳其宗教信仰、风俗习惯和个体价值观及文化差异。

（2）隐私：维护服务对象的隐私，并给予心理支持。

（3）告知：提供照顾的同时应尽告知责任，经同意后方可执行，紧急情况除外。

（4）家属：对服务对象及其家属应采取开放、协调、尊重的态度，鼓励其参与照顾活动。

（5）咨询：具有同理心，提供符合服务对象需要的健康咨询。

2. 安全原则

（1）操作：正确执行产科相关技能，维护服务对象的安全及权益。

（2）信息：在执业中不得泄露服务对象的医疗信息。

（3）预防伤害：包括评估环境、遵从药品管理政策等。

3. 公平原则

（1）经济地位和个人好恶：公平对待所有服务对象，不因其社会经济地位或个人好恶而提供不一致的服务。

（2）国籍和文化：对不同国籍或文化背景的服务对象的疑虑，应一视同仁地给予充分说明和协助，维护其权益。

4. 助产士的社会责任

（1）公益活动：积极参加社会公益活动，普及健康教育知识。

（2）商品代言：不以执业身份替任何商品代言。

三、助产伦理问题

爱德华兹（Edwards）提出的四层体系伦理框架认为道德思维有 4 个层次，这 4 个层次有助于争论的解决，并最终帮助解决道德两难问题（表 7-1），助产士可以利用这个框架以指导临床情境。

表 7-1　爱德华兹的四层体系伦理框架

层次	内容
第一层	判断
第二层	规则
第三层	原则
第四层	伦理理论

案 例 分 析

小杨，28 岁，已怀第二胎。患者要求怀孕期间实行最小干预和安静环境下的无干预无药物自然分娩。其在第一胎生产时，因伴有血压上升，采用了剖宫产。患者坚信这次不会有任何问题。其责任助产士向其保证母子的安全，这也加深了患者的信任。

从小杨的资料可以看出，患者对其妊娠和分娩的干预方式有强烈的要求，助产士可以非常容易地判断小杨希望自然分娩，不采用干预手段。在助产士和小杨的交流过程中，将基本规则确定下来是非常重要的，同样，助产士应该确定指导其助产实践的法规和道德规则。其中一个关键的道德规则就是告知。为了在小杨及其助产士之间建立信任关系，使其更好地度过妊娠期，彼此诚实并信任对方至关重要。在这段关系中，自主原则应是被助产士推崇和采用的。原则是广为接受的，但自主是建立在尊重对方知情选择权的基础上的。

助产士应该清楚小杨的要求是她自己的选择，但对这些要求合理与否、是否建立在合理判断和信赖上应予以关注。这些一旦确定，如果助产士尊重小杨的自主权并取得其信任，她就有义务支持小杨的选择。如果在上述判断、规则和原则的基础上继续拓展这段关系，我们将看到助产士运用到伦理理论。助产士将把自己置身于自觉照护小杨以寻求小杨及其未出生胎儿的最佳利益为己任的境地，在哲学中称之为道义。由此可以看出，在对小杨进行照护的过程中，助产士经历了 Edwards 提出的四个伦理层次。

（一）判断

助产士做出判断主要是基于患者提供的相关信息，同时结合自身经验及过去类似小杨案例的经历，这些经历也许从来没有被发现或者被考虑过。我们学习助产伦理，就是要学会用规则、原则来指导我们的思考和判断，尽量减少因个人偏见而导致的错误判断。

（二）规则

规则有多种形式，波查普（Beauchamp）和柴尔德里斯（Childress）将规则划分为实体规则、法令规则和程序规则。实体规则如隐私权、告知权或保密权等；法令规则由国家或者其所属部门颁发；程序规则是应予以遵循的行为规范。在这个案例中，助产士应将告知权视为与小杨建立信任关系的最重要环节。

（三）原则

波查普和柴尔德里斯提出以下四种原则。

（1）尊重自主原则：卫生保健的焦点为医务工作者尊重患者个人自主权并随时鼓励其行使自主权。满足小杨对妊娠和分娩干预方式的要求就是助产士尊重其自主权的表现。

（2）避免伤害原则：也称作安全原则，大多数的医务工作者都将努力实现这一原则。布朗（Brown）等学者提出这一原则是最为重要的，不应予以轻率对待。在本案例中，助产士需要分析确认小杨的要求是否是基于事实和健全的信息所提出的，满足她的要求是否会对其造成伤害。

（3）行善原则：一个人的积极行为会使其他人受益。助产士不仅需要满足小杨选择无干预分娩的要求，也应通过积极促进其愿望的实现，支持其选择来保护她的自主权。

（4）公平原则：在很多情况下这是人们都期望得到的。医务工作者公平对待患者是非常重要的。在小杨的案例中，这一原则体现为助产士耐心倾听小杨的心声，支持她的选择以及在决策过程中平等对待她。

可以看出，小杨案例中的行为和想法包含着以上 4 个原则。但现实中的情况并非总是如此。

（四）伦理理论

在临床实践中，有一些案例无法避免道德冲突和困境，伦理理论可以帮助解决这些问题。伦理理论近年来被大众接受和注意的主要有功利论和道义论。

1. 功利论　主张的是"为绝大多数的人做绝大多数的善事"。其基本思想是平衡特定行为和规则的后果。任何决策、行为都被视为一把双刃剑，一面是行为带来的好处；另一面是行为产生的危害。该理论可追溯至19世纪杰里米·边沁及后来米尔的研究，他们认为任何给大多数人带来好处的行为在道德上就是正确的。

2. 道义论　该术语由希腊语"deon"（义务）演变而来，其强调行为本身的正当性，认为义务是绝对的。但义务并不等同于能平衡这些义务的需求，在决定何为最好行为时，这些相互冲突的义务可能造成道德两难困境。对这些义务进行优先排序是非常困难的，但为了使决策更为有效，又必须进行某种优先排序。

上述经管小杨的助产士有照护小杨和她未出生的孩子的义务、职业发展的义务，以及对其雇主的义务。义务的优先排序绝非易事。康德研究强调，不论义务履行过程会带来怎样的后果，但忠于职责仍是最重要的。这就是功利论和道义论的区别所在。如果遵循前者，考虑后果并选择为大多数人带来最好结果的行为是最基本的；而后者就要求不计后果地履行职责。康德还强调尊重个人原则，他认为人是独立的个体，而不是达到目的的手段，应该予以尊重。在产妇保健中，尊重个人原则应予以重视，这一点在小杨的案例中得到了体现。助产士为了和小杨建立信任关系，她必须尊重小杨的愿望并尊重小杨是独立个体的事实。

四、生育生殖的伦理道德

（一）产前诊断中的伦理问题

（1）平等分配遗传服务：包括产前诊断，最有医学需要者应首先拥有遗传服务，而不考虑其支付能力或其他任何问题。

（2）产前诊断的适用：对于有医学指征的孕妇应该给予提供，而不考虑夫妇对流产的观点。

（3）仅提供有关胎儿健康的信息：产前诊断只是用来提供给家属和医生有关胎儿健康的信息。除了强奸或乱伦或为了排除性连锁性疾病的性别选择等外，产前诊断不用于亲子鉴定。

（4）自愿进行：准父母应自己决定是否同意进行一个特殊的遗传异常的产前诊断或终止一次受影响的胎儿妊娠。

（5）公平优先原则：有医学指征者应比仅仅为减轻妊娠焦虑而无医学指征者有优先权利。

（6）遗传咨询：先于产前诊断。

（7）结果公开：对孕妇或夫妇双方应公开所有的临床相关发现。

（8）尊重和保护：孕妇或夫妇对影响妊娠的选择应受到尊重和保护，在国家法律和文化允许的范围内自主选择。

（二）辅助生殖中的伦理问题

生殖工程技术是指用现代医学科学技术和方法来代替人类自然生殖的某一步骤或全部步骤，使人类自身生产按照人的意愿进行的人工生殖技术。运用该种技术来取代人类的生殖，将会产生一系列严重的社会、伦理、法律问题，因此在临床工作中，我们必须遵循以下道德原则。

（1）严格掌握适应证：医护人员必须严格筛查，以严肃的科学态度，在法律法规的范围内进行该技术，不滥用生殖工程技术。

（2）尊重患者的意愿：对于供精（卵）者，必须完全知情同意并且自愿签署知情同意书。对于受精（卵）者，必须尊重夫妻双方的意愿，由他们共同提出申请，并自愿选择采取何种生殖工程技术，告知其可能存在多胎妊娠、孕妇患病率和死亡率增加、新生儿患病率和死亡率增加等风险，并且签署知情同意书。

（3）保密原则：由于人们对传统观念的执着及对辅助生殖技术的认识差别不一，医护人员需要维护患者的正当权益和行为。对于供体、受体双方都需要保持"双盲"。医护人员在进行人工操作时，为防止泄密，也必须进行保密，只用代号代替。

（4）保护后代原则：通过辅助生殖技术孕育的后代与自然受孕分娩的后代享有同样的法律权利和义务，以保障辅助生殖技术所孕育后代的家庭及社会地位。

（5）伦理监督原则：应建立生殖医学伦理委员会对该技术进行监督，并对实施过程中的问题进行审查、咨询和论证。

（6）严防商业化原则：建立生殖医学伦理委员会，委员会对开展辅助生殖技术进行指导和监督，对新伦理观加强宣传，禁止买卖精子、卵子等商业化行为。

（三）出生缺陷儿的伦理问题

虽然通过产前检查、遗传检验、围生期保健等优生措施，但是不可避免地还是会出现一定数量有出生缺陷的新生儿，对于这些缺陷新生儿的护理问题，需要我们从医学、伦理、情感等多方面综合处理。

（1）生命尊严原则：无论何种缺陷、何种程度，都应该尊重他们出生以后作为"人"的权利。一些轻度缺陷患儿，在医学领域中可以于后天进行矫正和治疗，应同等对待。对于出生缺陷严重的患儿，在医学上和情感上我们可以为其减轻痛苦，使其安乐舒适。

（2）社会公益原则：与患儿及其家属进行沟通，了解其经济能力及患儿的预后情况，从医学及护理的角度尽可能地提供医护服务。

（3）公正原则：无论新生儿有无出生缺陷，我们都应该公正、公平地对待每一个生命。

伦理是人们处理相互关系时应该遵循的行为准则，要求人应该具备仁爱慈善、善良助人、勤奋进取、真诚奉献等道德情感、意志及信念。助产士由于其服务对象的特殊性，患者都是女性，而且涉及生育、婚姻、家庭、社会，这就使得与伦理有关的问题更为突出。因此，助产士必须加强职业道德的修养，以良好的形象和优秀的品格为广大孕产妇服务。

五、助产士工作中的伦理原则

1. 有利原则　也可以理解为行善原则，这一原则在中西方文化中被认为是最重要的医学伦理原则。狭义的有利原则是指助产士的护理行为对孕产妇确有助益，既能减轻其痛苦，又能促进其康复。广义的有利原则是指助产士的护理行为不仅对孕产妇有利，而且对医学事业和医学科学的发展有利，有助于促进人类健康。

2. 尊重原则　是指助产士对孕产妇的人格尊严及其自主性的尊重。包括：①尊重孕产妇的人格尊严和权利。孕产妇具有基本的人格尊严，助产士应尊重孕产妇的生命权、健康权、身体权等，在为其提供服务时做到平等对待，并事先征求孕产妇的意见。②尊重孕产妇的自主权。孕产妇的自主权是指具有行为能力并处于医疗关系中的孕产妇，在与医护人员沟通后，对自己疾病及健康相关问题的理性决定及采取的负责行动。需要注意的是，助产士尊重孕产妇的自主权，并不意味着完全听从于孕产妇的任何意愿和要求。当孕产妇或其家属错误地行使自主权时，助产士有权加以劝导、抵制和干涉。

3. 不伤害原则　不使孕妇、产妇、胎儿和新生儿受到不应有的伤害的伦理原则，是所有助产伦理原则中的底线原则。不伤害原则的具体要求是：树立以孕妇、产妇、胎儿和新生儿的健康为中心的服务意识，杜绝有意和责任伤害；努力预防或减少难以避免的伤害；把不可避免但可控伤害控制在最低限度之内。

4. 公正原则　助产士应公平、正直地对待每一位孕产妇。在助产实践中，公正原则应体现在人际交往公正和资源分配公正两个方面，前者对助产士的要求是，对同样情况的孕产妇应一视同仁。后者对助产士的要求是，以公平优先、兼顾效率为基本原则，优化配置和利用医疗卫生资源，对有同样需求的服务对象在医疗、护理和保健服务上做到相对公正。

助产实践常常同时涉及多个伦理学原则。助产士应以对孕产妇及其家庭负责的强烈责任感为基础，关注孕产妇的生理、心理和社会需求，不断提高专业素质，分析具体情况，选择合适的解决方案，使孕产妇及其家庭和人类社会均受益。必要时，把伦理问题提请所在单位的伦理委员会进行讨论和决策，由伦理委员会对生殖控制、优生和生殖技术的实施与相关研究进行监督，对相关问题进行审查、咨询、论证和建议。

思　考　题

1. 某医院产科病房，01 床和 02 床均为妊娠期高血压患者，责任护士误将 01 床的硫酸镁液体输注给 02 床，02 床的硫酸镁液体输注给 01 床，该护士因考虑到两位患者使用的都是相同的药物和剂量，且生产厂家都是一样的，输液瓶外观看上去一致，因此想把此事隐瞒下去，但反复思虑后还是报告给护士长，同时做了自我检查。请思考：对该责任护士的行为进行伦理和道德分析，并分析是否应告知患者真相？

2. 李某，女，35 岁，采取体外受精-胚胎移植怀孕双胞胎，近几日因阴道流血就诊，医生建议休息 1 周观察，于是开具"双胎孕 12 周，先兆流产，建议休息 1 周"的病假条。但李某担心自己选择试管婴儿的事情被同事知道后会在背后讨论，因此恳请医务人员不要将"怀孕双胎"的结果写在假条上。医护人员答应后重新修改了假条，并且保证不向他人透露。请从护理伦理角度思考：

（1）医护人员是否应该履行为患者及家属保密的义务？

（2）医护人员应如何做好解释和说明工作？

（伊焕英）

第八章　助产专业中的法律问题

学 习 目 标

认识与记忆
1. 阐述助产专业中的法律问题。
2. 简述法律在助产专业中的作用、立法程序、相关的卫生法规、医疗纠纷及医疗损害。

理解与分析
1. 能阐述法律的概念、特征及作用、基本范畴。
2. 了解助产领域的相关卫生法规、医疗纠纷与医疗损害。
3. 能分析助产工作中法律问题。

综合与运用
1. 通过查阅文献，说明未来国内外助产的发展所面临的法律问题。
2. 根据实际案例，分析助产工作中的法律问题。

开卷有益（导学）

　　患者，女，28 岁，因停经 32^{+5} 周，头痛、头晕 2 天，加重 1 小时入院，门诊以"妊娠、妊娠高血压"收住入院。住院当天，患者诉头晕头痛，测血压 180/112mmHg。立即汇报医生，医嘱：硝苯地平 10mg 口服。用药约 10 分钟后，患者出现发热、寒战。随后出现胸闷、喘憋、呼吸困难、血压进行性下降、心率增快等过敏性休克表现。经及时抢救，避免了进一步伤害。但是，患者家属对于这次抢救不理解，认为与护士的操作不当有关。请问：在此次事件中，护士的操作过程及技术有无问题？医院是否需要承担一定的责任？

　　在临床实践中，经常会遇到各种各样的法律问题。从法律的角度看，面对急诊情况，应该怎样做才是合法的？本章为您呈现护理工作中涉及的法律问题，从而增强法律意识，避免发生医疗纠纷和医疗事故。

第一节　法律的概述

一、法律的概念

　　法律是国家制定或认可的、由国家强制力保证实施的、以规定当事人权利和义务为内容的具有普遍约束力的社会规范。法律有狭义及广义之分，狭义的法律专指由拥有立法权的国家机关依照立法程序制定的规范性文件。广义上的法律指法律规范的总和，除国家立法机关制定的规范性文件之外，还包括国家行政机关制定的行政法规、地方国家权力机关制定的地方性法规等。

　　医疗卫生法是调整和保护人体生命健康活动中形成的各种社会关系的法律规范的总称。为确保护理行为符合法律规范，避免发生医疗纠纷，助产士有必要学习法律及医疗卫生法规的相关基本知识。

二、法律的特征和作用

（一）法律的特征

法的特征是法律作为社会现象与其他社会现象相比较所体现出来的独特属性，主要有以下 4 个方面特征。

1. 法是调整人行为的社会规范 社会规范是调整人与人之间、人与社会之间社会关系的准则，是以一定的社会关系为内容，以一定的原则、规则、原理为形式，目的是维护一定的社会秩序。法是一种社会规范，是一种独特性质的社会规范，它通过法律方式对人的行为进行调控，进而调控人的社会关系。

2. 法是由国家规定的社会规范 法律由国家制定、认可的社会规范，因而具有国家意志的属性，这是法区别于其他社会规范的重要特征。法律具有权威性、统一性与普遍适用性，法律对全体社会成员、全体公民具有普遍约束力。在特定的地域范围内，任何一个公民，甚至外国人、无国籍人士都受该国法律的保护与约束。

3. 法是规定权利义务的规范 法律是一种特殊的社会规范，与其他规范不同的是，其主要内容是规定人们权利和义务，通过对人们权利和义务的配置和运作，影响他们的行为动机，指导他们的行为，借以调整社会关系。在社会生活中，法律上的权利和义务存在着对应的关系，有什么样的权利，就有什么样的义务；有什么样的义务就有什么样的权利。没有无义务的权利，也没有无权利的义务。

4. 法是由国家保证实施的社会规范 国家强制力是指国家暴力、暴力工具，主要包括监狱、警察、军队、法院等。在一定的社会发展阶段，国家强制力具有一定的权威性，它对于国家、社会的存在、稳定、发展、进步具有一定的作用。法律的实施、实现，权威和功能的发挥是借助于国家强制力而进行的，国家强制力保证了法律在社会中的功能和作用。

（二）法律的作用

法律的作用也称法律的功能，是法律对社会发生影响的体现，表现为应用法律手段调节各种社会关系，包括规范作用和社会作用。

（1）规范作用：包括指引作用、评价作用、预测作用、强制作用及教育作用。指引作用指法律对个体行为的指引，包括确定的指引、有选择的指引。评价作用指作为尺度和标准对他人的行为进行评价。预测作用指人们根据法律可以预先估计相互间的行为方式及行为将产生的法律后果。强制作用是指法律可以制裁、惩罚违法犯罪行为。教育作用指法律在调整人们的行为时，对于人们的行为起着一种潜在的影响作用，包括正面教育和反面教育。

（2）社会作用：包括法律的政治作用、经济作用及社会公共作用。政治作用是指维护国家统治、保障国家正常运行、规范政权组织形式和社会根本制度等。经济作用是指法律通过规定国家的经济制度、制定国家经济运行政策等一系列方式，规范国家经济的运行，包括各种商法、经济法等。社会公共作用指法律在社会公共事务管理方面，以及维护人类基本生活条件、确认技术规范等方面的作用。

第二节 我国法律体系及卫生法规

一、我国的法律体系及立法程序

（一）我国法律体系

法律体系（legal system）是指一个国家的全部法律规范，根据不同法律规范的调整对象的不同，划分为若干法律门类，由这些法律门类及其所包括的不同法律规范形成相互有联系的统一整体。我国法律体系主要由以下7个法律部门构成：

（1）宪法：是我国社会主义法律体系的基础和主导性的法律部门，是其他部门法所有规范性法律文件的最高依据，处于特殊的地位和起着特殊的作用。

（2）行政法：是有关国家行政管理活动的法律规范的总称。它是由调整行政管理活动中国家机关之间，国家机关同企业事业单位、社会团体、公民之间发生的行政关系的规范性文件组成的。

（3）民商法：是调整作为平等主体的公民之间、法人之间、公民与法人之间的财产关系和人身关系的法律规范的总和。

（4）经济法：是有关国家对经济实行宏观调控的各种法律规范的总和。

（5）社会法：是旨在保障社会的特殊群体和弱势群体权益的法律，又称为劳动与社会保障法律。

（6）刑法：是规定有关犯罪和刑罚的法律规范的总称。

（7）程序法：指规范因诉讼和非诉讼活动而产生的社会关系的法律规范的总和，由诉讼程序法与非诉讼程序法两部分构成。

（二）我国的立法程序

立法程序是在立法过程中的立法确立阶段，是立法制度的重要组成部分。我国的立法程序分为四个阶段：提出法案、审议法案、表决通过法案、公布法案。

二、卫生法规

（一）卫生法概念

卫生法是指由国家制定或认可，并以国家强制力保证实施，旨在保障人体健康的法律规范的总和。它所调整的是人们在生活卫生和生产活动中所发生的法律关系。

（二）卫生法基本原则

卫生法的基本原则，是人们在从事卫生活动过程中必须遵守的各种准则。卫生法的基本原则主要有以下5个方面。

1. 卫生保护原则　卫生保护是实现人的健康权利的保证，也是卫生保健制度的重要基础。卫生保护原则有两个方面的内容，第一，人人有获得卫生保护的权利；第二，人人有获得有质量的卫生保护的权利。

2. 预防为主原则　卫生法实行预防为主的原则，首先是由卫生工作的性质所决定的，其次是由我国经济发展水平所决定的。预防为主原则有以下几个基本含义：①任何卫生工作都必须立足于防；②强调预防，并不是轻视医疗；③预防和医疗都是保护人体健康的方法和手段。无病防病，有病治病，防治结合，是预防为主原则总的要求。

3. 公平原则　就是以利益均衡作为价值判断标准来配置卫生资源，协调卫生保健活动，以便每个社会成员普遍能得到卫生保健，公平原则的基本要求是合理配置可使用的卫生资源。公平不是一个单一的、有限的目标，而是一个逐步改善的过程。

4. 保护社会健康原则　本质上是协调个人利益与社会健康利益的关系，它是世界各国卫生法公认的目标。人具有社会性，要参与社会的分工和合作，所以，就要对社会承担一定的义务。这个义务就是个人在行使自己的权利时不得损害社会健康利益。

5. 患者自主原则　保护患者权利的观念是卫生法的基础，而患者的自主原则是患者权利的核心。所谓患者自主原则，是指患者经过深思熟虑就有关自己疾病的医疗问题做出合理的、理智的、并表示负责的自我决定权。

（三）卫生法律关系的构成

（1）主体：是卫生法律关系的参与者，包括享受权利、承担义务的卫生行政部门、医疗卫生保健机构，与医疗卫生单位发生直接或间接关系的企事业单位，我国的公民及境内的外国人。

（2）客体：卫生法以保护公民的健康权为宗旨，因此卫生法律关系的客体包括：①公民的生命健康权，生命权是指公民生命不被非法剥夺的权利，健康权是指公民的身心健康不受非法侵害的权利；②行为，医药企业生产药品的计量标准，医疗、护理服务等；③医疗物资，进行各种医疗和卫生管理工作时需要的生产资料和生活资料，如药品、食品、医疗器械等；④智力成果或精神产品，卫生法律关系主体从事智力活动所取得的成果，如医疗卫生技术发明、专利、学术著作等。

（3）内容：是指卫生法律关系的主体依法享有的权利及承担的义务，如护士的权利是依法实施护理服务，并获得相应的报酬；其义务是为服务对象提供及时、准确的护理服务。

（四）卫生违法行为及法律责任

根据违法行为的性质、情节、动机和对社会危害程度的不同，卫生法律责任可分为行政责任、民事责任、刑事责任。

（1）行政责任（administrative liability）：是指医疗卫生机构及其工作人员或从事与卫生事业有关的企事业单位工作人员或公民，违反卫生法中有关卫生行政管理方面的规范，尚未构成犯罪所应承担的法律后果。

（2）民事责任（civil liability）：是指医疗卫生机构及其工作人员或从事与卫生事业有关的机构违反了卫生法律规定，侵害了公民的生命健康权、财产权，依法应向受害人承担的以财产为主的损害赔偿的法律责任。

（3）刑事责任（criminal liability）：是指行为人实施了违反卫生法律法规的行为，严重侵害了卫生管理秩序及公民的生命健康权益，构成犯罪，依刑法所应承担的法律后果。

知 识 拓 展

医疗不良事件

医疗不良事件是指临床诊疗活动中以及医院运行过程中，任何可能影响患者的诊疗结果、增加患者的痛苦和负担，并可能引发医疗纠纷或医疗事故及影响医疗工作的正常运行和医务人员人身安全的因素及事件。根据医院安全分类法，医疗不良事件分为4个级别。Ⅰ级：有过错事实并且造成后果的事件，如果二者有因果关系，可构成医疗事故或医疗差错。Ⅱ级：无过错事实但造成后果的事件，主要由药物、医疗器械、植入物等造成的医疗意外，或出现不可避免的医疗并发症和疾病的自然转归，其后果可能比较严重。Ⅲ级：有过错事实但未造成后果的事件，不需任何处理可完全康复。Ⅳ级：无过错事实也未造成后果的事件，由于及时发现错误，未形成医疗行为的过错事实。

第三节　助产工作中的法律问题

一、助产的法律责任

为提高出生人口素质，保障母婴健康，加强对助产技术服务监督管理，严格助产技术机构和人员的审批，保证助产技术的安全、有效，依照《中华人民共和国母婴保健法》（以下简称《母婴保健法》）、《中华人民共和国母婴保健法实施办法》、《医疗机构管理条例》以及其他有关法律法规，助产责任如下。

（1）助产技术：是指协助产妇完成分娩的技术。助产技术通常包括正常产程的处理、会阴切开缝合术、胎头吸引术、产钳术、内倒转术、臀位牵引术、剖宫产术等。

（2）助产技术的实施应当以保障母婴安全为目的，由经助产技术资格认定的卫生专业技术人员在经助产技术许可的医疗保健机构中开展。

（3）建立和完善孕产妇和围产儿的急救和转诊流程，加强转运途中的抢救和处理，降低孕产妇和围产儿的死亡率，防止并发症的发生，保证危重孕产妇和围产儿得到及时救治。

（4）开展孕产妇保健的机构，按照当地卫生行政部门要求做好孕产期保健。开展有关安全分娩知识的宣传，提供咨询服务，提倡和鼓励自然分娩。对所有孕产妇进行危险因素筛查，结合孕产期全过程生理、心理和社会因素进行综合评价。对高危孕产妇进行科学、系统管理，做好产前筛查和高风险孕产妇的产前诊断转诊、随访工作。

（5）开展助产技术机构应建立产科质量自我评估制度；成立产科抢救小组（由妇科、儿科、内科等相关学科人员组成），开展业务培训、院内外疑难病例的抢救会诊、加强剖宫产技术管理，严格掌握剖宫产指征。依法对围产儿死亡、儿童死亡、孕产妇死亡、出生缺陷的发生进行监测登记、上报及死亡评审。负责围产保健资料的收集、整理、统计和上报，并接受当地妇幼保健机构的业务指导与监督管理。

（6）签发出生医学证明的助产机构应依据《母婴保健法》，为新生儿出具出生医学证明，建立健全出生医学证明管理制度和计算机管理系统。

（7）助产技术服务人员应当按照医学指征选择必要的、合适的助产技术，严格遵守相关法律法规、职业道德规范、各项工作制度和技术规范，预防和减少产伤及产后出血等并发症。严格执行卫生部有关医院感染管理和消毒管理规定，预防和控制医院内感染。

（8）儿科医师应参与新生儿窒息复苏和抢救，加强分娩过程中产科与儿科的配合。

（9）各级卫生行政部门应依法监督与管理助产技术服务。规划设置辖区内危重孕产妇急救通道、急救中心以及转诊网络。确定各助产机构与急救中心的转诊网络，制定转会诊制度并组织实施。成立围产保健技术指导组，组织专家对孕产妇危险因素、抢救过程等的评审。

（10）各级卫生行政部门指导和监督辖区内建立健全"产科急救中心"，做好协调各有关部门工作，及时解决危重孕产妇转诊与急救过程中出现的问题，定期对产科急救中心服务机构进行抢救质量的评估。急救中心和转诊网络等相关信息及时向社会公布。

（11）各急救中心应成立孕产妇急救小组，急救小组原则上由行政人员担任领导，内科、外科、急诊科、产科、儿科及辅助科室等方面技术人员组成，24小时随时保持功能状态，不得延误或推诿病人。

二、助产工作中的违法与犯罪

1. 未取得助产技术执业许可擅自从事助产技术的医疗保健机构，依据《医疗机构管理条例》第二十七条和四十七条、《中华人民共和国执业医师法》第三十九条有关规定进行处罚。

2. 未经批准擅自开展助产技术的非医疗保健机构和未取得执业医师资格的人员，擅自从事助产技术服务的，按照《医疗机构管理条例》第二十四条和四十四条、《中华人民共和国执业医师法》第三十九条有关规定进行处罚。

3. 任何以不正当手段取得助产技术执业许可的，按照《中华人民共和国行政许可法》第六十九条规定予以撤销。

4. 母婴保健技术服务执业许可证、母婴保健技术考核合格证书应妥善保管，不得出借或涂改，禁止伪造、变造、盗用及买卖。

5. 母婴保健技术服务执业许可证、母婴保健技术考核合格证书遗失后，应当及时报告原发证机关，并自发现之日起三十日内申请办理补发证书的手续。未申请补办的，视为无证。

6. 在助产过程中，未按照各项规章制度及操作规程执行造成医疗事故的，将承担法律责任。

7. 在顺产或者剖宫产过程中，切勿将纱布或者棉球等异物遗留在产妇身体里，否则将认定为医疗事故。

8. 产妇分娩后，胎盘处理应征求产妇个人意见，不能擅自买卖胎盘。

9. 严禁买卖、修改出生证，否则将造成违法行为。

10. 对于产妇信息，不能泄露，否则侵犯产妇隐私权。

三、助产工作中法律问题的防范

（1）加强法律知识学习，强化法治观念，加强法律法规教育，巩固法律意识、纠纷意识，举证责任意识，自我保护意识，维护双方的合法权益，学习医疗事故举例，提高护理人员的安全认识避免医疗纠纷的发生。

（2）履行告知的义务：助产工作是一种高风险的职业，在法律上无法承担这种高风险的责任。应加强事先告知，让病人明白，若要接受医疗服务，就要接受可能受到损害的风险，病人同意是医疗护理侵权行为的必要免责重要条件，是医疗护理行为合法性的前提，特殊治疗、护理检查，应征得病人的同意，必要的履行签字手续，这既是尊重病人的权利，也是自我保护的需要。

（3）提高助产人员业务素质：加强业务知识操作技能和职业道德的培训，不断吸取新知识，主动接受终身教育，具备熟练的业务知识和过硬的操作技能，这样才能适应新形势下的职业需要，有利于工作的顺利进行，使患者产生信任感。

（4）用药安全：长期备用药每天核对检查并记录，确保无变质、过期。急救药品用完后及时补充，保证数量，每周检查并记录，规范高危及有毒药品、麻醉剂、精神药物的管理，分开放置，醒目标示，严格输液的安全管理，保证输液用药的安全。

（5）加强医疗、护理文书管理：规范化的医疗、护理文书既是患者获得救治的真实反映，又是医疗护理纠纷处理中重要的法律证据，书写护理记录时要遵照科学性、真实性、及时性、完整性与医疗文件同步的原则，各项记录要准确、及时、简练、清晰，禁止漏记、错记、涂改、主观臆造、删除或撕毁等。

（6）严格执行各项医疗核心制度：如查对制度，分级护理制度，抢救工作制度等，都是保证患者医疗护理安全行之有效的制度，完善各项监督制度，加强责任心，保证患者的安全，减少纠纷的发生。

思　考　题

1. 从社会角度，你认为学习助产专业需要哪些方面的法律知识。

2. 我国法律体系及卫生法规对助产专业今后发展的影响。

3. 助产士需要哪些方面的法律知识才能更好、更规范地完成助产工作。

（母永芳　毛进容）

第九章　助产职业生涯规划

学 习 目 标

认识与记忆

1. 能够说出职业生涯规划、助产职业生涯规划等概念。
2. 能够简述职业生涯规划的原则。
3. 能够描述职业生涯规划的影响因素。

理解与分析

1. 能够理解助产职业生涯规划的过程。
2. 能够分析助产职业生涯规划步骤的合理性。

综合与运用

能够运用职业生涯规划的原则，结合护理职业生涯路径，制订一份符合自身特点的职业生涯规划。

开卷有益（导学）

当你努力学习助产学相关课程，在将要踏入社会的时候，你想过在医院当中如何成为一名有资质的助产士吗？怎样在工作之余，提升自身的学历？或者如何合理地制订自身发展的短期目标、中期目标和长期目标，以满足自身发展的需求。在本章中，相关理论和知识将会帮助你进行有效的职业规划。

第一节　职业生涯规划概述

一、职业生涯规划的概念

职业生涯规划又称职业规划（career planning）。广义上来说，也可有"人生规划"的意思。职业生涯规划是指结合自身条件和现实环境，确立最佳职业奋斗目标。根据目标选择职业道路，制订相应的培训、教育和工作计划，并按照职业发展的阶段实施具体行动以达成目标的过程。

二、职业生涯规划的原则

在正确制订适合自己的个人职业生涯规划时，需要遵循以下原则。

（1）差异性原则：因为生活背景、人生经历、个人爱好等各有不同，每个人的职业生涯发展路径存在个人差异性。在进行职业生涯规划时，应该充分考虑每个人来自于不同的社会环境、组织环境、家庭环境，以个人的世界观、人生观、价值观为基础，结合个人的性格特征、兴趣爱好、个人需要等因素，因人而异地制订各具特色的职业生涯规划。

（2）可行性原则：进行职业生涯规划要以客观条件为基础，结合社会、经济、文化、科技等因素的特点，充分考虑规划中目标、路径、方法等的可操作性，认真检验实现目标的步骤是否合理，个人能力与规划是否匹配，以确保规划实施时切实可行。

（3）发展性原则：在制订职业生涯规划的时候，要以发展的眼光来看待问题，有一定的前瞻性。制订规划的具体措施时，要充分考虑影响个体发展的各种变化性因素，所制订的目标和措施应具有一定的弹性，可根据自身和社会发展的需要对职业生涯规划进行实时调整和完善。

（4）评价性原则：职业生涯规划的目标和措施应明确、具体，实现目标的步骤应简明清晰、直截了当，各项主要活动要有时序上的妥善安排，要有明确的时间限制或标准，以便进行评价、检查，使自己随时掌握反馈信息，为进一步改进规划提供科学、可靠依据。

三、职业生涯规划的影响因素

职业生涯规划是在社会、科学、文化、经济等时代特色的基础上，根据个人需求、专业特点、职业倾向等，对个人、家庭、社会等各方面因素进行综合分析之后，最终确定符合个人特点的最佳职业目标。影响职业生涯规划的因素主要包括以下几点。

（一）内在因素

（1）职业价值观：指人生目标和人生态度在职业选择方面的具体表现，也就是一个人对职业的认识和态度以及他对职业目标的追求和向往。不同的人有不同的价值观念，在制订规划时可根据自己的职业价值观来确定职业方向。

（2）动机与兴趣：积极向上的工作动机有助于人们保持热忱的工作态度，工作中认真负责、积极进取。职业兴趣反映一个人对待工作的态度和适应能力，良好的职业兴趣可增加个人的工作满意度和成就感，有助于形成良好的职业认同感，以便维持工作的持久性和稳定性。

（3）知识技能：专业知识和技能的累积，有助于为今后迅速融入社会，达到良好的工作状态打下坚实的基础。不同的职业或岗位对技能要求不同，人们需要根据不同职业的特点，提前学习相关的专业知识和技能。

（4）性格特征：性格是一个人对现实的稳定的态度，以及与这种态度相应的行为方式中表现出来的人格特征。个人应根据自己的性格特征规划职业发展方向，使其发挥最大潜能。

（二）外在因素

1. 家庭因素 家庭是一种以血缘为基础的，具有情感纽带的社会单元，以共同的住所、经济合作和繁衍后代为特征。不同的家庭对个人素质、心理发展、价值观与行为模式的形成以及职业价值的认同、职业方向的选择、职业理想与目标的确立等，都会产生重大的影响。

2. 社会因素

（1）国家政策：是由国家制定的，引导国家产业发展方向，使国民经济健康可持续发展的政策，起到宏观调控的作用。个人在制订职业生涯规划的时候，应该依据国家政策、社会经济发展状况等进行综合分析，才能提出理想的就业需求。

（2）社会支持：是指社会网络运用一定的物质手段和精神手段对社会弱势群体进行无偿帮助的行为的总和。处于职业探索和职业准备阶段的大学生，可以借助社会支持的力量来帮助自己。

（3）行业因素：行业是职业机构的集合。护理职业存在于医疗行业中，护理职业的发展现状、前景与趋势，对从业人员的相关要求，护理行业的优势与存在的问题等均可影响个人对护理职业的选择。

（三）机会因素

机会的出现有一定的偶然性和随机性。机会往往会留给有所准备、条件匹配的人。所以一般情况下，只有坚持不懈地努力，不断提升自身的知识储备，并拓展自身技能，才能在机会到来时，有能力抓住就业机会。

四、职业生涯规划的理论基础

职业生涯规划是一个持续不断的探索过程，在这一过程中每个人都会根据自己的兴趣、人格、能力、态度和价值观等去选择职业，并规划自己的职业生涯。其中比较典型的是美国人力资源管理专家埃德加·施恩（Edgar H.Schein）提出的职业锚理论，美国职业指导专家约翰·霍兰德（John Holland）提出的人职匹配理论及美国职业管理学家唐纳德·萨珀（Donald E.Super）提出的职业生涯发展阶段理论。

（一）职业锚理论

职业锚（career anchor）由美国人力资源管理专家施恩教授在 1978 年提出的，是指当一个人做出职业选择时，最难以舍弃的选择因素，也就是一个人选择和发展一生职业时所围绕的中心。后经大量学者广泛研究，在 20 世纪 90 年代将职业锚确定为 8 种类型，具体如下。

（1）技术／职能型（technical／functional competence）：追求在技术或职能领域的成长和技能的不断提高及其应用的机会，此种类型的人通常不喜欢从事一般的管理工作。

（2）管理型（managerial competence）：追求并致力于工作晋升，倾向于全面管理，独自负责一个部分的工作，可以跨部门整合其他人的努力成果，管理型的人愿意承担整个部分的责任，并将团队的成功看成自己的工作。

（3）自主／独立型（autonomy／independence）：希望自由地安排自己的工作方式、工作习惯和生活方式。追求能施展个人能力的工作环境，最大限度地摆脱组织的限制和制约。此种类型的人宁愿放弃提升或工作扩展的机会，也不愿意放弃自由与独立。

（4）安全／稳定型（security／stability）：此种类型的人追求工作中的安全与稳定感，他们因可以预测将来的成功而感到放松。他们关心财务安全，如退休金和退休计划等。

（5）创业型（entrepreneurial creativity）：此种类型的人有强烈的创造欲望，意志坚定，勇于冒险，不怕失败。

（6）服务型（service dedication to a cause）：此种类型的人追求自己认可的核心价值观，并一直追寻这种机会，即使变换工作单位，他们也不会放弃自己的意愿。

（7）挑战型（pure challenge）：此种类型的人喜欢挑战强硬的对手，克服无法克服的困难障碍等。他们需要新奇、变化的困难，如果事情非常容易，他们马上会变得非常厌烦。

（8）生活型（lifestyle）：此种类型的人喜欢将个人、家庭与工作有机结合及工作环境平衡的职业，他们需要一个能够提供足够的弹性让他们实现这一目标的职业环境。

（二）人职匹配理论

人职匹配理论的实质在于择业者的人格特点与职业类型的适应。适宜的职业环境中个人可以充分施展自己的技能和能力，表达自己的态度和价值观，并能够完成预期使命。1959 年，美国职业指导专家霍兰德教授将人职匹配模式分为现实型、研究型、艺术型、社会型、企业家型、传统型 6 个类型，具体内容如下。

1. 现实型　其人格特点是愿意使用工具从事操作性强的工作；动手能力强，做事手脚灵活，动作协调；不善言辞，不善交际。此类型的人通常需要一定的体力来运用工具或操作机械，如各类工程技术工作、农业工作。主要职业包括工程师、技术员、电工、鞋匠、司机、描图员、农民等。

2. 研究型　其人格特点是抽象能力强，求知欲强，肯动脑筋，善思考，不愿动手；喜欢独立和富有创造性的工作；知识渊博，有学识才能，不善于领导他人。此类型的人通常喜欢科学研究和科学实验类工作，如研究人员化学、冶金、电子等方面的工程师，飞行员计算机操作人员等。

3. 艺术型　其人格特点是喜欢以各种艺术创作来表现自己的才能，实现自身价值；具有特殊艺术才能和个性；乐于创造新颖及与众不同的艺术成果，渴望表现自己的个性。此类型的人通常喜欢从事各种艺术创造类型的工作，如演员、艺术家、文学、艺术方面的评论员，家具及房屋装饰等行业的设计师等。

4. 社会型　其人格特点是喜欢从事为他人服务和教育他人的工作；喜欢参与解决人们共同关心的社会问题，渴望发挥自己的社会作用；比较看重社会义务和社会道德。此类型的人通常喜欢直接为他人服务的工作，如教师、保育员、行政人员、医护人员，服务行业的管理人员和服务人员等。

5. 企业家型　其人格特点为精力充沛、自信、善交际，具有领导才能；喜欢竞争，敢冒风险；喜欢权力、地位和物质财富。此类型的人通常喜欢组织与影响他人共同完成组织目标的工作，如经理、企业家、政府官员、商人，以及行政部门和单位的领导者、管理者等。

6. 传统型　其人格特点为喜欢按计划办事，习惯接受他人的指挥和领导，自己不谋求领导职位；不喜欢冒险和竞争；工作踏实、忠诚可靠，遵守纪律。此类型的人通常从事各类文件档案、图书资料、统计报表类相关工作，如会计、出纳、统计人员、秘书等。

（三）职业生涯发展阶段理论

萨珀提出了完整的职业生涯发展阶段理论，他认为每个人的职业发展过程应根据个人特点而定，是人与职业相匹配的过程。萨珀的理论假设为每个人的性格特点、兴趣、能力均有不同，并且随着个人从事职业的时间、经验、个人生活状态的不断变化而发生改变，整个职业生涯是一个连续的过程。

萨珀将个人职业生涯模式定义为职业层次，他认为一个人工作变动的频率和持续时间与父母的社会经济地位、个人智力、个性特点等因素息息相关。他把人一生的活动分为 5 个阶段：①出生到 14 岁为成长阶段。②15～24 岁为探索阶段，在这一阶段学生通过学习、参加课外活动与一定的劳动，探索不同职业的要求，尝试进行职业决策，为职业做好准备，向就业过渡。③25～44 岁为建立阶段，本阶段早期虽存在某些尝试和职业变换，但大多数人已经选定了合适的职业领域，并努力在其中建立一个永久的地位，重点是充分发挥其潜能、寻求晋升和发展途径。④45～64 岁为维持阶段，这一阶段已经取得一定职业成就，重点是保持和发展。⑤65 岁以后为衰退阶段，工作活动变化将会停止，并逐渐退出职业生涯。

第二节　护理职业生涯规划与助产士职业发展

我国助产学目前与护理学专业同属于护理学类，其职业发展路径及晋升路径与护理学专业基本相同，通过助产专业和学科的内涵建设，助产职业发展将逐步完善；临床工作中可以根据助产士的学历教育情况，结合个人兴趣及学科发展动态，使助产士认识自我、正视专业、规划未来，有效地整合个人资源，确定职业目标，进行助产职业生涯的规划与管理。

一、护理职业生涯规划概述

（一）相关概念

护理职业生涯规划（nursing career planning）是个体根据专业发展和自身需求，计划自己在护理专业生涯中获取相关的知识与技能，拟定需要达到的目标，设计达到目标的活动，并通过自身努力达到既定目标的过程。

（二）护理职业发展路径

目前我国护士的职业发展传统路径包括职称晋升路径、职务晋升路径。职称晋升路径是指护士从护理专门院校毕业后，通过国家的统一考试，从注册护士、护师、主管护师、副主任护师晋升为主任护师。职务晋升路径即承担护理管理岗位职务，从护士长、科护士长至护理部主任甚至到护理院长。近年来护士能级管理也逐渐成为护士职业发展的路径，即要依据责任、风险、知识、技术、承担教学、管理、科研等要素，制订基于职称结构与职称体系及临床岗位相适应的护理人员岗位能级分层管理模式。临床护士可分为 N0 到 N4 五级，N0 为新手护士，由其他各级别护士指导安排工作；N1 为初级护士，负责一般患者护理；N2 为称职护士，负责重症患者护理；N3 为精通护士，负责重症患者护理及教学；N4 为专家护士，负责科学研究及专科护理。

二、助产士职业发展

（一）国际助产士职业发展现状

国际上大部分国家和地区实施的助产士独立注册准入制度，助产士有相对独立的国家管理机构和组织，注册后享有基本的检查和（或）处方权，提供常规的孕期及产后随访服务，并且全程独立管理正常分娩。助产士可以在家庭、社区、医院、诊所或在其他任何允许的医疗服务机构工作。英国作为欧洲助产士制度较完善的国家之一，助产士注册后可以单独承担产前、产时和产后的护理，根据资质和岗位，可以出诊助产士门诊，有一定的处方权等，提升了助产士的专业价值和发展空间。助产士具有多元化的专业发展方向，以及清晰的职业发展规划，可在医院、诊所、健康体检中心、家庭或任何其他机构服务。

美国高级助产士通常为中-低风险妇女提供从青春期到绝经期的全面护理，实践范围包括初级卫生保健、妇科和计划生育服务、产前护理、产时护理、产后护理、出生 28 天内的新生儿护理、为性传播感染男性伴侣的治疗，同时还提供健康推广、疾病预防及个性化健康教育服务。其主要执业地点为医院，也可流动于医疗诊所、社区和公共卫生系统、家庭和分娩中心。

瑞典助产士的角色职能主要体现在保障生殖健康和提供公共卫生服务两大方面。主要职能包括：①围产期（围生期）护理，负责孕前健康咨询，正常妊娠期、分娩期和产褥期的管理以及新生儿照顾。经过超声技能培训后的助产士还可为孕妇进行相应级别的超声检查。②计划生育工作，介绍不同避孕方法、开避孕药处方、为妇女放置或取出宫内节育器等。③妇科保健，提供妇科体检，指导如何自我检查乳房和处理更年期问题等。④其他相关服务。如为青少年提供性健康教育等。

新西兰具有较为完善的助产教育体系及独立的助产管理体系。助产理念推崇怀孕和分娩是正常和自然的过程。助产士给予孕产妇支持，以促进自然分娩，识别母婴疾病，及时救治及转诊。助产士的责任不仅是保证母婴安康，同时也承担家庭和社区安康的责任。助产士除在医疗机构工作外，还可以做独立助产士，即可以开一间诊所，孕妇可以定期去诊所做检查，当孕产妇分娩时，助产士可随其一同去医院，由这位助产士来接生。

（二）我国助产士的职业生涯发展

1. 助产专业教育体系　由于历史原因，我国高等助产教育改革开放后才逐步恢复，为培养我国高质量的助产人才，相关政府部门已提出构建助产专业学科，2017 年教育部正式批准在我国高校设置助产本科专业，助产学首次以独立专业的形式出现，逐步将助产专业发展为专科、本科、研究生教育的完整的多层次教育体系。目前医疗机构中的助产士大部分是以大、中专毕业的护士为主，在接受助产临床培训后成为助产士，而在对其进行临床实践和规范化培训方面尚需进一步完善。

2. 助产士注册体系　当代助产士角色已体现出专业化、科学化、现代化的特点，助产士已成为能够在各级各类医疗卫生、计划生育和社区卫生服务机构从事临床助产、护理、母婴保健等工作的高素质劳动者和技术应用型专门人才。但目前我国助产士执业注册体系还需完善，助产专业仍从属于护理专业，不能独立注册，因此助产专业毕业生，就业时先要考取护士执业资格证，然后考取母婴保健技术考核合格证书才能从事母婴保健工作。完善助产士执业注册体系，探索建立助产士独立的职称晋升序列，会使助产士职业生涯发展规划更加清晰。

3. 在职继续教育　临床助产士的继续教育体系与临床护士相同，但是近年来随着我国专科护士的发展，助产士不仅可选择护理方面的相关课程进行学习，还可以参加以提升助产士核心胜任力为导向的助产士规范化培训、助产专科培训等继续教育。

（1）助产士规范化培训：为提升我国助产士核心胜任力，培养具备扎实的助产技术和全面的母婴保健知识的高素质助产技术人才队伍，在国家卫生健康委员会妇幼健康司的领导下，中国妇幼保健协会在国内通过评审，认证了 10 家培训基地，开展助产士规范化培训项目。培训的主要对象为在产房工作 3～5 年的助产士，取得护士职业资格证和母婴保健技术考核合格证书后，可申请参加全国助产士规范化培训。

（2）助产专科培训：专科护士是指在某一专科护理领域，能够非常熟练地掌握和应用该专科领域内专业知识及技术的专门人员，从而为个人、家庭和社区提供高水平的护理服务，并在护理实践中,对其他护理人员给予指导,且通过相关护理委员会的资格认证,获得相关专科证书的注册护士。中华护理学会产科护理专业委员会在中华护理学会的带领下,开展助产专科培训项目已有10余年,已经在国内培养了近千名的专科助产士。其培训对象为从事产房助产工作5年以上的助产士,重点在于对助产士核心胜任力进行培训。

4. 助产士执业地点 国内助产士的工作职责多局限于产房中,从事的工作也大多为产房接产和执行医嘱。作为助产专业的延伸发展,经过专科培训后的助产士可以在助产士门诊发挥围产期健康教育与指导的作用,进一步拓宽国内助产士的执业地点与工作职责,使助产士在母婴保健中的作用更加清晰,达到强化助产士地位与功能的作用,也为助产士职业发展规划路径的建立提供研究实践。

(三)助产士职业生涯规划

助产士职业生涯规划主要包括以下6个过程:

(1)自我评估:是个人对与职业发展有联系的相关因素进行全面、深入、客观地认识和分析的过程。评估个人的职业价值观、兴趣特长、性格特点、思维方式、分析自己掌握的专业知识与技能等多方面的相关因素。了解自己职业发展的优势和局限,以形成自己的职业发展定位,对职业生涯目标如专科助产士、助产临床教学、助产管理等做出适合自己的抉择。

(2)环境分析:助产士在进行职业生涯管理时要分析的环境因素,包括环境的特点、环境的发展变化、个人职业与环境的关系、个人在环境中的地位、环境对个人的要求、环境对职业发展的利弊因素等。

(3)途径选择:每个人的决策不同,其职业规划路径也会出现很大差异。如果选择的路径与自己的价值观、特点、兴趣爱好、个人专业能力等相吻合,就有助于达到理想的高峰。

(4)目标确定:在制订职业生涯发展途径后,需要助产士设置合适的职业生涯目标。目标的制订可分为短期目标、中期目标和长期目标。目标制订要适合个人自身特点,在遵循社会需求的基础上设计,故每个人的目标因人而异、各不相同。

(5)计划实施:职业目标的实现依赖于个人积极的具体行动与有效的策略和措施。助产士实现目标的行为,不仅包括个人在助产工作中的表现与业绩,还包括现实助产工作以外的个人发展的前瞻性准备,如业余时间的学习提高、岗位轮转、学历提升、参与社会公益活动等。在实施过程中还应该兼顾职业发展目标、生活和家庭的平衡,以保证职业生涯的可持续发展。

(6)反馈调整:在实现职业生涯发展目标的过程中,由于内、外环境等诸多因素的变化,可对目标的达成带来不同程度的阻碍,这就需要个人根据实际情况,针对面临的问题和困难进行分析及总结,及时调整自我认识和对职业目标的重新界定。

随着我国"二孩"、"三孩"政策的出台,孕产妇及家庭对分娩要求的提高,以助产士为主导的助产模式,提供全程连续的人性化服务的开展,对提高自然分娩的积极作用,使得业内人士开始重新认识助产士的价值。深入推进助产专业学科的构建、建立助产专业在职继续教育体系、完善助产士从业标准与操作规范、明确助产士的定位与职责以及权利和义务,建立配套的技术职称评定体系,对于助产工作内涵深化和外延拓展可起到积极促进作用,从而达到引导助产士建立职业周期规划的意识,构建可持续发展的助产士职业生涯规划的实现路径。

思 考 题

1. 什么是护理职业生涯规划?
2. 简述助产士职业生涯规划?
3. 助产士在职继续教育的形式有哪些?

(吴 雷)

参 考 文 献

安力彬, 陆虹, 2022. 妇产科护理学[M]. 7 版. 北京: 人民卫生出版社.

包家明, 2018. 护理健康促进与健康教育[M]. 2 版. 杭州: 浙江大学出版社.

蔡文智, 2015. 医务人员职业安全与健康管理[M]. 北京: 人民卫生出版社.

蔡文智, 2019. 助产学[M]. 北京: 人民卫生出版社.

曹世华, 邓向伟, 2019. 护理信息技术应用[M]. 北京: 高等教育出版社.

常青, 刘兴会, 邓黎, 2015. 助产理论与实践[M]. 2 版. 北京: 人民军医出版社.

陈琦, 刘儒德, 2019. 当代教育心理学[M]. 3 版. 北京: 北京师范大学出版社.

崔香淑, 李强, 2018. 护理教育学: 案例版 TM[M]. 北京: 科学出版社.

丁焱, 李笑天, 2018. 实用助产学[M]. 北京: 人民卫生出版社.

董诗奇, 陈长英, 杜若飞, 等, 2020.成人依恋理论在临床护理中的应用进展[J]. 中华护理杂志, 55(6):
947-951.

高晓阳, 王彦, 2018. 助产导论[M]. 北京: 人民卫生出版社.

胡雁, 郝玉芳, 2018. 循证护理学[M]. 2 版. 北京: 人民卫生出版社.

姜安丽, 段志光, 2017. 护理教育学[M]. 4 版. 北京: 人民卫生出版社.

姜安丽, 钱晓路, 2018. 新编护理学基础[M]. 3 版. 北京: 人民卫生出版社.

姜梅, 2013. 产科临床护理思维与实践[M]. 北京: 人民卫生出版社.

姜梅, 陈海英, 2022. 助产学导论[M]. 北京: 人民卫生出版社.

姜梅, 卢契, 2019. 助产士专科培训[M]. 北京: 人民卫生出版社.

姜梅, 庞汝彦, 2017. 助产士规范化培训教材[M]. 北京: 人民卫生出版社.

姜小鹰, 刘俊荣, 2017. 护理伦理学[M]. 2 版. 北京: 人民卫生出版社.

姜月平, 2020. 协和医院来津护士对天津护理教育和发展的历史贡献[J]. 天津护理, 28(4): 465-470.

蒋莉, 2017. 助产学[M]. 北京: 人民卫生出版社.

李胜利, 罗国阳, 2017. 胎儿畸形产前超声诊断学[M]. 2 版. 北京: 科学出版社.

李小寒, 尚少梅, 2022. 基础护理学[M]. 7 版. 北京: 人民卫生出版社.

李小妹, 冯先琼, 2017. 护理学导论[M]. 4 版. 北京: 人民卫生出版社.

李小妹, 冯先琼, 2021. 护理学导论[M]. 5 版. 北京: 人民卫生出版社.

李峥, 刘宇, 2018. 护理学研究方法[M]. 2 版. 北京: 人民卫生出版社.

刘均娥, 孟庆慧, 2020. 护理人际沟通[M]. 北京: 人民卫生出版社.

刘俊荣, 范宇莹, 2022. 护理伦理学[M]. 3 版. 北京: 人民卫生出版社.

刘兴会, 贺晶, 漆洪波, 2018. 助产[M]. 北京: 人民卫生出版社.

刘兴会, 漆洪波, 2015. 难产[M]. 北京: 人民卫生出版社.

刘秀琴, 2019. 中西礼仪文化的语言差异研究[J]. 山西广播电视大学学报, 24(2): 58-61.

陆虹, 安力彬, 2017. 妇产科护理学实践与学习指导[M]. 北京: 人民卫生出版社.

罗碧如, 李宁, 2022. 围生期健康评估[M]. 2 版. 北京: 人民卫生出版社.

罗伯特 S. 费尔德曼, 2017. 发展心理学: 探索人生发展的轨迹[M]. 苏彦捷译. 北京: 机械工业出版社.

庞汝彦, 马彦彦, 2017. 助产适宜技术师资培训教材[M]. 北京: 人民卫生出版社.

石建勋, 2017. 职业生涯规划与管理[M]. 2 版. 北京: 清华大学出版社.

史瑞芬, 刘义兰, 2017. 护士人文修养[M]. 2 版. 北京: 人民卫生出版社.

孙福川, 王明旭, 2013. 医学伦理学[M]. 4 版. 北京: 人民卫生出版社.

孙宏玉, 范秀珍, 2018. 护理教育理论与实践[M]. 2 版. 北京: 人民卫生出版社.

王方星, 2018. 阅读《天津近代护理发展史研究》的体会和思考[J]. 天津护理, 26(5): 581-584.

王康, 2017. 医疗纠纷案例精析[M]. 上海: 上海交通大学出版社.

王庆华, 2015. 人性照护理论与实践[M]. 北京: 科学出版社.

魏碧蓉, 2019. 助产学导论[M]. 厦门: 厦门大学出版社.

闻德亮, 2020. 临床医学导论[M]. 5 版. 北京: 高等教育出版社.

吴欣娟, 王艳梅, 2017. 护理管理学[M]. 4 版. 北京: 人民卫生出版社.

谢幸, 孔北华, 段涛, 2018. 妇产科学[M]. 9 版. 北京: 人民卫生出版社.

晏福宝, 2018. 希望与教育——一种教育哲学的阐释[D]. 长沙: 湖南师范大学.

余金明, 姜庆五, 2019. 现代健康教育学[M]. 上海: 复旦大学出版社.

余艳红, 杨慧霞, 2023. 助产学[M]. 2 版. 北京: 人民卫生出版社.

张向东, 李厚艳, 林强, 2019. 大学生就业与创业指导[M]. 西安: 西安电子科技大学出版社.

张银萍, 秦瑛, 2022. 妇幼保健与护理[M]. 北京: 人民卫生出版社.

章舒琦, 李丽, 叶文琴, 2012.美国助产护士的发展及现状[J]. 中华护理杂志, 47(12): 1140-1142.

赵婧, 2010. 助产士与中国近代的分娩卫生[J]. 医学与哲学(人文社会医学版), 31(3): 64-66.

周逸萍, 单芳, 2018. 临终关怀[M]. 北京: 科学出版社.

朱秀, 陆虹, 侯睿, 等, 2015. 中国近现代助产专业政策发展历程回顾[J]. 中国护理管理, 1(1): 122-125.

竺珂瑜, 官慧敏, 2022. 我国助产士门诊发展研究进展[J]. 全科护理, 8(34): 4797-4801.